糖尿病

家庭医生百科

专家细说糖尿病　日常生活巧降糖

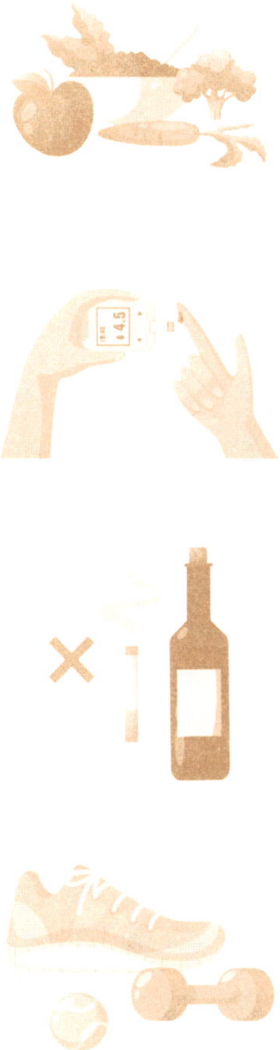

陈广垠◎编著

时代出版传媒股份有限公司
安徽科学技术出版社

图书在版编目(CIP)数据

糖尿病家庭医生百科 / 陈广垠编著. --合肥：安徽科学技术出版社，2018.4(2025.1 重印)
ISBN 978-7-5337-7526-1

Ⅰ.①糖… Ⅱ.①陈… Ⅲ.①糖尿病-防治
Ⅳ.①R587.1

中国版本图书馆 CIP 数据核字(2018)第 016025 号

糖尿病家庭医生百科 陈广垠 编著

出 版 人：王筱文 选题策划：徐浩瀚 责任编辑：黄 轩 聂媛媛
责任校对：张 枫 责任印制：廖小青 封面设计：视界创意
出版发行：安徽科学技术出版社 http://www.ahstp.net
(合肥市政务文化新区翡翠路 1118 号出版传媒广场，邮编：230071)
电话：(0551)63533330
印 制：北京柯蓝博泰印务有限公司 电话：(010)89565888
(如发现印装质量问题，影响阅读，请与印刷厂商联系调换)

开本：720×1010 1/16 印张：23.5 字数：328 千
版次：2018 年 4 月第 1 版 2025 年 1 月第 3 次印刷

ISBN 978-7-5337-7526-1 定价：59.00 元

Foreword 前言

谈到糖尿病，很多人会问：糖尿病是因为吃糖过多引起的吗？它会遗传吗？患了糖尿病自己是怎么发现的？怎样自己测血糖？应该怎样预防糖尿病并发症？关于这些问题的答案，本书中会有详细的解答。

糖尿病是一种常见病、多发病，一旦患病往往需要终身治疗，它严重危害人类的健康，成为继癌症和心脑血管疾病后威胁人类生命的“第三号杀手”。其实，糖尿病本身并不可怕，可怕的是由糖尿病引发的各种并发症，如糖尿病性冠心病、糖尿病肾病、糖尿病性眼病、糖尿病性脑卒中等，长期困扰着广大糖尿病患者，给他们带来了极大的痛苦。

有相关部门的调查研究表明，人们患糖尿病的主要原因是没有合理、健康的饮食习惯，也不懂得养生之道，没有认识到“防病”的重要性。如果及早预防，就能让血糖保持稳定，从而及早地控制糖尿病病情，回归到健康的状态。

基于“防病治病 + 调理”的观念，我们精心为广大糖尿病患者编撰了《糖尿病家庭医生百科》一书，书中分门别类地介绍了糖尿病基础知识、防治知识、日常保健细节、饮食调养、运动调养、中医调养、心态调养、药物治疗等几个方面，全方位为患者提供日常饮食、运动、养生、调节情绪、预防并发症的相关知识，以控制糖尿病及其发展。同时，本书还提供了大量食谱、药膳、按摩方法、急症处理实用技巧等，帮助患者防治糖尿病，做到早发现、早治疗，降低并发症的发生概率；还能帮助患者及其家属掌握一定的家庭生活调理技巧，从而促进患者康复。

本书内容分类清晰，即查即用，能随时随地指导患者的日常生活，可以说是糖尿病患者的家庭医生。本书可以帮助糖尿病患者积极寻找属于自己的“控糖生活”，也可使健康的人全面、正确地认识糖尿病，提前改变不健康的生活方式，避免引病上身，最终收获幸福，拥有美好的人生！

编　者

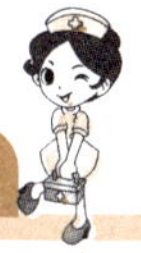

Contents 目录

第二章 糖尿病患者日常生活中的注意事项

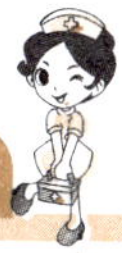

第三章

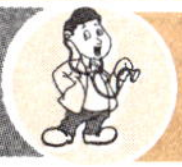

全身抖一抖，血糖稳一稳

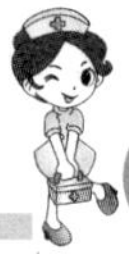

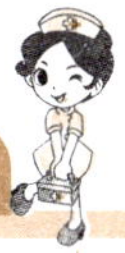

第八章

未雨绸缪，积极主动预防糖尿病

第一章

糖尿病，你了解多少

现在有个词叫“谈糖色变”，很多人一谈到糖尿病就胆战心惊，感到莫名的恐惧。因为很多人对糖尿病不是很了解，所以才会恐惧。因此，糖尿病患者及其家属应全面地了解糖尿病基本常识，认清糖尿病的发病机制，明确其危害性，从而有效改善和控制糖尿病病情。

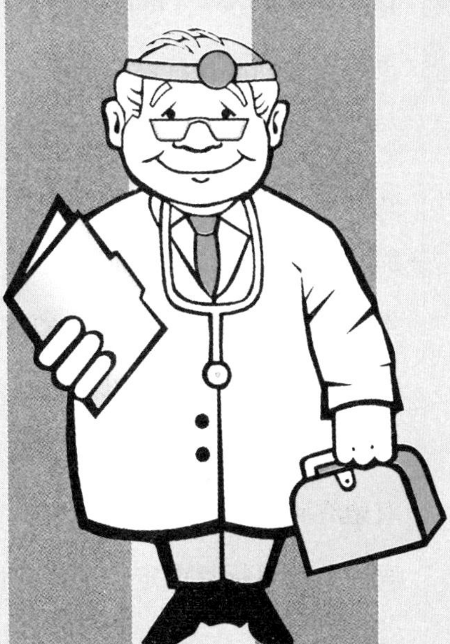

第一节 认识糖尿病

一 糖尿病定义

糖尿病是一种终身性疾病，一旦确诊，就意味着要进行长期的治疗和调养。稍微调理不好，还有可能出现各种并发症，给糖尿病患者的工作和生活带来很多不便。所以，了解糖尿病的基础知识是治疗糖尿病的第一步。

糖尿病，顾名思义，就是一种表现为尿中含有糖分的疾病，中医称为“消渴”，是一种以慢性高血糖为特征的代谢异常综合征，其主要特征是高血糖以及糖尿，临床表现为多饮、多尿、多食、体重降低及疲乏等症状，也就是“三多一少”，可以并发心脑血管、肾脏、视网膜及神经等多种慢性病变，也可无任何临床症状。

糖尿病与高血压病、冠状动脉粥样硬化性心脏病（以下简称“冠心病”）和肿瘤是当前威胁人类健康的四大慢性疾病。但在早期的高血糖阶段，由于症状不明显，往往不能引起患者的重视而延误治疗。长期高血糖会引起全身多个系统的代谢障碍，导致大血管和微血管病变，出现严重的心、脑、肾、眼等部位的并发症，以致危及生命。

人们一旦患上糖尿病，就意味着终身都要与它相伴。虽然国内外医学专家始终致力于糖尿病的研究，但迄今为止还没能找到有效的根治方法。糖尿病的治疗目标目前定位于使病情处于长期理想或良好的控制水平。

糖尿病容易漏诊的原因

糖尿病的临床漏诊率很高，这直接影响了临床的治疗效果，对此应予以重视。糖尿病的复杂性、医师专业面狭窄、中西医双重诊断规范的不完善等，均是造成糖尿病漏诊的主要原因。

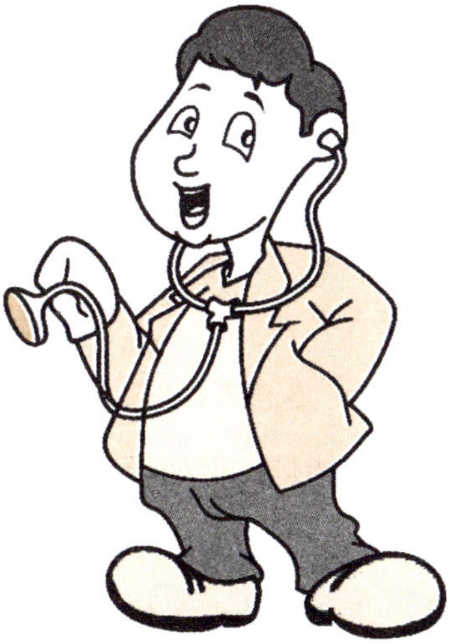

糖尿病属内分泌代谢性疾病，病变可涉及全身各个系统和器官，是一种呈慢性发展的全身性疾病，临床表现多种多样，仅常见的并发症就有10余种。人们所熟悉的“三多一少”症状，只是糖尿病典型症状之一，并非是临床表现的全部。实际上大部分糖尿病是在诊治其并发症、体检化验时被发现的。这些患者多无明显“三多一少”症状，尤其是降糖药物已能使患者血糖得到有效控制，因血糖浓度过高引起的“三多一少”症状和各种糖尿病昏迷在临床显著减少，而慢性并发症的表现则日益突出，如中风、肾病、心肌梗死、末梢神经炎、失明等，现已成为患者要求住院治疗的主要病症。如果临床医师对糖尿病没有足够的警惕性，漏诊是极易发生的。据有关资料分析，在住院的糖尿病患者中，因单纯糖尿病住院的不足1/3，而因并发症住院者占2/3以上，且大多身患数种慢性病，在不同专业病区治病的重点也不同，因此出院诊断也比较复杂。受医师专业面的限制，专业分科越细，医师对本专业以外疾病复杂性的认识越不足，是造成临床漏诊最常见的原因。

在中医院的病历中，尤其对住院病历均要求有中西医双重诊断，但在诊断的规范上尚不完善。一般来说，中医病名和西医病名多有大致对应的关系，但并非是一对一的对等关系。中医病名诊断原则，基本上是以临床主要症状命名的，有此症才能诊为此病。根据《中医内科学》中关于消渴病的定义，没有典型的“三多一少”症状，就不能诊断为消渴病，然而当今消渴病与西医糖尿病的同义关系已被社会上大多数人所公认。临床遇到没有“三多一少”症状而只表现出并发症的糖尿病患者，按中医应如何诊断，临床医师常感为难，这是造成糖尿病临床漏诊的常见原因之一。

什么是血糖

糖类是维持人体功能至关重要的营养元素之一，主要来源于人们日常食用的谷物和水果，在体内经过消化系统的消化之后，会转变为单糖进入血液中，这就是葡萄糖，而血液中的葡萄糖就是血糖。众所周知，每个人的血液中都含有葡萄糖，正常人的血糖维持在 3.9～7.8 毫摩尔/升（70～140 毫克/分升），最高不能超过 10.0 毫摩尔/升（180 毫克/分升）。生命活动需要葡萄糖提供能量，但如果人体血液中葡萄糖含量过高，就会有一部分葡萄糖随尿液排出，即糖尿。

人体在长期大量摄入糖分后，胰腺就要分泌大量的胰岛素参与糖分的存储和吸收，这样，胰腺就会长期处于紧张的工作压力中，之后就会产生疲劳感，最终将导致功能下降，不能随时为身体提供所需要的胰岛素。

胰岛素的功能是促进人体内的糖类、脂肪和蛋白质三大营养物质的正常合成和代谢，是体内唯一能够起到控制和调节血糖作用的激素，其最主要的作用就是降低血糖浓度。而胰岛素分泌的缺乏，会引起体内三大营养元素的代谢紊乱，人体的血糖水平不能得到有效的调节，血糖浓度就不再处于稳定和平衡的状态中，从而出现高血糖。如果高血糖没有得到有效的控制和治疗，就会发展成糖尿病。

血糖的来源途径有哪些

血糖主要来自食物中的糖类物质。含糖类物质较多的食物包括：谷类、水果类。糖类可分为多糖、双糖及单糖，米、面及番薯等所含的淀粉是多糖，这种糖是由许多单糖聚合而成的；白糖和红糖中的蔗糖及牛奶中的乳糖是双糖，前者由葡萄糖、果糖聚合形成，后者由半乳糖聚合形成；水果中的糖主要是单糖，常见的单糖有葡萄糖、果糖及半乳糖等。只有单糖才能被人体肠道吸收并进入血液，其中最重要的单糖是葡萄糖，它是人体各器官的主要热量来源。

血糖的来源主要有三条途径：

（1）食物中的多糖在消化道被分解成葡萄糖，进入血液循环，这是血糖的主要来源。

（2）空腹时全部血糖来自肝脏。肝脏储有肝糖原，需要时肝糖原分解生成葡萄糖，进入血液，以补充血液中的葡萄糖，不至于使血糖降低。

（3）此外，蛋白质分解产生的氨基酸和脂肪分解产生的甘油以及由肌糖原生成的乳酸，可通过糖异生过程转变为葡萄糖，既可直接补充饥饿时人体的葡萄糖水平，又可进一步转化为肝糖原，而肝糖原在需要时又可转变为葡萄糖。因此，糖异生也是重要的葡萄糖来源。

血糖的主要去路是进入机体各器官组织，如大脑、心脏等，作为“燃料”在全身各组织细胞中分解成二氧化碳和水，同时释放大量热量，供人体利用消耗，以维持人体的生命活动，还有少部分葡萄糖进入各组织细胞，转化为细胞的组成部分。一部分血糖进入肝脏和肌肉组织，转化为肝糖原、肌糖原储存起来。经过上述途径的转化，如果血液中的葡萄糖还有剩余，就会进入脂肪组织，转化为脂肪储存起来。

什么是空腹血糖、餐前血糖、餐后血糖

空腹血糖是指在隔夜空腹（至少 8 个小时未进任何食物，饮水除外）后，早餐前采血所测定的血糖值。有些糖尿病患者甚至包括少数医务人员，把午餐及晚餐前的所谓“空腹”采血测定的血糖也叫作空腹血糖，这是不正确的。空腹血糖是反映胰岛 β 细胞功能的可靠指标，它一般代表基础胰岛素的分泌

功能。如果空腹血糖经常大于 13.9 毫摩尔/升（250 毫克/分升），则提示糖尿病患者的基础胰岛素分泌功能较差。

空腹血糖测定非常重要，它主要反映糖尿病患者在基础状态，没有加上饮食负荷时的血糖水平，是诊断糖尿病的重要依据。正常人空腹血糖小于 6.1 毫摩尔/升，超过此值表示血糖升高；如空腹血糖大于 7.0 毫摩尔/升，就可以诊断为糖尿病了。空腹血糖能反映糖尿病患者自身胰岛素分泌能力，1 型糖尿病患者空腹血糖值往往很高。另外，其他像肝肾功能、血脂、血胰岛素等检查也需要空腹进行，而这些数值对糖尿病患者的诊断很有益。因此，要诊断糖尿病必须进行空腹抽血检测。

餐前血糖是指早、中、晚三餐餐前采血所测定的血糖值。餐后采血所测定的血糖值称为餐后血糖，如餐后 1 小时、2 小时、3 小时的血糖。

“黎明现象”高血糖是怎么回事

“黎明现象”就是指糖尿病患者在黎明时分出现的高血糖症。这类患者的基本血糖控制还算满意，只是在每天早晨时血糖很高。仔细地测定血糖可以发现，患者在前半夜血糖还不太高，大概从清晨 4 时开始血糖逐渐升高，到早晨查血糖时，血糖已经相当高了，这就是所谓的“黎明现象”。引起空腹高血糖现象的主要原因可能有两种：一种情况是晚间药量不够，或者用药时间过早，结果药物的效力不能维持到早晨，致使清晨 4 时起血糖逐渐升高，这就是“黎明现象”；另一种情况实际上不应叫作“黎明现象”，而是“苏木杰反应”，患者在睡眠中曾发生过低血糖症，不过是在不知不觉中发生的，所以我们观察到的现象仅仅是早晨出现的高血糖。这两种情况的病因和处理方法截然不同，所以必须加以鉴别：前一种情况可能需要加大药量，或推迟晚间用药的时间；后者则需要减少用药，以避免睡眠中发生低血糖症。夜间做系列血糖测定是鉴别这两种情况的主要方法。

所谓“苏木杰反应”，就是指低血糖后的反跳性高血糖。大家知道，低血糖会在很短的时间内给人体带来严重危害，所以人体内的升糖机制是十分强大的，以防低血糖的发生。一旦发生了低血糖，肝脏就会立刻加紧工作，放出所储存的糖分，并将其他物质转化为糖以补充糖分的不足。神经和内分泌系统也积极活动，使肾上腺素、胰升糖素、肾上腺糖皮质激素和生长激素分泌增多，以刺激血糖的回升。与此同时，作为体内唯一一种降糖激素的胰岛素分泌减少，糖分变为糖原或者转化为其他物质，储存的量也显著减少。这些变化都会使患者的血糖迅速升高，脱离低血糖状态。遗憾的是糖尿病患者的体内降糖功能不那么有效，很容易矫枉过正。这种低血糖后的反跳性高血糖往往难以控制，结果使病情又走到另一个极端，由低血糖变成了高血糖。所以“苏木杰反应”造成的血糖波动对糖尿病患者是十分不利的，必须加以预防。预防“苏木杰反应”的唯一有效办法就是合理安排饮食、运动和药物治疗，避免发生低血糖症。

保持血糖稳定的意义

正常人进餐后约 1 小时，血糖变为 7.8 ~ 8.9 毫摩尔/升，最高不超过 10.0 毫摩尔/升。这是因为饭后人体内通过肠道吸收的葡萄糖逐渐增多，而导致高血糖。高血糖刺激胰岛 β 细胞分泌胰岛素的量增加，胰岛素促进葡萄糖转化为糖原，进入肌肉、脂肪等组织，从而阻断了血糖的来源，加速了血糖的利用，使饭后血糖不会过度升高。正常人饭后 2 小时，血糖及血浆胰岛素都会下降到饭前水平。由此可见，在正常人一日三餐前提下，24 小时内有 6 小时血糖会升高，其余 18 小时血糖都在空腹水平。

在正常生理情况下，血糖的来源与去路保持动态平衡，故血糖浓度相对恒定，并维持组织细胞正常的糖代谢，这种相对稳定是机体各器官组织活动获得能源物质的重要保障，对保证组织器官，特别是脑组织的正常生理活动具有重要意义。

保持血糖稳定要注意什么

糖尿病的一个重要特点就是血糖升高，而影响血糖的因素有很多，有些因素还是生活中不可避免的，如饮食、运动、用药等，患者稍有疏忽就可能导致降糖失败。所以患者需要了解清楚影响血糖的因素，为控制血糖打好基础。

1. 选药和用药不当

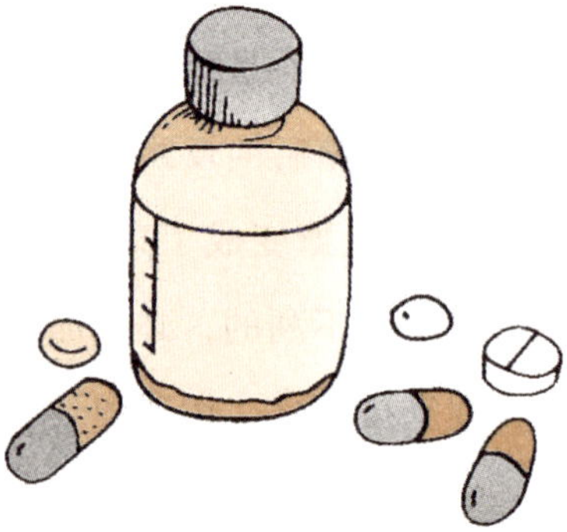

目前治疗糖尿病的药物种类很多，有些患者因为急切地想缓解病情，可能会受到一些广告和虚假宣传的影响，没有遵循医生的建议，导致药物选择有误，对治疗产生不利影响。或者患者在使用药物的时候对剂量把控不当，造成血糖下降过快后引起反跳性升高，导致血糖控制不稳定。

2. 对胰岛素产生抵抗

有的糖尿病患者的胰岛 β 细胞能分泌一定量的胰岛素，但是因为机体对胰岛素产生了抵抗，导致胰岛素的作用并不明显。这种情况大多会出现在体重超标的患者身上。所以，这类患者在治疗的时候不是要如何补充胰岛素，而是要想办法改变机体的胰岛素抵抗状态。

3. 饮食不合理

饮食疗法是治疗糖尿病的基本方法，无论是哪一型糖尿病，也不管病情轻重，都要合理安排饮食。饮食提供的能量会转化为葡萄糖进入血液中，如果饮食控制不当，就会使血糖升高，所以患者在日常生活中一定要科学地安排饮食。

4. 体育锻炼不足

体育锻炼是辅助治疗糖尿病的一个重要方法。规律、科学的锻炼不仅能够改善患者的身体素质，而且能降低体重，增强细胞对胰岛素的敏感性，加强药物作用，帮助取得更好的治疗效果。如果运动不足，患者的身体也会随着病情越来越虚弱，对控制血糖不利。

5. 情绪和气候的影响

众所周知，不良的情绪会给身体健康带来不利影响，如紧张、焦虑、抑郁等情绪可能影响内分泌，导致胰岛素分泌减少，使血糖不稳定。寒冷的气候会促使肾上腺素等分泌对胰岛素有拮抗作用的激素；炎热的天气会增加出汗量，也可能导致血糖升高。

6. 各种应激状态的出现

有的患者可能会遇到发热、手术、外伤等应激状态，或者女性患者处于妊娠期和月经期，都会因此而削弱胰岛素的作用，使血糖升高。

血糖反复的原因有哪些

一些糖尿病患者的血糖总会出现不稳定、反反复复的情况，不仅令患者担心，也给治疗带来一定的困难。要想控制血糖，使其处于稳定状态，就必须了解血糖反复的原因。

1. 药物剂量不足

有的患者自行将药物减量；有的患者长期不查血糖，以致血糖升高后未及时调整原来的服药剂量，导致药物剂量不足而造成血糖升高，甚至出现酮症酸中毒。

2. 气候

寒冷天气的刺激可促进肾上腺素分泌增多，肝糖原输出增加，肌肉对葡萄糖摄取减少，使血糖升高，病情加重；夏季炎热多汗，要注意补充水分，否则血液浓缩就会使血糖增高。

3. 应激情况

糖尿病患者因外伤、手术、感染发热、严重精神创伤、呕吐、失眠、生气、劳累以及急性心肌梗死等应激情况，其血糖会迅速升高，甚至诱发糖尿病酮症酸中毒。

什么是尿糖

正常人尿中可有微量葡萄糖，尿内排出量<2.8毫摩尔/24小时，定性试验为阴性。当血糖浓度超过8.88毫摩尔/升（即肾糖阈）时，尿糖定性为阳性。尿糖的改变在观察糖尿病病情变化中有一定作用，但是只有在肾糖阈正常时才有观察意义。肾糖阈是指尿中不出现葡萄糖的最高血糖浓度。一般老年人或肾脏疾病患者肾动脉硬化后肾糖阈发生改变，不宜用尿糖测定观察病情。

尿糖测定可分为以下几种：

（1）24小时尿糖：收集24小时尿，或每次收集一部分，但记录总尿量，可做尿糖定性与定量，把正常定性为“阴性”，24小时尿糖定量应小于1克。

（2）段尿：指早餐至午餐、午餐至晚餐、晚餐至睡觉前、睡觉至次日早晨这四段时间的尿，它可以反映餐后至下一次就餐前血糖的变化。

（3）次尿：在早、中、晚与睡前半小时排尿1次，弃之不要（等于排空膀胱），在半小时后再留尿，做尿糖定性。

什么是肾糖阈

肾脏是身体的主要排泄器官，大部分水分和代谢产物随血液流经肾脏，经过肾小球的滤过、肾小管的重吸收将有用的物质吸收到血液中，将无用的代谢产物经输尿管送到膀胱，随尿排出。正常人的肾小管可将肾小球滤液中的葡萄糖绝大部分重吸收回血液中，尿中只有极微量葡萄糖，用一般方法检测不到，所以正常人的尿糖检测是呈阴性的。但是近端小管对葡萄糖的重吸收有一定的限度，当血液中的葡萄糖浓度在8.96～10.08毫摩尔/升时，部分近端小管上皮细胞对葡萄糖的吸收已达极限，葡萄糖就不能被全部重吸收，部分随尿排出而出现糖尿。尿中开始出现葡萄糖时的最低血糖浓度，称为肾糖阈。

具体地说，肾糖阈是指尿液中刚刚出现糖分时的血糖水平，也可以说是肾脏能够完全留住糖分使之不致外流的最高血糖值。正常肾糖阈应不低于8.89毫摩尔/升，也不高于10毫摩尔/升，也就是说肾糖阈在8.89～10.00毫摩尔/升时，尿中开始出现糖分。血糖低于8.89毫摩尔/升、尿中出现糖分的情况叫作肾糖阈减低，如约有1/3的孕妇肾糖阈减低，故正常孕妇尿糖可能呈阳性，而血糖却不高。血糖高于10毫摩尔/升、尿中不出现糖分的情况叫作肾糖阈升高，如有动脉硬化的老年人，他们的血糖高于11.1毫摩尔/升时尿糖还是阴性。肾糖阈减低或升高时，尿糖不能正确反映血糖值，此时不能根据尿糖来测定血糖水平。

尿糖检查的缺点有哪些

尿糖检查有如下缺点和局限：

（1）有些药物及观察试纸变化的时间也会干扰尿液的检查结果。正确的检查方法是在尿糖试纸接触尿液后，在1分钟内观察试纸的颜色变化。

（2）一些糖尿病病程较长的患者，肾糖阈值较高，在显著的高血糖状态下，其尿中却不出现尿糖。

（3）肾糖阈值在不同患者间会发生变化，而对同一患者来说，不同时间的肾糖阈值也会发生变化。

（4）通常妊娠妇女或儿童的肾糖阈值较低，所以在正常血糖浓度下，也会出现尿糖。

（5）尿糖阴性结果并不能区分低血糖、正常血糖或轻度的高血糖。

（6）在测尿糖时，其结果反映的只是尿潴留在膀胱中的平均血糖水平。若糖尿病患者同时伴有膀胱自主神经病变，就会导致新近形成的尿液与潴留的尿液的混合，影响尿糖检查结果。

糖尿病的尿糖检查的意义是什么

上面讲到了尿糖检查的缺点和局限性，既然有缺点，为什么还要检测糖尿病患者的尿糖呢？

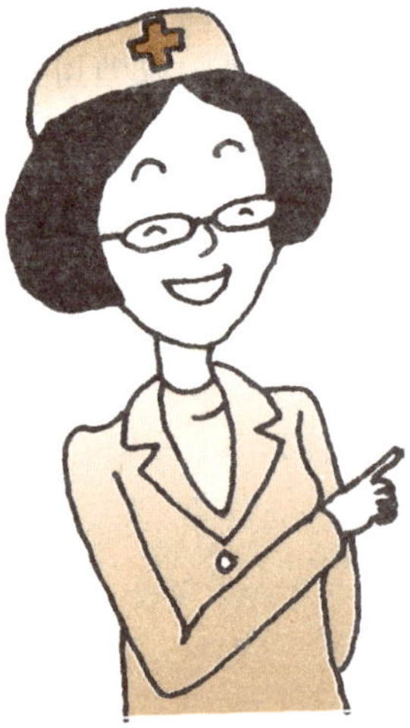

尿糖可以反映在收集尿液期间的平均血糖浓度。葡萄糖在肾小球被滤出，在近端肾小管被主动重吸收。葡萄糖的重吸收是有限的，其最大限度就是肾脏的葡萄糖阈值，当血糖浓度平均大于10毫摩尔/升时，将会超过此肾糖阈值，尿中就会出现尿糖。尿糖测定一般用试纸法，如果试纸显色则表示尿糖阳性，不显色则为尿糖阴性。正常人尿液中葡萄糖呈阴性，尿糖阳性见于糖尿病、肾性糖尿病、甲状腺功能亢进、急性应激情况等，此外，内服或大量注射葡萄糖也可导致尿糖阳性反应。

在没有肾脏疾病的情况下，一般来说，一个人的血糖越高，尿糖呈现阳性的反应也就越明显，这种情况通过尿糖试纸显示的不同颜色就可以了解到。糖尿病患者经常检查尿糖，可以间接反映血糖是在升高、下降还是变化不大。与血糖相比，尿糖检测无创伤、无痛苦，既方便又廉价。若没有条件及时检查血糖，查尿糖也是一种提供治疗依据的有效措施。

糖尿病和糖类有什么关系

血糖异常主要是与不健康的饮食习惯有关。不健康的饮食就是指富含糖类、脂肪、动物蛋白和少量植物纤维的食物，近年来年轻人热衷的西方饮食即属于此类。研究证明，糖类是糖尿病和反应性低血糖最主要的促成因素。糖类进入血液后能很快引起血糖的急剧升高。机体对此做出的反应是迅速分泌胰岛素，而胰岛素的过多分泌又促使血糖迅速降低并常引起低血糖的症状。

机体对血糖水平迅速降低做出的反应是分泌肾上腺素，它是一种可使血糖迅速升高的激素。反复的低糖刺激，会逐渐使肾上腺变得“精疲力竭”而无法做出适度的反应，这一反应的缺乏会导致反应性低血糖的发生。如果血糖调整机制进一步恶化，机体将变得对胰岛素不敏感或胰腺功能走向衰竭，并且反应性低血糖也将演变成糖尿病。

显然，治疗或预防糖尿病和低血糖的关键在于远离糖类。

糖类主要有3个来源：一是来自食物，食物的主要成分是糖类、蛋白质和脂肪，其中糖类包括米、面、玉米、薯类、红糖、白糖、水果、乳类等；二是肝脏合成的葡萄糖或肝糖原分解为葡萄糖；三是肌肉中的糖原分解为葡萄糖进入血液。

糖尿病的典型症状有哪些

轻型糖尿病常常没有症状，只有通过化验才能检查出来；有症状的糖尿病由于血糖值不同，表现多种多样，起病有缓有急。典型糖尿病的症状是“三多一少”，即多尿、多饮、多食、消瘦（体重减少）。一般典型的糖尿病有以下表现。

（1）多尿。排尿的总量增多，尤其是夜间排尿量和次数增多。

（2）多饮。糖尿病患者往往表现为烦渴多饮，且有饮不解渴的感觉，每24小时饮水量可在4 000～6 000毫升。

（3）多食。糖尿病患者食量较大。

（4）消瘦。患病后往往体重迅速下降，逐渐消瘦。

（5）疲乏无力。患者常常感觉软弱、无力。

（6）其他。有视物模糊、皮肤及外阴瘙痒、手足麻木、视力下降、伤口不易愈合等，还有其他急性或慢性并发症的表现。

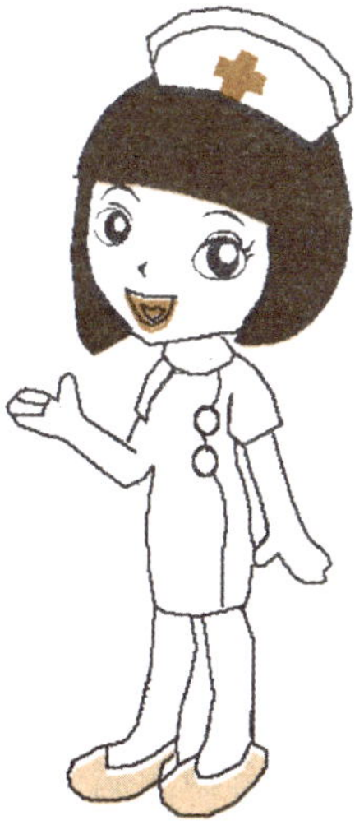

糖尿病有哪些类型

根据世界卫生组织的标准，糖尿病包括四大类型，即：

1. 1 型糖尿病

过去常被称为胰岛素依赖型糖尿病（IDDM），约占我国糖尿病患者总数的5%，常发生于30岁以前的儿童和青壮年。它是由于胰岛β细胞破坏或功能丧失，而不能合成和分泌胰岛素，导致胰岛素绝对缺乏而引起的糖尿病。

1型糖尿病起病较急，发病时“三多一少”症状较明显，容易发生酮症酸中毒，严重者出现昏迷或死亡。1型糖尿病对胰岛素敏感，患者必须依赖外源性胰岛素治疗，一旦中止胰岛素治疗则会危及生命。

2. 2 型糖尿病

这种是最常见的糖尿病类型，占我国糖尿病总数的90%～95%。患者多有糖尿病家族史，发病年龄多数在30岁以后，起病缓慢、隐匿，“三多一少”症状较轻，部分患者没有明显的症状，而是通过健康体检或患其他疾病时，或出现慢性并发症时才发现患有糖尿病。该型患者中多数超重或肥胖，多存在高热量、高脂、高糖饮食和活动较少的生活方式。

2型糖尿病的治疗一般不依赖胰岛素，通过控制饮食及口服降糖药治疗可稳定控制血糖；但随着病情的发展或降糖药效果不好，也可使用胰岛素治疗。后期可出现各种慢性并发症，尤其是心脑血管疾病。

3. 特异型糖尿病

此类型比较少见，包括病因明确的一类糖尿病，如胰岛β细胞功能基因异常、胰岛素作用基因异常、胰腺外分泌疾病、某些内分泌疾病、某些药物及化学制剂、感染等引起的糖尿病等。

4. 妊娠糖尿病

妊娠糖尿病指在妊娠期间发生或首次发现的糖尿病或糖耐量减退，不包括已有糖尿病又合并妊娠者。大部分患者分娩后可恢复正常，但部分可发展成糖尿病。

1 型糖尿病和 2 型糖尿病速查表格

一般情况下，通过发病时的年龄和体重等就可知道自己患的是 1 型糖尿病还是 2 型糖尿病。但在有些情况下症状并不显而易见，需要考虑许多方面才能判断出自己属于哪一种类型。区别 1 型糖尿病和 2 型糖尿病，对今后的治疗有重要的指导意义。那么，怎样才能更好地区分二者呢？以下对照表格供大家参考分析。

项　目	1 型糖尿病	2 型糖尿病
发病年龄	青少年	中老年
发病速度	急	缓慢
发病症状	明显	不明显或无症状
体重状况	多偏瘦	多偏胖
体内胰岛素	绝对缺乏	相对缺乏
一般治疗方式	注射胰岛素	口服降糖药

1 型糖尿病和 2 型糖尿病是否能互相转变

这是一个令人关注的问题，也是一个难以回答的问题。就目前的观点来看，1 型与 2 型糖尿病不是同一类疾病，它们的病因和病理改变截然不同，二者不会互相转变。1 型糖尿病不会转变为 2 型糖尿病较易理解，但是 2 型糖尿病会不会转变为 1 型糖尿病呢？如果不会，为什么许多 2 型糖尿病患者最后打胰岛素了呢？实际上 2 型糖尿病患者注射胰岛素是因为随着病程的延长，胰岛功能越来越差，血糖总是控制不好，或者因为并发症逐渐加重。为了保护身体器官，不得不注射胰岛素。但这些情况并不能说明患者的糖尿病已经从 2 型转变为 1 型了，注射胰岛素是为了防止血糖控制不佳，不至于引起糖尿病急性并发症而危及生命。

糖尿病的诱发因素有哪些

糖尿病的病因和发病机制较为复杂，迄今为止仍没有一个准确的解释，现阶段认为主要与以下因素有关。

1. 感染

感染在糖尿病的发病诱因中占非常重要的位置，特别是病毒感染，是1型糖尿病的主要诱发因素。在动物研究中发现许多病毒可引起胰岛炎而致病，包括脑炎病毒、心肌炎病毒、柯萨奇 B_4 病毒等。病毒感染可引起胰岛炎，导致胰岛素分泌不足而引起糖尿病。另外，病毒感染后还可使潜伏的糖尿病加重而成为显性糖尿病。

2. 肥胖

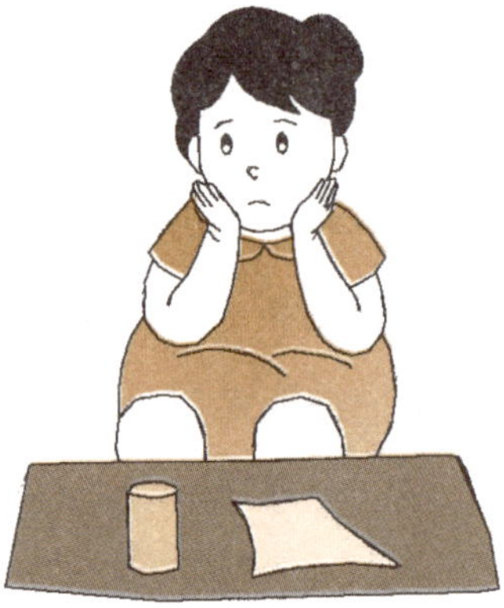

大多数2型糖尿病患者体型肥胖。肥胖是诱发糖尿病的另一因素，可引起脂肪细胞膜和肌肉细胞膜上胰岛素受体数目减少，对胰岛素的亲和能力降低，体细胞对胰岛素的敏感性下降，导致糖的利用障碍，使血糖升高而出现糖尿病。

3. 饮食

不良的饮食习惯，如进食过多及高糖、高脂肪饮食等可诱发糖尿病。长期以精米、精面为主食，会造成体内微量元素及维生素的缺乏，也可能诱发糖尿病，因为某些微量元素如锌、镁、铬等对胰岛素的合成及能量代谢都起着十分重要的作用。

4. 年龄

糖尿病的发病率随年龄的增长而增加。40岁后患病率开始明显升高；50岁以后患病率急剧上升，发病年龄高峰在60～65岁。

5. 体力活动

我国农民和矿工的糖尿病发病率明显低于城市居民，推测可能与城市人口参加体力活动较少有关。体力活动增加可以减轻或防止肥胖，从而增加胰岛素的敏感性，使血糖被充分利用，在一定程度上降低糖尿病发病率。相反，若体力活动减少，就容易导致肥胖，从而降低组织细胞对胰岛素的敏感性，血糖利用受阻，易导致糖尿病。

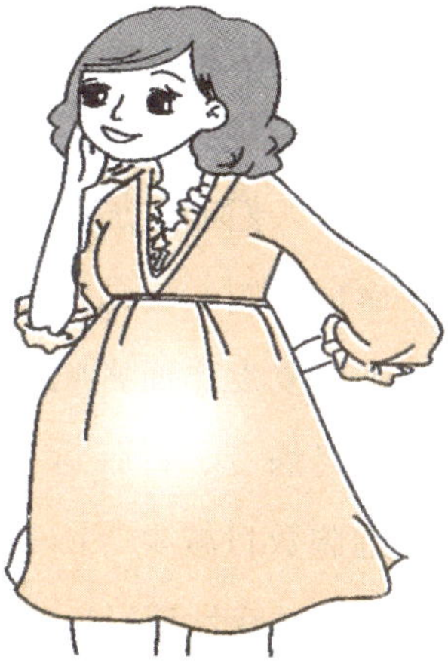

6. 妊娠

妊娠期间，雌激素增多，一方面可以诱发自身免疫功能，导致胰岛β细胞被破坏；另一方面，雌激素又有对抗胰岛素的作用。因此，妊娠可诱发糖尿病。

7. 环境因素

在遗传的基础上，环境因素作为诱因在糖尿病发病中占有非常重要的位置。环境因素包括：空气污染、噪音、生活及工作压力等，这些因素诱发基因突变，突变的基因随着上述因素的严重程度和持续时间的增长而越来越多，达到一定程度（即医学上称之为“阈值”）即发生糖尿病。

8. 应激因素

应激是当人体受到外界致病因素影响时机体的保护性生理反应。当处于急性心肌梗死、脑血管意外、严重外伤、大手术等应激情况时，胰高血糖素、糖皮质激素等对抗胰岛素的激素增加，会使部分患者发生高血糖。部分患者的血糖会随疾病的好转而恢复正常，而另一部分则成为糖尿病患者。

9. 药物

某些药物可诱发或加重糖尿病，如氯噻酮、双氢克尿噻、糖皮质激素（泼尼松、地塞米松等）、口服避孕药及普萘洛尔等。

糖尿病患者出现腹胀的七大原因

糖尿病患者经常出现腹胀，一般是糖尿病性胃轻瘫所致。胃轻瘫是指胃动力障碍、排空时间延迟、不伴有机械性梗阻的综合征，主要表现为恶心、呕吐、上腹饱胀、嗳气、上腹痛、体重下降、胃潴留或因不消化的固体食物排空障碍形成胃结石等。糖尿病性胃轻瘫不仅因消化道症状影响患者的生活质量，还可影响口服药物的吸收；由于进食后食物排空时间延长，使注射的胰岛素剂量及时间与之不相匹配，给糖尿病的治疗带来困难。近年来，人们通过加强对糖尿病性胃轻瘫患者的医疗控制与饮食护理，强化了血糖控制，提高了患者的生活质量。胃轻瘫是糖尿病常见的慢性并发症，常因反复发作而影响患者生活质量。一般认为该病的发生与自主神经及内脏神经病变、胃肠运动、胃肠激素异常、幽门螺旋杆菌感染以及卡哈尔间质细胞数目减少等因素有关。

糖尿病性胃轻瘫患者消化间期缺乏移行性复合运动，餐后近端胃的张力减弱、舒张功能下降，胃窦收缩频率、振幅下降，幽门张力增高，胃窦、幽门、十二指肠运动失调，使胃排空延迟。从胃电图能观察到糖尿病性胃轻瘫患者的胃电振幅降低和节律紊乱，其发病原因尚未十分明确，可能与以下七种病因有关。

1. 高血糖

高血糖可使糖尿病患者进餐后胃排空时间相对延长，尤其是进固体餐的胃排空时间明显延长。血糖从正常水平低限升至高限即可对胃排空造成影响；血糖水平升高就使胃排空速率下降。

2. 自主神经病变

即内脏自主神经功能紊乱。长期高血糖可诱发自主神经功能紊乱，使支配胃肠的神经受累，胃张力降低，胃蠕动减慢，引起胃排空延迟或胃－幽门－十二指肠动力异常。主要表现为迷走神经损害，如糖尿病胃轻瘫的胃运动功能与切除迷走神经后的胃功能相似。

3. 胃肠激素分泌异常

糖尿病一般会造成胰高血糖素水平增高，该激素能抑制胃蠕动，减弱胃收缩能力。高血糖又使肠抑胃素的分泌能力进一步减弱，使胃张力低下，胃排空延迟。胃轻瘫患者有多种胃肠激素如胰高血糖素、生长抑素的分泌异常。

胃肠激素以神经递质和内分泌激素的方式参与胃肠道运动的调节，它们的分泌异常可造成胃功能异常。

4. 食管肌肉收缩异常

糖尿病引起迷走神经功能紊乱，影响食管肌肉的收缩，导致食管排空缓慢。

5. 胃酸缺乏

糖尿病患者常伴有免疫缺陷，可引起胃酸缺乏，杀灭胃内细菌的能力不够，易引起胃部感染、炎症，影响胃的消化功能。

6. 微血管病变

糖尿病微血管病变使胃黏膜血流量明显降低，胃黏膜微循环灌注不良也可能是造成胃轻瘫的原因之一。

7. 胃细胞内因子异常

糖尿病引起胃细胞内因子减少，引起维生素 B_{12} 供应不足，进一步致使神经功能失调，导致呕吐、营养不良性贫血。

糖尿病性胃轻瘫的主要表现除了前面提到的腹胀、恶心、呕吐、厌食等外，还可伴有其他自主神经病变的征象，如出汗异常、体位性低血压、阳痿等，血糖控制不良可能提示有胃轻瘫的存在。

性格与糖尿病发病有关吗

具有某些性格特征的人易患疾病，即疾病的个性特征，这是社会心理因素致病的一个方面。有人发现，A 型行为模式的人的血中肾上腺素、肾上腺皮质激素以及血脂、血糖常处于较高水平。A 型行为具有攻击性、上进心强、易冲动、精力充沛、表现力强、行动迅速、性急、不沉着等特点。根据这些行为特点，有人推断 A 型行为模式可能成为糖尿病的致病潜因之一。

然而，德国医学专家在对相同年龄、性别、文化背景的 800 名糖尿病患者和 800 名非糖尿病患者进行的比较性心理和个性特征研究中观察到，糖尿病患者具有较少的侵略性，他们不容易感情冲动、大多缺乏自主性，容易抱怨更多的生理不适，需要更多的社会交往，很少能公开开展自我批评。

有关专家以20名溃疡病患者作对照，对45名1型糖尿病患者进行了3种不同的心理试验研究，其结果表明不存在特殊的糖尿病个性特征。所以，糖尿病患者是否存在个性特征的问题，目前仍无统一的看法，仍有待进一步研究。

糖尿病易患人群有哪些

糖尿病发病的原因有多种，主要是因为不良的生活习惯，还有一些是日积月累的心理问题。了解糖尿病易患人群的特征，才能对糖尿病进行有针对性的预防。

糖尿病易患人群主要有以下几个特点：

1. 肥胖者

引发糖尿病的肥胖主要有两种类型，一种是全身肥胖，体重超标；另一种是体重没有超标，但腹部肥胖。不论是哪一种肥胖都会造成脂肪细胞肥大，脂肪细胞膜上的胰岛素受体的密度变小，脂肪细胞对胰岛素的敏感度降低，从而不能有效地分解糖类，血糖就容易升高，引发糖尿病。另外，肥胖的人一般不喜欢运动，并时常伴有高血压病和高脂血症两种容易引发糖尿病的危险病症。

2. 心理压力过大者

心理压力过大的人体内的交感神经兴奋性会增强，从而促进肾上腺素和肾上腺皮质激素的分泌，这两种激素都对胰岛素产生对抗性，使胰岛素的作用降低，血糖逐渐升高。观察研究发现，精神和心理长期处于紧张状态下的人血糖很容易升高，性格暴躁或内向、爱生气的人很容易患糖尿病。

3. 有家族病史者

部分糖尿病患者是有家族病史的，虽然有家族病史的人不一定会得糖尿病，但他们是易感人群，在同样情况、环境中，要比一般人患糖尿病的概率大一些。他们体内含有的易感因素，再加上肥胖、脂肪肝、高脂血症等症状，就更容易引发糖尿病了。

4. 脂肪代谢紊乱者

脂肪代谢紊乱同样会引起胰岛素受体的结合率下降，胰岛素对脂肪的抵抗能力降低，血糖因此而升高。这些人一般在饭后1～2小时会出现血糖升高的现象。

5. 胰岛素功能破坏者

长期接触化学物质、放射性物质，或是因外伤使胰腺受到损坏，从而容易引发糖尿病。

6. 感染病毒者

一般是指引起风疹和流行性腮腺炎的病毒等，这些病毒通过破坏胰岛素β细胞引起自身免疫反应，使胰岛素分泌不足。这部分人群在遗传的基础上，频发感染病毒，就容易引发1型糖尿病。此类患者体重下降很快，空腹时血糖迅速升高。

我国糖尿病的现状如何

我国是世界上糖尿病患者较多的三个国家之一，据2016年调查结果显示，我国18岁以上居民糖尿病患病率为9.7%，全国糖尿病患者人数已接近1亿，而城市患病率明显高于农村。与1981年糖尿病抽样调查资料相比，2010年我国糖尿病患病率增加了17倍，从0.67%增加到11.6%。

我国糖尿病患者的现状有三大特点：

1. 发病率逐年增加，并有加快趋势

这与人们改变了生活习惯有关。一是饮食习惯的改变，荤素比例失衡；二是体力活动减少，出门坐汽车，上楼乘电梯，走路的时间明显减少；三是由于生活节奏加快，人们的心理压力增加，长期得不到缓解。

2. 糖尿病慢性并发症迅速增加

多数住院患者都有多种并发症，例如：神经病变、眼底病变、白内障、坏疽、肾衰竭、心脏衰竭、心肌梗死等。

3. 血糖达标率低

我国糖尿病患者糖化血红蛋白<6.5％的仅占26％。血糖长期不达标非常可怕，因为糖尿病就是在最初的数年中不知不觉地损伤着人体的各脏器组织，尤其是损伤到血管和神经。如果血糖能长期达标，即可远离慢性并发症，同正常人一样健康长寿。

糖尿病是一种常见的内分泌代谢病，其发病遍布全世界，并呈逐渐增多的趋势。我国的糖尿病患病率与国外发达国家相比虽然不高，但由于人口众多，患病人数却居世界各国前列。

第二节 糖尿病的危害

一 糖尿病对人体的危害

由于糖尿病初期常无症状或症状不典型，往往是出现了慢性并发症才被发现，而慢性并发症一旦出现，短时间内几乎没有转变的可能。慢性并发症是糖尿病致残或导致死亡的主要原因，也是引发医药费用增长的主要原因。糖尿病也是继心脑血管病、癌症之后的第三位致死因素。

糖尿病是一种并发症多发的疾病。其并发症种类之多、涉及范围之广是非常显著的。这是因为糖尿病不仅包括糖代谢紊乱，还涉及蛋白质、脂肪、维生素、水和盐类代谢的失衡，从而影响到全身的代谢情况，所以糖尿病引起的并发症几乎涉及全身的各系统、各脏器。糖尿病的高并发症发生率，导致了高致死率和高致残率。

研究表明，糖尿病发病 10 年后，有 30％～40％的患者至少会发生一种并发症。糖尿病性神经病变的发病率在糖尿病病程为 5 年、10 年、20 年后分别为 30％～40％、60％～70％和 90％。

糖尿病视网膜病变发生率在糖尿病病程为 10 年和 15 年后，分别为 40％～50％和 70％～80％。大约有 10％的患者在起病 15 年后会发展为严重的视力损伤，而 2％的患者将会完全失明。

微蛋白尿是糖尿病肾病的先兆。微蛋白尿的出现率在糖尿病发病 10 年和 20 年后分别为 10％～30％和 40％，且 20 年后有 5％～10％的患者恶化为终末期肾病。青年期发病的糖尿病患者到 50 岁时会有 40％发展为严重的肾病，需要进行血液透析和肾移植来维持生命。

此外，糖尿病患者并发心血管病的危险性是一般人群的2~4倍，并且发病年龄也会提前。由于糖尿病患者的血管和神经发生病变，常引起足部溃疡，发展严重时甚至需要截肢。

从死因上看，糖尿病患者主要死于各种并发症。其中，缺血性心脏病是糖尿病患者死亡的最主要原因，占糖尿病患者死亡人数的60%~80%；脑血管疾病大约会引发10%的死亡率，是非糖尿病患者的2倍；糖尿病肾病引发的死亡率可高达30%，发病年龄越小，糖尿病肾病导致的死亡率就越高。糖尿病常见的并发症有：血脂异常、动脉粥样硬化或微小动脉硬化造成的脑血管意外、心绞痛、心肌梗死、肾血管硬化、肾功能不全、脂肪肝、肝硬化、胆石症、胆囊炎、肺结核、肺部炎症、泌尿系统感染、皮肤疖痈、溃疡、皮肤癌变、白内障、视网膜病变、末梢神经炎、酸中毒、脱水、昏迷等。

因糖尿病是慢性全身性疾病，若病情控制不好易发生急、慢性并发症。糖尿病可引起大血管及微血管病变，使糖、脂肪代谢紊乱，涉及全身各器官，可引发多种慢性并发症。

糖尿病慢性并发症主要有以脑梗死、冠心病为主的大血管并发症，以糖尿病心肌病、肾病、眼底病变为主的小血管病变，以性功能减退或障碍、胃肠功能紊乱、尿潴留、手足麻木疼痛为代表的神经病变。

糖尿病会严重损害肾脏吗

糖尿病带来的长期高血糖会引起蛋白质的过度非酶糖化，从而损伤肾小球，引起肾小球基底膜增厚及细胞功能障碍，致使肾脏血流量发生变化，造成大量蛋白从尿中排出，久而久之肾小球会闭塞，有功能的肾单位不断减少，肾脏功能就会每况愈下。糖尿病引起血管硬化，造成高血压，高血压引起动脉痉挛，导致肾小球内的压力增加、肾动脉硬化。高血压促使肾功能减退，肾功能下降可使血压升高，两者互为因果，形成恶性循环。约40％的1型糖尿病患者在发病10年之后出现糖尿病肾病，2型糖尿病患者在发病20年后肾病的发病率随之增加。

糖尿病肾病是糖尿病最严重的慢性并发症之一，也是糖尿病患者的主要死亡原因之一。据报道，1型糖尿病患者中有50％死于慢性肾衰竭，而2型糖尿病患者的死亡病例中也有5％～10％死于肾衰竭。长期血糖控制不佳将引起肾脏的损害，患者最终因出现全身水肿、蛋白尿、尿毒症而死于肾衰竭。

由于早期的糖尿病肾病通过尿常规检查看不出来，因此只能定期进行24小时尿微量白蛋白检查，这样能及时发现早期的糖尿病肾病，通过积极治疗可以逆转。1型和2型糖尿病患者都需要每年至少检查1次。

儿童患糖尿病的严重后果

很多人认为糖尿病是大人才会患的病，和孩子关系不大。实际上，儿童也可能患糖尿病，而且一旦患上则危害极大，如果不好好控制将严重影响孩子的生长发育。

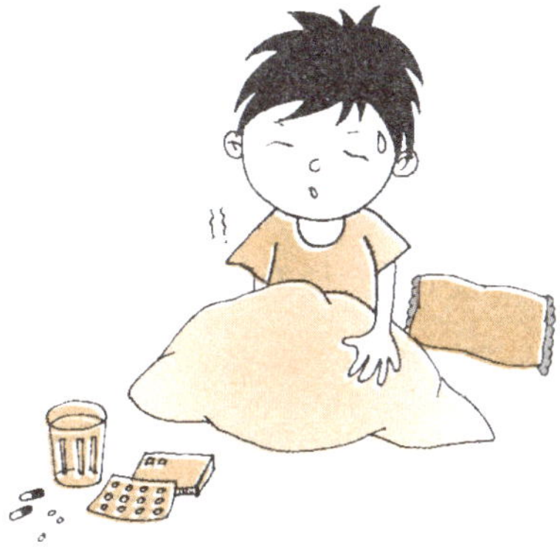

病情控制不好或没有及时治疗的糖尿病患儿，肾脏吸收葡萄糖常超过最大限度，结果造成不少葡萄糖随尿液排出。重症患儿每天经尿液丢失的葡萄糖可达250克，相当于进食能量的50％都丢失了。所以，虽然患儿拼命吃东西，但还是会营养不良，这样就会影响生长和发育。

因此，血糖控制不良，患儿会出现生长发育迟缓现象，严重者可致糖尿病矮小综合征（生长发育落后、肝大、身体肥胖或消瘦等），这些都充分说明了糖尿病对儿童生长发育的危害有多么严重。

即使糖尿病危害很严重，家长也不必过分担心。在家长的密切配合医生的指导、帮助下，患儿的血糖是可以得到良好控制的，患儿也是能够和正常儿童一样生长发育的。

糖尿病会给社会带来沉重负担吗

有人认为自己患了糖尿病自己花钱治疗，和社会没有一点关系，更谈不上会给社会带来负担。其实这种认识是错误的，有调查显示，1992 年美国政府直接和间接用于糖尿病防治工作的费用已达 920 亿美元。由此看来，糖尿病治疗会给患者本人、家庭、工作单位以及国家带来沉重的经济负担。

因此，对每一位患者以及从事糖尿病防治工作的医务人员来说，正确有效地治疗糖尿病，尽量减少糖尿病及其并发症带来的危害，是十分必要的，也是患者应尽的义务和职责。

糖尿病对孕妇的影响

糖尿病对一般人群有很大的影响，对一些特殊人群的危害就更严重了，尤其是孕妇。那么糖尿病对孕妇有哪些影响呢？

（1）女性糖尿病患者怀孕机会减少，而发生流产的可能性增加。有的妇女多次流产，后来才发现是糖尿病在作祟。

（2）发生妊娠并发症的概率增加。糖尿病患者羊水过多的发生率比非糖尿病者高 20 倍，在 10%～30%的水平；妊娠高血压综合征的发生率也明显增多，约为非糖尿病者的 5 倍，这都给病情控制带来困难。

（3）妊娠糖尿病会使患者的肾糖阈下降，血糖不高或不是很高而尿糖阳性。所以，糖尿病孕妇不能用尿糖来监测血糖的变化，只能用血糖测定来观察病情。

（4）妊娠糖尿病患者的血糖波动性较大，怀孕早期可因妊娠呕吐而发生低血糖症或空腹时出现酮症。随着妊娠的继续，由于胎盘能分泌多种对抗胰岛素、升高血糖的激素，使患者对胰岛素的需要量大大地增加，胰岛素用量逐渐增多，直至分娩前，用量达到高峰。分娩后，由于胎盘的影响突然消失，身体对胰岛素的需求急剧下降，有的患者甚至可停用胰岛素而维持正常血糖。但过一段时间后血糖又逐渐升高，胰岛素的用量也逐渐增加至妊娠前的水平。

造成糖尿病“一少”的原因

如果说不是所有的患者都有“三多”的话，那么大部分患者都有“一少”，这“一少”不见得都是消瘦，而是体力和体重的下降。大多数患者在发病初期会感到疲乏无力，特别是感到腿没劲，下班回来或外出稍微活动就觉得全身困乏，恨不得赶快上床躺一会儿；最怕上楼梯，爬楼就腿软；如果患者比较仔细地测量体重，就会发现虽然整个人看起来不见得瘦，但体重确实比之前下降了；也有些糖尿病患者一开始就出现明显的消瘦。

造成“一少”的主要原因包括：

（1）糖利用得不好，身体得不到足够的能源。

（2）因为身体不能很好地利用糖分，所以只能动用肌肉和脂肪，造成肌肉消耗、脂肪减少。

（3）有时因为多尿造成矿物质（特别是钾）的丢失，而低血钾也可以造成疲乏无力。

（4）糖尿病引发的自主神经病变，使支配肌肉的神经功能发生障碍等。

在糖尿病及其并发症得到良好控制后，“一少”的症状会明显减轻。

第三节 糖尿病的自我诊断

糖尿病的诊断标准有哪些

糖尿病的诊断由血糖水平确定，主要依据空腹、任意时间或口服葡萄糖耐量试验中2小时血糖值。中华医学会糖尿病学分会建议在我国人群中采用世界卫生组织（1999年）的诊断标准：

（1）糖尿病症状+任意时间血浆葡萄糖水平≥11.1毫摩尔/升（200毫克/分升）。

（2）空腹血浆葡萄糖（FPG）水平≥7.0毫摩尔/升（126毫克/分升）。

（3）口服葡萄糖耐量（OGTT）试验中，2小时血浆葡萄糖水平≥11.1毫摩尔/升（200毫克/分升）。

具备以上三条中任意一条就可以确诊为糖尿病。需要注意的是：空腹是指8～14小时无任何热量摄入；任意时间指1天内任何时间，与上次进餐时间及食物摄入量无关。

糖尿病症状是指急性或慢性糖、脂肪、蛋白质代谢紊乱的表现，如多饮、多尿、多食、消瘦等。必须注意，在无高血糖危象，即无糖尿病酮症酸中毒及高血糖高渗性非酮症昏迷状态下，一次血糖值达到糖尿病诊断标准者必须择日复查。如复查未达到糖尿病诊断标准，则需在随访中复查明确。

急性感染、创伤或其他应激情况下可出现暂时性血糖升高，不能依此诊断为糖尿病，须在应激消除后复查。

儿童糖尿病的诊断标准要比成人严格，在后续章节会做详细介绍。妊娠糖尿病的诊断标准长期以来一直未统一，目前一般采用口服75克葡萄糖耐量试验来诊断。

糖尿病的诊断与时俱进

糖尿病有悠久的历史，其诊断标准和分型也在不断改变。1979年，美国糖尿病协会提出基于血糖水平分布的诊断标准：即有糖尿病特异症状，空腹血糖≥7.8毫摩尔/升（140毫克/分升）或摄入75克葡萄糖后，2小时血糖≥11.1毫摩尔/升（200毫克/分升），可诊断为糖尿病。1997年7月，世界卫生组织根据美国糖尿病协会提出的修改意见，对糖尿病的诊断标准与分型进行了修改，修改后的诊断标准为：随机（一天中任意时间）血糖≥11.1毫摩尔/升（200毫克/分升）或者空腹（至少禁食8小时）血糖≥7.0毫摩尔/升（126毫克/分升），或者葡萄糖耐量试验时2小时血糖≥11.1毫摩尔/升（200毫克/分升），而且上述指标应在另一日重复监测时能被证实。与原诊断标准不同之处在于，新诊断标准将空腹血糖7.8毫摩尔/升（140毫克/分升）改为7.0毫摩尔/升（126毫克/分升），这样可使诊断的假阳性率和假阴性率都降至最低，而且不做葡萄糖耐量试验也不至于漏诊。目前又有专家提出用糖化血红蛋白（HbA1c）水平作为诊断糖尿病的新指标，认为HbA1c≥65％即可诊断为糖尿病，61％≤HbA1c＜65％即可诊断为糖耐量异常。

1. 修改后的糖尿病分型

（1）1型糖尿病。胰岛β细胞破坏，胰岛素绝对缺乏，包括免疫介导和特发性两类。

（2）2型糖尿病。以胰岛素抵抗为主，伴胰岛素相对缺乏；或以胰岛素分泌缺陷为主，伴胰岛素抵抗。

（3）其他特异性糖尿病。多种特殊原因造成的高血糖。

（4）妊娠期糖尿病。妊娠期间发生或首次发现的糖尿病。

2. 新的糖尿病分型与原分型的区别

（1）取消了胰岛素依赖型糖尿病和非胰岛素依赖型糖尿病的名称。

（2）保留了1型和2型糖尿病名称，但用阿拉伯数字1、2代替罗马数字Ⅰ、Ⅱ。

（3）取消了营养不良相关糖尿病。

（4）不再把糖耐量异常作为糖尿病的一种临床类型。

（5）少数1型糖尿病无自身免疫破坏胰岛β细胞证据，被称为特发性1型糖尿病。

（6）2型糖尿病可以胰岛素抵抗为主，也可以胰岛素分泌缺乏为主。

儿童糖尿病的诊断标准和发病症状

儿童糖尿病的诊断标准要比成人严格。儿童的正常血糖水平：空腹血糖<7.2毫摩尔/升（130毫克/分升），口服葡萄糖后2小时<7.8毫摩尔/升（140毫克/分升）。

儿童糖尿病诊断标准：有典型糖尿病症状，并且在一天中的任何时候，血糖≥11.1毫摩尔/升（200毫克/分升），或者不仅一次空腹血糖≥7.8毫摩尔/升，服葡萄糖2小时及空腹至2小时，血糖均≥11.1毫摩尔/升（200毫克/分升）者，才能做出诊断。

儿童葡萄糖耐量减少（IGT）诊断标准：空腹血糖≤7.8毫摩尔/升（140毫克/分升），服糖后2小时血糖≥7.8毫摩尔/升（140毫克/分升），或服糖后2小时及空腹2小时的血糖≥11.1毫摩尔/升（200毫克/分升）时，均属糖耐量减低。

儿童糖尿病一般起病较急，症状常突然出现，大多较典型，易反复患呼吸道、泌尿道感染，且结核病治疗效果较差，一旦发病，大多数患儿都会出现多饮、多尿，并伴有夜尿增多和夜间口渴等症状；多食是儿童患者的另一个普遍症状，可有不同程度的饭量增加，但也有表现为消瘦、乏力、厌食等症状。并发症为肾脏病变和视网膜病变，神经系统、心血管系统及皮肤病变等较为少见。儿童糖尿病多属于1型糖尿病，往往发病时胰岛损伤已较严重，必须立即进行胰岛素治疗以维持生命，且须终身使用。对儿童糖尿病如能采用多种疗法进行综合性治疗，往往可收到较为理想的效果。

妊娠期糖尿病的诊断标准

妊娠期糖尿病（GDM）是指妊娠前糖代谢正常或有潜在糖耐量减退、妊娠期才出现或确诊的糖尿病。原有糖尿病而妊娠被称为糖尿病合并妊娠，不包括在内。孕妇中妊娠期糖尿病的发生率为1%～2%。这些患者分娩后的转归不尽相同，须重新检查确定。其中约70%在分娩后血糖恢复正常，可列入曾有血糖异常类型，少部分患者分娩后仍有糖尿病或糖耐量异常。

妊娠期糖尿病的诊断，可采用下述两种标准：

（1）世界卫生组织标准：世界卫生组织建议采用与一般相同的标准（即前述世界卫生组织糖尿病诊断暂行标准，1985）。

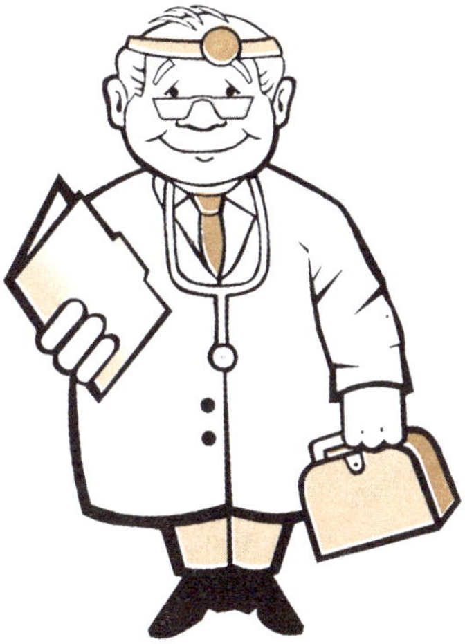

（2）美国糖尿病资料组（NDDG，1979）建议采用O’Sullivan和Mahan提出的标准。

①口服糖耐量试验用100克葡萄糖。

②血糖值结果4个时限中若有三点达到或超过下列标准可确诊为妊娠期糖尿病，即静脉血糖空腹>5.9毫摩尔/升（105毫克/分升），服葡萄糖1小时>10.6毫摩尔/升（190毫克/分升），2小时>9.2毫摩尔/升（165毫克/分升），3小时>8.1毫摩尔/升（145毫克/分升）。

糖尿病发病有哪些特点

1. 发病以 2 型糖尿病为主

1985 年，WHO 把糖尿病分为 1 型和 2 型。1997 年美国糖尿病协会公布了新的诊断标准和分型的建议，并于 1999 年得到了 WHO 的认可，目前已被普遍采用。但目前患病率增长最快的就是 2 型糖尿病，我国 2 型糖尿病所占的比例在 93％以上。

2. 有大量高血糖人群

临床检查提示，不少患者检查血糖时发现偏高，但还没有高到糖尿病的水平，往往让患者心神不安，不知如何是好。其实这就是糖尿病的前期阶段，这种人患糖尿病的危险比血糖正常的人大得多。

1996 年全国糖尿病流行病调查结果发现，除了糖尿病患病率已经达到 3.21％水平以外，还有 4.76％的被调查者目前是糖耐量受损，他们是糖尿病患者的“后备军”。现在来看，全国血糖不正常者比例接近 8％，总人数已接近 1 亿，这是一个多么庞大的数字！这个数字提醒我们，必须积极行动起来，和糖尿病及其并发症做斗争，以制止糖尿病患病率急剧上升的势头。

3. 发病年龄趋向年轻化

考察糖尿病家族史会发现，每一代的发病时间越来越早，最近几年，连儿童都加入了 2 型糖尿病的行列。年轻患者由于肥胖引起胰岛素抵抗，导致“黑棘皮病”，脖子和腋窝黝黑，血糖高至糖尿病诊断标准。治疗上除了减肥以减轻胰岛素抵抗外别无选择。

4. 糖尿病发病具有地区性特点

不同省份相差悬殊，就是同一地区也可差别巨大。一般城市的发病率比农村高，但在北京等一些大城市的城乡接合部，糖尿病发病人数甚至高于城市。

老年糖尿病有哪些特点

1. 发病率高

随着年龄的增加，老年人的胰岛功能逐渐减退，糖尿病发病率也逐渐增高。从40岁起，一般每增加10岁，糖尿病发病率增高10%左右。

2. 起病缓慢，症状轻，容易误诊、漏诊

老年糖尿病起病缓慢，许多患者很难说出确切的起病日期，加上大多数临床症状轻，甚至没有任何自觉症状，仅约1/4的患者有“三多一少”症状。有时仅有各种慢性并发症的临床表现。

3. 多为2型糖尿病

老年糖尿病大多属于2型糖尿病，有糖尿病阳性家族史者相对多些。

4. 并发症多

常见并发症有缺血性心脏病、无痛性心肌梗死、多发性脑梗死、足坏疽感染、高渗性昏迷等。

5. 尿糖约有半数为阴性

由于老年人可有动脉硬化，特别是肾小球动脉硬化，肾糖阈可升高，因此老年糖尿病患者即使血糖明显升高，其空腹尿糖也约有半数为阴性。此时尿糖阴性并不能排除糖尿病。

多饮、多尿可以诊断为糖尿病吗

多饮、多尿是糖尿病的典型症状之一，但不是糖尿病独有的临床表现，其他疾病也可有此类似症状。所以单凭多饮、多尿不能诊断为糖尿病，而应排除以下疾病再确诊：

1. 精神性烦渴

患者有烦渴、多饮、多尿，但症状可随情志波动，尿糖、血糖均正常。

2. 甲状腺功能亢进症

因甲状腺功能呈亢进状态，故常表现为多饮、多尿、多食和消瘦，可引起暂时性的高血糖。

3. 尿崩症

表现为烦渴、多饮、多尿、消瘦，与糖尿病症状相似，但血糖、尿糖正常。病因是缺少抗利尿激素。

外阴瘙痒与糖尿病有关系吗

在门诊检查中，因为外阴瘙痒久治不愈而查出糖尿病的患者并非少见。对外阴瘙痒的患者，特别是老年患者，一定要排除高血糖因素，再进行专科治疗。一些患者在发现自己患糖尿病时，外阴瘙痒的症状已很严重。由于患者长期被外阴瘙痒症状所困扰，不断就医，反复用药，导致菌群失调，使症状加重，难以好转。最糟糕的是外阴瘙痒的顽固程度，一旦影响了患者正常的饮食起居，血糖还会因此升高。

治疗由糖尿病引发的外阴瘙痒，首先要降血糖，其次还要进行外阴的抗感染治疗和局部用药。中老年女性患者由于雌激素水平降低、抵抗力下降等原因，一旦患上外阴瘙痒，往往苦不堪言。所以，对糖尿病病程长的中老年女性患者来说，控制好血糖是预防并发症的关键；同时，保持外阴清洁也十分重要。日常保健中可使用雌激素软膏，采用中药煎汤熏洗，帮助改善外阴的菌群状况。如果在血糖相对稳定的情况下，出现外阴瘙痒的问题，还要进行妇科检查。

手掌、足底变黄与糖尿病有关系吗

一位男性因手掌和足底变黄 1 个月就诊。患者在入院前 1 个月被诊断患有糖尿病；结膜无黄染；空腹血糖水平为 16.2 毫摩尔/升，糖化血红蛋白水平为12.8%，血清胆红素和游离甲状腺素水平在正常范围内；患者没有大量食用富含胡萝卜素的蔬果（如胡萝卜、南瓜或青豆等）。皮肤变黄可能与胡萝卜素血症、甲状腺功能减退症、糖尿病、肝病和肾病等有关，在糖尿病患者中很少见，但也可能与晚期糖基化终产物有关。该患者接受了口服降血糖药物的正规治疗，1年后糖化血红蛋白水平为7%，手掌和足底的黄色病变也有所改善。

眼睛病变和糖尿病有关系吗

糖尿病是一种糖代谢障碍性疾病，很容易引起血管和神经病变。眼睛是观察血管和神经病变最直接的窗口，有不少患者的糖尿病是被眼科医生发现的。所以，当出现以下情况时，要及时去医院做检查，看看是否是糖尿病在作怪。

1. 瞳孔变小

瞳孔的舒缩受自主神经调节，而糖尿病导致自主神经损害，可影响瞳孔的舒缩功能。临床观察发现，糖尿病患者的瞳孔较正常人的小，即使在暗室也无明显增大反应，且在眼底检查时对扩瞳剂效果不佳。

2. 近视

糖尿病患者的血糖浓度高，导致大量糖和盐随尿液排出，加上口渴多饮，血液被稀释，渗透压降低，房水的渗透压也随之下降，水分进入晶状体内，使晶状体膨胀，变厚变凸，屈光度增加，外界景物成像于视网膜之前，造成近视。

3. 白内障

糖尿病患者的血液中和眼内房水的葡萄糖水平均升高，眼内糖代谢受阻，形成山梨糖醇，积聚在晶体内，造成晶体纤维肿胀、浑浊，形成白内障。

4. 视力下降

糖尿病患者发生视神经损害，或引起眼底血管病变，使视网膜组织缺氧而形成微血管瘤，或视网膜扩张、白斑、出血、动脉硬化，甚至发生视网膜剥离，均会导致视力下降、模糊。

5. 失明

糖尿病患者会发生脂肪代谢障碍，使脂质在视网膜的黄斑上沉积，引起中心视力丧失，阅读和日常生活均会发生困难，严重者可导致失明。

当眼睛出现上述症状，特别是原因不明、进展较快时，应尽快到医院做血糖和尿糖检查，以便及早明确诊断。

怎样诊断自己是否患有糖尿病

当人体血糖升高到一定程度后，葡萄糖进入尿液，血糖继续升高，肾脏要排出额外的水分以稀释尿中大量出现的葡萄糖。由于肾脏产尿增多，糖尿病患者常有排尿次数和排尿量增多的现象，有时一天会排尿 10 ~ 20 次。身体失去过多的水分就会觉得口渴难耐，需要喝大量的水来补充，于是就产生多饮的现象。

虽然糖尿病患者血糖增高，但因缺乏胰岛素或胰岛素敏感性减退，使得身体组织和细胞无法充分利用血液中的葡萄糖，只能靠分解脂肪供给自身所需的能量，导致身体渐渐消瘦，体重减轻，疲乏无力，如果患者是发育期的儿童则生长发育受阻。

由于糖尿病患者体内组织和细胞常处于类似饥饿状态，引起患者食欲大增，食量比一般人要多，造成了多食的现象。这就是糖尿病患者典型的“三多一少”的原因。

但也有相当一部分糖尿病患者并无明显的“三多一少”症状，仅因各种并发症而就诊，化验后发现高血糖。如果在疾病早期并无症状，也没有出现并发症，就只能靠定期检查血糖来诊断了。

也有的 2 型糖尿病患者在餐后 3 ~5 小时，其血浆胰岛素水平会明显升高，出现饥饿感，并伴有手抖、心慌、出冷汗等反应性低血糖。

此外，如果出现手足麻木、感觉异常，下肢疼痛、行走困难，尿有异味、泡沫很多，足部轻微损伤久治不愈，反复出现泌尿系统感染，阳痿，经常生疖疮等，也要警惕是否患了糖尿病。

血糖高就一定是糖尿病吗

答案是不一定。糖尿病的诊断是以血糖是否异常升高为依据的，要诊断糖尿病必须要通过静脉抽血来检查血糖水平。正常情况下，血糖浓度在一天之中有轻度波动，但基本保持在相对稳定的范围内，变化不大。

一般空腹血糖检查是诊断糖尿病最可靠的方法。对尿糖阳性或尿糖阴性但高度可疑的患者，均须做空腹血糖测定。空腹血糖浓度反映胰岛 β 细胞分泌基础胰岛素的能力。糖尿病的诊断标准见 P28。

第四节 糖尿病的自我检测

确诊糖尿病要做哪些检测

糖尿病是一种慢性病，如病情长期得不到控制治疗，可导致多种并发症，因而糖尿病的早期发现和治疗尤为重要。如果想尽早发现糖尿病，就要经常进行检查，通过检查可以及时发现身体的异常情况并及时采取有效措施抑制病情发展。所以，自我检测是非常重要的。

要对一个人是否患有糖尿病做出确切诊断，除了根据患者自述的一些症状外，还必须进行以下检查：

1. 血糖检查

包括空腹血糖和餐后 2 小时血糖，这是诊断糖尿病的基本依据。

2. 尿糖检查

仅可作为糖尿病诊断的一个线索，不能根据尿糖阳性确诊糖尿病，也不能根据尿糖阴性就排除糖尿病。

3. 口服葡萄糖耐量试验

当患者空腹血糖或餐后血糖比正常人偏高，而又达不到糖尿病诊断标准时，就需要进一步做口服葡萄糖耐量试验来最终确定有无糖尿病。

4. 胰岛功能测定

这个测定包括胰岛素释放试验和 C 肽释放试验，通过测定空腹及餐后各个时间点胰岛素及 C 肽的分泌水平，可以了解患者胰岛功能的衰竭程度，以明确患者的糖尿病类型。

5. 自身抗体检查

这项检查包括谷氨酸脱羧酶抗体、胰岛素自身抗体、胰岛细胞抗体等的测定。1 型糖尿病的检查结果通常呈阳性，2 型则通常呈阴性。

血糖监测的重要性

血糖监测是治疗糖尿病必不可少的一部分，其重要性不言而喻。没有血糖监测作保证，无法实现有效的血糖控制。光用药而不监测，就好比盲人骑马，无法驾驭。但是，仍有不少糖尿病患者只重视药物治疗，而忽视血糖监测，这种做法显然是错误的。

那么血糖监测都有哪些重要作用呢?

（1）可以随时了解血糖波动的情况，及时发现低血糖或高血糖，防止由此带来的严重危害。

（2）有助于及时全面地掌握血糖控制情况，评估临床治疗效果。

（3）为强化治疗保驾护航，保证血糖控制安全达标，从而延缓或防止糖尿病各种并发症的发生和发展。

（4）有助于找出血糖控制不佳的原因（如饮食问题、运动问题、用药问题及应激因素等），为指导和调整患者的饮食、运动及用药提供重要参考。

检测糖尿病的“金标准”是什么

糖尿病患者每天都很关注空腹血糖、餐后血糖的变化，这叫血糖监测。其实，血糖监测只是过程，其目标是衡量“糖化血红蛋白”，它才是目前国际上公认的检测糖尿病的“金标准”。

糖化血红蛋白是红细胞内的葡萄糖与携带氧气的血红蛋白起化学反应形成的物质。人体内，被“糖化”的血红蛋白占全部血红蛋白的 4% ~6%，而糖尿病患者的糖化血红蛋白则要明显增高。

监控血糖是糖尿病治疗中的必要部分。但无论是空腹血糖还是餐后血糖，反映的只是患者某一具体时间——即“那一刻”的血糖水平，而不能完整地反映血糖控制的真正水平。糖化血红蛋白衡量的是血液慢性糖中毒的情况，可以显示患者2～3个月血糖控制的水平，它不仅能够衡量患者的血糖水平，还可反映血液细胞中被糖化的蛋白对患者组织器官伤害的情况。

目前我国2型糖尿病患者的血糖控制达标率不到30％。如果将糖化血红蛋白低于6.5％作为达标标准的话，那么达标的患者仅占25.9％。这表明，相当多的患者血糖控制得并不好。其实，我国各大城市的三甲医院都具备检测糖化血红蛋白的条件，检测费用为50～100元，虽然单次比检测血糖的费用高，但一年只需检查3～4次，就可以达到了解血糖控制是否达标的目的，还可以了解并发症发生的趋势。

在我国的糖尿病治疗指南中，建议把糖化血红蛋白的控制目标设为6.5％，如果超过7％就要调整治疗方案。所以，仅控制好空腹血糖和餐后血糖，而糖化血红蛋白仍未达标的话，证明血糖水平仍然不正常。因此患者应当定期做这项检查，将控制血糖的主动权掌握在自己手中。

自测血糖的方法和优点

测血糖有静脉抽血和血糖仪测手指末梢血糖等几种，其中适合自己在家进行的是血糖仪测手指末梢血糖。

现在血糖仪的应用已经很普遍了。血糖仪可以随身携带，而且操作简单，方便自己检测血糖。检测的方法如下：

首先洗净双手，确定采血部位，然后用医用酒精消毒采血部位，并让酒精自然风干，再以专用一次性采血针刺破采血部位皮肤，让血自然流出成滴，接着以专用试纸吸取足量血滴，并按照说明书要求读取测定值。最后不要忘了及时记录测定结果，注明日期和检测时间。

利用血糖仪自测血糖是很多糖尿病患者最常用、最便捷的方法，它具有很多优点。

（1）血糖测试比尿糖测试更准确。

（2）可记录日常血糖值的变化过程。

（3）有利于制订最佳的治疗方案。

（4）可有效地避免高血糖和低血糖的发生。

（5）有利于及时调整治疗方案。

何时测出的血糖最准确

原则上，不受外界干扰的情况下测量出来的血糖是最准确的。

根据人体血糖的变化规律，血糖值最低时出现在凌晨3点左右（一般不应低于3.8毫摩尔/升），然后血糖逐渐升高。正常人的胰岛素分泌正常，血糖值可以控制在正常范围之内，而糖尿病患者由于自身胰岛素水平较低，血糖受胰岛素抵抗激素影响明显，血糖值会逐渐升高。对于糖尿病患者来说，一般以空腹、餐前、餐后2小时及睡前血糖最有意义。应注意的是，对已正常服药治疗的患者检测上述血糖时不必停药，正常服药即可，此时测血糖就是用来判断用药后的治疗效果。

怎样正确选购血糖仪

家用血糖仪是一种通过简单的检测，能较为精确地反映糖尿病患者即时血糖值的仪器。血糖仪的选购要慎重，主要有以下几种：

光电血糖仪类似CD机，有一个光电头，它通过酶与葡萄糖的反应产生的中间物（带颜色物质），运用检测器检测试纸反射面的反射光的强度，将这些反射光的强度转化成葡萄糖浓度。它的优点是价格比较便宜，缺点是探测头暴露在空气里，很容易受到污染，影响测试结果，误差范围在±0.8，使用寿命一般在两年之内，两年后应到维修站做1次校准。

电极型的测试原理更科学，它是运用电流计数装置读取酶与葡萄糖反应产生的电子数量，再转化成葡萄糖浓度读数。该型血糖仪电极可内藏，可以避免污染，误差范围在±0.2，精确度高，在正常使用的情况下不需要校准，寿命长。

如何利用血糖仪自行检测

测定血糖一般采用静脉抽血的方法。如果经济条件允许，建议应用快速血糖仪测定手指血糖，这种方法更方便、简单，采血少，结果比较准确。患者可以自己操作，根据病情可以随时按需进行检测。

用血糖仪测定手指血糖的方法如下：

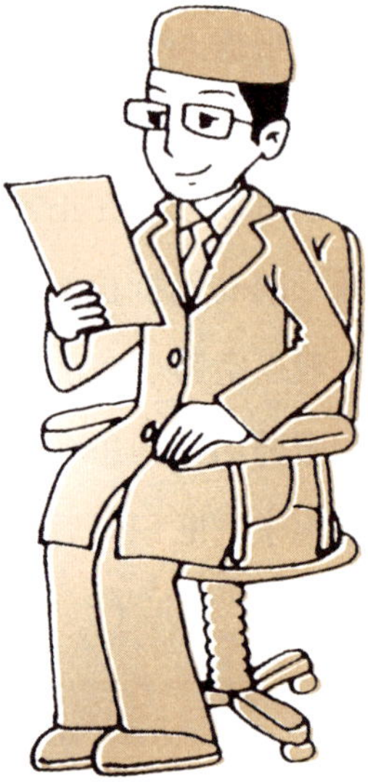

（1）操作前准备：先用温水洗手，准备好血糖仪、试纸、酒精棉球或棉签、采血笔、针头。

（2）按下主开关，检查仪器代码与采用试纸代码是否相同。如果不同，调整仪器代码或更换芯片。

（3）取出试纸，将瓶盖盖好，试纸插入，有圆洞的正面朝上。

（4）取下采血笔盖，将采血针插入后再旋转采血针保护盖，取下采血针保护盖，将采血笔盖放回原位。用酒精消毒手指皮肤后，将采血笔笔端放在手指侧面，按下按钮，轻轻挤压出一滴圆弧形指血。

（5）将足量的血滴入试纸圆形测试孔，注意要覆盖整个圆形测试孔。

（6）注意事项：酒精消毒后，要等到手指干后进行测试；试纸不用时，要将盖子盖紧，防止潮湿而使试纸失效；清洁血糖仪时用蘸清水的棉棒或软布清洁测试区，避免使用酒精、含氨的清洁剂、玻璃清洁剂等。

自测血糖注意事项

糖尿病患者通过自测所获取的血糖及有关信息可以作为调整药物、饮食和活动量的依据，这样可以更全面地提高对病情的有效控制和对生活质量的调节能力。

怎样确保自测血糖的准确性呢？请注意以下几点：

（1）采血时不宜使用碘酒消毒，最好选择酒精，而且是自然晾干后再开始采血。

（2）采血时不要过于紧张。

（3）采血时根据皮肤深浅调节采血笔的深浅度，做到采血适宜，以减少疼痛和测量误差。

（4）不宜用手指挤压指尖取血。

（5）血糖试纸要注意防潮，不要使用变质或过期的试纸。

（6）要定期通过血糖检测仪的售后服务部门对血糖仪进行校正。

自测血糖产生误差的原因有哪些

不管是血糖仪还是试纸检测，血糖都会出现一定的误差。如果患者的血糖过高，那么血糖仪也不能给出准确的数值，而试纸是通过比对颜色来判断血糖范围，更容易出现误差。

这是自我检测的弊端，无法避免，但是还有一些造成误差的原因，大致分为以下几点。

1. 血糖仪和试纸不匹配

每台血糖仪都有与其相匹配的试纸，检测血糖时绝不能将试纸交叉使用，否则就会引起误差，所以在使用前一定要核对血糖仪代码和试纸代码是否一致。

2. 试纸变质或过期

因为存放时地点的温度、湿度不合适，可能会引起试纸变质。试纸变质或过期，都会影响血糖检测的准确性，所以使用时要仔细辨别或查看。

3. 取血部位不干净

在取血时要先将取血部位用酒精消毒，如果酒精没有完全挥发的话，残留的酒精就会一起附着在试纸上，血糖值受到酒精的影响而不准确，所以要等酒精完全挥发再检测。

4. 检测方法不正确

检测方法不正确有可能会导致检测失败。如检测的时候试纸没有完全插入到测试孔底部；试纸长时间没有插入检测孔，会影响结果；检测的时候如果试纸条有移动，也会影响检测结果。

5. 采血方法不当

采血的时候可能会出现血量过多，这会影响检测结果。同样，如果患者因血量不足而过度挤压，会使组织液一起渗透到试纸上，这样也会影响检测结果。

6. 使用不干净的血糖仪

血糖仪如果不注意保存，没有经过定期清洁，就很容易被空气中的灰尘、细菌等污染，这势必会影响检测结果。所以要定期清洁血糖仪，保持血糖仪的卫生。

是否需要天天测血糖

在专科医师的指导下，血糖控制稳定者，不必每天测血糖。

一般在病情有变化时，1 型糖尿病患者每日需测血糖 2 ~4 次，2 型糖尿病患者每日需测血糖 1 ~2 次。稳定后则根据情况每数日测 1 次，甚至可以每 1 ~2 个月测 1 次不等。

提示：自测血糖不能替代专科医师的门诊治疗。如果血糖控制良好，要定期至专科门诊咨询；控制不好时，要请医生调整用药；有了急、慢性并发症更要及时就诊，甚至需入院治疗。

血糖监测日记包含的内容

每位患者都应该建立自我血糖监测日记，并养成每天记录的良好习惯。血糖监测日记有很多优点，但是它应包含哪些内容，你知道吗？下面笔者简单介绍一下血糖自我监测日记的主要内容：

（1）血糖、尿糖或糖化血红蛋白的日期、时间。

（2）血糖或尿糖的测量结果。

（3）与吃饭的关系，即饭前还是饭后。

（4）注射胰岛素或口服降糖药的时间、种类和剂量。

（5）低血糖发生的时间与症状，与药物、进食或运动的关系等。

（6）影响血糖的因素，如摄取食物的种类及数量、运动量、生病情况等。

做好病情监测记录的好处

做好病情监测记录，能够翔实、准确地反映患者在日常生活中的病情变化，利于调整治疗方法，增强治疗效果。

病情监测记录至少应包括日期、饮食分配情况、进食量、尿量及尿糖情况、空腹血糖水平、口服降糖药或胰岛素使用情况、糖化血红蛋白水平、尿酮体水平、备注等。备注上应写明特殊饮食、睡眠情况、生病情况、有无低血糖症发生、运动量、情绪波动、月经情况等。看病时将这些记录提供给医生，据此调整饮食、运动，尤其是调整治疗方案。患者本人也可以根据病情监测记录分析自己的病情，总结有益的经验，以便更好地控制糖尿病，延缓或避免糖尿病急、慢性并发症的发生。

测血糖之前要停药吗

按照平时的方式吃饭、运动、服药、注射胰岛素，保持原有的日常规律，这样监测的血糖结果才能让医生和患者了解糖尿病的控制现状，并以此为依据调整饮食、运动、用药治疗方案。

但是有一种情况，患者如果住所离医院很远，去医院的路上会增加体能消耗，到医院紧接着排队、看病、抽血，在早晨吃过降糖药或注射过胰岛素而空腹数小时的情况下，对于患者来说很不安全，会发生低血糖。这种情况下，患者早上去医院前应不要服药，而是带着药到医院之后再服用，这是为了安全考虑。相反，如果患者只需5分钟就能从家到达医院，建议患者服过药后再去医院。

测血糖前应禁服维生素C

维生素C能够还原尿糖检测试剂中的酶，会使尿糖检测的结果失真，对糖尿病患者的影响非常大，所以糖尿病患者服用维生素C要十分谨慎。

试验显示，一组人1天吃3片维生素C（每片100毫克），第二天检测结果是每毫升尿含维生素C 30毫克。另一组人1天吃6片维生素C，第二天检测结果是每毫升尿含维生素C 90毫克。第三组人1天吃9片维生素C，第二天检测结果是每毫升尿含维生素C 300毫克。

研究发现，若糖尿病患者没吃维生素C，检测尿糖结果为（++）；吃了9片维生素C后，结果可能变为（+），甚至会呈现阴性结果。所以，检测血糖前应禁服维生素C。

妊娠期糖尿病的病因及测血糖方式

妊娠期糖尿病患者分娩后大多可恢复正常，但逐渐发展成糖尿病（尤其是2型糖尿病）的概率很大。

1. 妊娠期糖尿病的病因

妊娠期糖尿病的发病原因目前还不太清楚。但科学家们已经发现一些线索，这些线索包括：

（1）激素异常。妊娠时胎盘会产生多种供胎儿生长发育的激素，这些激素对胎儿的健康成长非常重要，但可以阻断母亲体内的胰岛素作用，继而引发糖尿病。妊娠第 24～28 周是这些激素产生的高峰时期，也是妊娠期糖尿病的常发时间。

（2）遗传基础。发生妊娠期糖尿病的患者将来出现 2 型糖尿病的危险性很大（但与 1 型糖尿病无关）。因此有人认为引起妊娠期糖尿病的基因与引起 2 型糖尿病的基因可能彼此相关。

（3）肥胖症。肥胖症不仅容易引起 2 型糖尿病，同样也可引起妊娠期糖尿病。

2. 妊娠期间如何测血糖

妊娠第 24～28 周时，通过口服 50 克葡萄糖筛检及口服 100 克葡萄糖耐受试验，测量空腹、餐后 1 小时、餐后 2 小时及餐后 3 小时的血糖浓度。如果发现其中至少有两项数值高于标准值（空腹：5.88 毫摩尔/升；餐后 1 小时：10.64 毫摩尔/升；餐后 2 小时：9.24 毫摩尔/升；餐后 3 小时：8.12 毫摩尔/升），则确诊为妊娠期糖尿病。

糖尿病患者应多长时间去医院检查一次

糖尿病患者必须定期就诊，不在乎病情、不做检查的患者将会付出惨痛的代价。初诊时最好到正规三甲医院看病，能得到比较适当的检查、诊断和合理的治疗方案。以后定期随诊的次数和间隔应该因病情而异，控制越好、问题越少的患者可以放大间隔时间，但不宜超过两个月；控制越差、问题越多的患者越应该勤检查，以利于掌握病情变化，做出适当处理，有时需要每周就医一次。

糖尿病患者在何种情况下需住院治疗

经常有糖尿病患者或其家属向医生咨询，在什么情况下需要住院治疗？一般来说，糖尿病患者发生下列情况时应该住院治疗：

1. 糖尿病急性并发症发作者

急性并发症包括糖尿病酮症酸中毒、非酮症高渗性昏迷、乳酸酸中毒及严重低血糖昏迷，这些急性并发症起病急、进展快，如果抢救不及时，患者往往会有生命危险。

2. 初次接受胰岛素治疗的患者

所有1型糖尿病和部分2型糖尿病患者，需要用胰岛素治疗。在最初采用胰岛素治疗时需住院。住院便于对患者进行全天候的血糖监测，有针对性地制订个体化的治疗方案。特别是初次采用胰岛素泵强化治疗的患者，必须住院治疗。通过住院，患者可以学会自我血糖监测，掌握胰岛素注射技术，并学会根据血糖、尿糖监测结果自行调整胰岛素用量的方法。

3. 血糖不稳定或长期居高不下者

通过住院，可以全面检查及严密监测，找出血糖不稳定或居高不下的原因，调整治疗方案，对症下药。同时，医生可以科学地指导患者合理安排饮食、运动及生活起居事宜，消除引起血糖波动的各种诱因，使血糖得到平稳控制。

4. 应激状态者

糖尿病患者在并发发热、重症呼吸道感染、肺结核、急性胆囊炎、尿路感染、急性心肌梗死或脑卒中等应激情况下，需要住院治疗。糖尿病患者在手术前后更需要住院治疗，以便控制病情和促进术后恢复。妊娠期糖尿病患者若血糖控制不好，同样应住院治疗。

5. 严重糖尿病慢性并发症者

并发有糖尿病肾病、眼底出血、痛性神经病、顽固性腹泻、足部坏疽及心血管病变等严重慢性并发症时，都应该住院治疗。以方便全面检查和了解病情，拟定治疗方案，提高治疗效果。

6. 新确诊的 1 型糖尿病患者

新确诊的 1 型糖尿病患者多在 30 岁以下，起病急，血糖高。住院是为了控制高血糖，消除症状，帮助患者掌握糖尿病基础知识，学会自我观察病情，掌握胰岛素注射技术。

总之，糖尿病患者是否需要住院治疗，首先取决于自身的病情，当然，也不能不考虑患者的经济情况。如果病情较轻，可以在门诊检查，院外治疗。如果患者症状严重、并发症多、病情复杂，就要听从医生的建议，住院系统观察和治疗。

第五节 糖尿病的并发症

糖尿病并发痛风的防治

痛风是常见的代谢性疾病，和糖尿病一样，它也是种终身性疾病，急性痛风反复发作后会转变成慢性，同时导致严重的关节损害和慢性肾衰竭。痛风的诱因为嘌呤代谢异常，尿酸生成增多或排泄减少，引发尿酸浓度上升。尿酸盐结晶沉积在皮下、骨关节周围或肾脏等处，会诱发关节和肾脏急性或慢性损害，导致痛风性关节炎、痛风性肾病。

痛风也属于“富贵病”的范畴。随着人们生活水平的提高，痛风已经开始在寻常百姓家出现。很多 2 型糖尿病患者，尤其是体型肥胖的，通常并发高血糖、高血压病、高脂血症、高尿酸等代谢异常，临床上将其称为代谢综合征。这些人痛风发作的概率要远远高于普通人，那么，糖尿病并发痛风该如何防治呢？

1. 饮食预防

糖尿病并发痛风患者应当忌食富含嘌呤的食物，多吃些嘌呤含量较低的碱性食物，如瓜果、蔬菜等，忌酒，饮食清淡，尽量低脂低糖，多喝水，利于体内尿酸的排泄。

痛风患者最好少吃火锅。我们都知道，痛风由嘌呤代谢紊乱导致的血尿酸增高而引发，海鲜、动物内脏、蘑菇、啤酒等嘌呤含量很高，过多摄入容易引发痛风；牛肉、羊肉、鱼丸、猪脑、鲜虾等火锅配料深受大众欢迎，但是这些食物的嘌呤、脂肪含量很高，经常食用易引发或加重痛风，所以，糖尿病并发痛风的患者最好不吃富含嘌呤的食物，应多吃些油菜、大白菜、萝卜等。

2. 呵护足部

足部为痛风好发的部位，要注意特别呵护。鞋子大小要适宜，防止磨破脚部皮肤；老年患者不管在夜间还是白天，都要穿长裤和袜子，防止足部受凉；夏天尽量不要在室温过低的空调屋停留过久。

3. 坚持服药

和糖尿病一样，痛风为终身性疾病，只能控制而不能根治。所以，患者在进行食疗的同时还要配合药物治疗，定期化验尿酸，保证血尿酸控制在正常范围内，防止痛风反复发作。急性痛风发作后容易转化成慢性痛风，导致严重关节损害和慢性肾衰竭。

糖尿病并发痛风患者在急性发作期可选择秋水仙碱治疗，它是痛风性关节炎急性发作的特效药，可以迅速缓解关节疼痛等自觉症状，剧痛缓解或消失时即可停药。但是要注意，秋水仙碱的每日摄入量不能超过 6 毫克，否则可能会导致中毒。疼痛不严重的患者可以选择双氯芬酸、吲哚美辛等非甾体抗炎药，若效果都不好或者有禁忌证时可选择糖皮质激素。

在糖尿病并发痛风发作间歇期和慢性期，可选择降低血尿酸的药物：抑制尿酸生成的药物，如别嘌醇片，能够和促尿酸排泄药合用，也可单独使用；促进尿酸排泄的药物，如丙磺舒、苯溴马隆片，可阻止肾小管对尿酸重吸收，增加尿酸排泄，适合肾功能尚好，尿酸排泄量较低的痛风患者；碱化尿液药物，如小苏打，排尿酸药物治疗过程要口服小苏打碱化尿液，提高尿酸溶解度，促进尿酸排出，防止结晶沉积，对肾脏造成损害。

常见的糖尿病慢性并发症有哪些

糖尿病是因体内胰岛素分泌绝对或相对不足而引起的，随着体内血糖长时间保持高水平，人体各组织器官受到高血糖环境的侵袭，最终发生病变。一旦发生了并发症，就意味着患者的健康受到了巨大的威胁，那么糖尿病的并发症有哪些呢？

1. 糖尿病肾病

糖尿病肾病是比较常见的一种糖尿病并发症，这种疾病可累及肾小球和肾小管，甚至引起肾衰竭和尿毒症，对人体具有很大的危害性，是导致糖尿病患者死亡的主要原因之一。

2. 糖尿病性心脑血管病

糖尿病患者很容易患上心脑血管疾病，最常见的如冠状动脉粥样硬化心脏病，同时还会伴有高血压病、高脂血症等。

3. 糖尿病眼病

糖尿病眼病的情况比较多，如糖尿病性视网膜病变、糖尿病性白内障、糖尿病性视神经病变、糖尿病性色素膜病变等，其中糖尿病性视网膜病变的发生率较高，是导致糖尿病患者失明的主要原因之一。

4. 糖尿病性神经病变

糖尿病性神经病变是多种神经病变的总称，神经系统包括自主神经系统、中枢神经系统、运动神经系统和周围神经系统，其中糖尿病性周围神经病变是比较常见的一种，主要表现为下肢麻木、刺痛等，会让患者感到很痛苦。

5. 糖尿病足

糖尿病足是指因糖尿病性神经病变和微循环障碍而失去感觉或并发感染的足部病变。它是糖尿病重要的慢性并发症，是导致患者丧失生活和工作能力的主要原因之一，而且常常造成截肢，使患者丧失生活自理能力，给患者和家庭带来许多痛苦和经济负担。早期发现糖尿病足，并给予恰当的治疗，是预防其发生和发展的唯一方法。

糖尿病急性并发症有哪些

1. 酮症酸中毒（1 型糖尿病）

酮症酸中毒患者的血糖会明显升高，尿中出现酮体，有酸中毒症状，严重者可能昏迷，抢救治疗不及时可危及生命。在胰岛素发现以前，1 型糖尿病患者常常死于酮症酸中毒。

2. 非酮症糖尿病高渗性昏迷（2 型糖尿病）

非酮症糖尿病高渗性昏迷常见于 2 型糖尿病患者，血糖会异常升高，但尿中不出现酮体，血渗透压升高，容易导致昏迷、死亡。

3. 低血糖反应

低血糖反应是在治疗糖尿病过程中经常遇到的一种并发症。轻度低血糖反应时可有心慌、手抖、饥饿、出冷汗等表现；严重时可致昏迷，甚至死亡。

糖尿病并发症出现的特征

糖尿病并发症会严重危害患者的生命健康，而一旦出现了并发症，患者的生活质量也会因此大大降低。所以了解并发症出现的信号，积极预防并发症对患者来说是很重要的。那么，糖尿病并发症出现时都有哪些特征呢？

1. 糖尿病并发肾病的特征

如果出现尿蛋白，可能是糖尿病肾病的征兆。有些患者虽患糖尿病很久，但并不知情，而发现糖尿病时可能已经出现尿蛋白了。糖尿病病程达到 10 年的患者中出现蛋白尿的概率在 10% ~30%；病程达到 20 年的患者出现蛋白尿的概率可增加到 40%；如果超过 20 年的话，则有 5% ~10% 的患者会转为晚期肾病。

2. 糖尿病并发眼病的特征

因为血糖没有控制好，使血管和视神经造成伤害，从而导致了糖尿病眼病的发生。如果视力变差，并伴有眼睑炎或头晕、头痛等症状，就可能是糖尿病眼病的先兆。

3. 糖尿病并发口腔疾病的特征

如果患者出现牙龈红肿、牙齿松动、脱落等情况，而且还很容易发生口腔感染，这就说明可能是糖尿病并发口腔疾病了。因为糖尿病患者存在血管和神经病变，会使牙周组织受到损害。

4. 糖尿病并发皮肤疾病的特征

如果糖尿病患者出现毛囊炎、皮肤溃疡、红斑甚至局部坏死等情况，就说明可能有皮肤并发症发生了。

预防并发感染很重要

糖尿病并发感染带来的后果是非常严重的，应该以预防为主。糖尿病患者应该具有自我保护意识，避免某些感染的发生，要做到常洗澡、注意外阴和足部的清洁、避免皮肤受损等。

糖尿病患者抵抗力弱，容易因小伤而引起大祸，所以患者应抱着谨慎小心的态度来对待身体的每一寸肌肤，一旦发现小伤口，应立即到医院诊治，争取及早得到有效治疗，切勿自行处理。

糖尿病患者在病情控制不好时很容易发生上呼吸道感染，而且每次持续的时间都很长，糖尿病的病情也会随之而加重。因此，稳定糖尿病病情的一个前提就是预防感冒，须按时注射流感疫苗、肺炎疫苗等。

为了防止感染，糖尿病患者应定期去医院检查肺、胆、肾、膀胱、肠胃等，对皮肤也要格外注意保护，避免损伤，做到勤洗澡、保持皮肤卫生等。另外，患者还要注意饮食的合理搭配及饮食卫生，及时防止胃肠道感染的发生。

在日常生活中，糖尿病患者应该小心谨慎，以预防机体的各种感染为首要任务，这是确保病情稳定的基本前提。

总之，不论哪一种糖尿病患者，一旦发生感染，特别是感染较重时，都应及时注射胰岛素，这是控制感染的关键。

酮症酸中毒的症状和应对办法

酮症酸中毒是最常见的糖尿病急性并发症之一，严重时可致人死亡，所以患者要小心提防。如果酮症酸中毒患者处于清醒状态，仔细询问病史可知道以下情况：数日来每况愈下，高血糖症状不断加重，其他表现如腹痛、食欲不振和恶心等；疼痛常在肚脐周围，为持续性疼痛；胃肠蠕动减弱，严重者甚至发生麻痹性肠梗阻；呕吐也是一种很有威胁的症状，使患者不能经口补液，而渗透性利尿带走了大量的液体，患者容易迅速发生低血糖休克。

其实要诊断酮症酸中毒并不难，常规的血、尿化验就能得出结果。如果患者出现了酮症酸中毒症状，而短时间内又无法抵达医院，此时可以采取一些简易方法，如给患者多饮水，或者每 2 ~ 3 小时给患者肌内注射 10 ~ 20 单位短效胰岛素，并在此期间想办法将患者尽快送到医院。

糖尿病高渗性昏迷的诱发因素

非酮症高渗性糖尿病昏迷简称高渗性昏迷，是糖尿病急性并发症之一，也是糖尿病昏迷中的一种特殊类型。该病好发于老年人，是糖尿病后期危重的急性并发症，其危险性在于有多半患者不知自己已患糖尿病，但血糖和血浆渗透压都很高，易发生昏迷。患者多有肾功能不全或充血性心力衰竭，故误诊率及病死率均较高。

非酮症高渗性糖尿病昏迷的诱因有：

（1）患者有糖尿病而毫无察觉，没有采取正规的治疗，甚至误诊为脑血管意外而误用葡萄糖输液，导致血糖显著升高。

（2）应激状态。如感染、肺炎、外伤、手术、急性胰腺炎、急性胃肠炎、脑血管意外、烧伤、急性心肌梗死、中暑等情况。

（3）渴感减退。年老而口渴中枢不敏感，造成体内水分过少，血液浓缩。因为血糖高，人体为了将糖分排出体外，水分的消耗及摄入增加，所以发病时“三多一少”症状显著，皮肤干燥、脱水严重，精神萎靡、嗜睡，可持续 3～7 日或更长时间。随着脱水的发展，出现低血压、休克、精神症状（如幻觉、失语、意识模糊、躁动等），若不及时治疗，易进入昏迷状态。若病情未能及时控制或治疗不当，可出现心力衰竭、肾衰竭、心律失常、弥散性血管内凝血、脑水肿、低血钾等并发症，病情加重而预后不良。

实验室检查显示，患者尿糖很高，常在 33.3 毫摩尔/升以上，血浆渗透压升高。

非酮症高渗性糖尿病昏迷的诊断并不难，关键在于能否预测到它的发生。所有糖尿病患者出现上述临床表现，均应测定血糖、酮体、血浆渗透压、电解质等以明确有无该综合征。对无糖尿病病史的患者出现意识障碍、昏迷时也应考虑，尤其是有糖尿病家族史的人及老年患者。

当血糖≥33.3 毫摩尔/升、血钠＞145 毫摩尔/升、全血渗透压＞350 毫摩尔/升、有效渗透压＞320 毫摩尔/升，即可确诊。一旦发生该急性并发症，应立即送往医院抢救。如果还未出现昏迷，可让患者大量饮用温开水，同时送医院治疗。

高渗性昏迷的应对办法

高渗性昏迷是老年糖尿病患者容易出现的一种急性并发症，一旦发生，必须立即送往医院进行抢救。

出现高渗性昏迷的一个重要原因是糖尿病，另外还有一个诱发原因，那就是缺少水分。所以在救助的时候，如果患者没有昏迷的话，要多给患者补充水分，只有患者体内的水分充足，才能使血液中的废物和糖从尿液中排出。建议选择温开水，但是切记不能放盐，同时要将患者尽快送往医院。

高渗性昏迷救治成功与否还与补水过程中会不会引起患者脑水肿、心力衰竭等情况有关，在紧急处理的时候不能盲目补水。

糖尿病性皮肤病变有哪些

糖尿病的急性和慢性皮肤病变多种多样，这与患者血糖升高、局部抵抗力下降有密切关系。糖尿病皮肤病变多数不是糖尿病患者所特有的，但糖尿病患者比非糖尿病者更易发生，包括：

（1）皮肤瘙痒症。在糖尿病患者中十分常见，这是高血糖刺激神经末梢的结果。外阴部还会受尿糖的刺激和局部感染的影响，瘙痒更加多见，有人发现瘙痒症在糖尿病患者中的发生率为7％～43％。

（2）皮肤细菌性感染。如疖、痈等，在糖尿病患者中的发生率远高于非糖尿病者，常成为诊断糖尿病的依据。

（3）糖尿病水疱。是糖尿病患者少见但有特征性的皮肤病变，发病前无明显诱因，突然在四肢肢端出现水疱，大小为0.5～10厘米不等，疱壁紧张，薄而透明，内含清水，类似烫伤的水疱，自觉症状不明显，1～2周后水疱自行消失，不留痕迹。

（4）皮肤真菌感染。真菌感染在糖尿病皮肤病变中占首位，也远多于非糖尿病者，如手癣、足癣、甲癣、股癣、体癣及外阴白色念珠菌病等。

（5）胫前色素斑。多见于男性糖尿病患者，发生在小腿前侧，开始时可发生皮肤红斑、水疱、紫癜、糜烂或溃疡等，以后逐渐形成数目不定、形状不一的褐色斑，不痛不痒，一两年后可自行消退。

糖尿病皮肤病变的治疗包括糖尿病控制、局部处理、中医药内服外治，必要时须全身治疗。

糖尿病性视网膜病变

由于胰岛素、口服降糖药及各种抗生素的使用，糖尿病患者的寿命逐渐延长，慢性并发症的发生亦逐渐增多。糖尿病性视网膜病变已成为糖尿病最常见的并发症之一，并可导致失明。糖尿病病程越长，糖尿病性视网膜病变的发病率就越高。1 型糖尿病比 2 型糖尿病的眼底病变发生率稍高。

视网膜位于眼球最内层，是眼球成像的部位，上面密布着许多感光细胞，就像感光底片一样负责拍摄影像；然后，视网膜通过与之相连的视神经将图像传至大脑。视网膜上有许多毛细血管、小血管，在高血糖的作用下，最先出现的改变是毛细血管扩张、闭锁，管壁上形成小小的瘤样突起（毛细血管瘤、微血管瘤）。微血管网功能的衰退使机体不得不生长出新的毛细血管来进行氧气的交换，但是，这些新生血管非常脆弱，很容易发生渗漏或出血。初次出血很快会被吸收，反复出血则难以消退。同时，视网膜的小动脉和小静脉也可以发生硬化、扩张、堵塞和出血等。

多数糖尿病性视网膜病变患者有因高血糖引起的“三多一少”症状，同时出现下列症状：

1. 视力下降

早期无眼部不适，随病程进展，可出现不同程度的视力下降。

2. 视物变形

眼前中央有暗影，视力下降伴有视物变形、有色视等，提示黄斑区受累。

3. 眼前黑影飘动

眼前飘动的黑影随眼球运动而飘动幅度加大，提示视网膜小血管破裂，少量出血进入玻璃体腔。

4. 视力丧失

视力明显下降，甚至仅存光感，提示新生血管大量出血进入玻璃体腔。

5. 视野缺损

视野出现较大面积的缺损，提示周边视网膜血管闭塞或增殖性视网膜病变引起的视网膜脱离。

糖尿病性视网膜病变早期可无临床症状，但已出现眼底改变。眼底改变包括出血、视网膜微血管瘤、渗出斑、视网膜动脉改变、视网膜静脉改变、黄斑以及视神经盘的充血、水肿、增殖等。

出现糖尿病足的特征

糖尿病神经病变是糖尿病的一种并发症。当周围神经受到损害时，可导致知觉异常或丧失，多发生在足部。因此，糖尿病患者每天都要检查足部：

1. 皮肤温度

两足温差大于2℃时用手可以感觉到。用手握住足部，检查有无热点，发现热点后，要与别处比较区别，如果温度不同，则提示有神经病变或并发感染、溃疡的可能。

2. 足部有无畸形或溃疡

糖尿病足可合并足部畸形，如高弓足、鹰爪样足趾等，足底可以出现过度角化的组织，俗称鸡眼。

当糖尿病患者足部神经受到损害时，会丧失感觉疼痛、温度的功能，他们可能觉察不到轻微的割伤、擦伤、水疱或者触压痛；如果置之不理，就很容易发生皮肤破损或溃疡之类的足部疾病，甚至引起严重的并发症，严重者只有进行截肢治疗。神经病变还可以导致脚和脚趾的畸形，常因不及时治疗而逐渐恶化。

如何预防糖尿病代谢综合征

代谢综合征，是指人体的蛋白质、脂肪、糖等物质发生代谢紊乱，在临床上出现的一系列综合征。代谢综合征至少包括八个方面内容，简称为“八高”，即高血压、高脂血症、高体重、高血糖、高血黏稠度、高尿酸、高脂肪肝发生率、高胰岛素血症。

代谢综合征既然有共同的致病因素，也就有着共同的防治方法，预防其中一种，也就可以预防一系列疾病。肥胖是引起胰岛素抵抗的重要危险因素之一，因此预防肥胖也就能预防代谢综合征。所以，预防糖尿病、高血压、冠心病等现代疾病的关键就是减肥。而预防代谢综合征的核心主要是形成并保持良好的生活方式，药物治疗只能起到辅助作用。

预防代谢综合征的原则是坚持一、二、三、四、五六、七八，即一个信念：避免肥胖；两个要素：少吃一口，多走一步；三个禁止：不吸烟，不酗酒，不熬夜；四个检查：定期检测血压、血糖、血脂和血黏度；五六个月：减肥不能操之过急，每月减1～2千克即可，五六个月后就可以见到成效；七八分饱：饮食上要保证每餐只吃七八分饱，多吃素食，营养均衡。另外，还应补充一些不饱和脂肪酸、卵磷脂及维生素E、维生素C等多种营养素，以补充膳食中摄入的不足。

糖尿病肾病可分为几期

糖尿病肾病又称肾小球硬化症，是糖尿病特有的严重的微血管并发症，也是糖尿病患者的主要死亡原因之一。

糖尿病肾病的发生率随糖尿病类型的不同而不同，病程10年以上的1型糖尿病发生率为40%～50%，2型糖尿病发生率约20%。目前，糖尿病肾病在终末期肾衰竭中占首位，约占36.39%。糖尿病患者一旦发生肾脏损害，出现持续性蛋白尿，则肾功能持续性减退直至终末期肾衰竭，至今尚无有效措施阻止其发生与发展。

肾脏最基本的功能结构是肾单位，每个人总计有100～150万个肾单位。肾单位由肾小球囊、肾小球和肾小管组成，肾小球之间是系膜区。糖尿病肾病最主要的病理改变是肾小球硬化、肾小动脉玻璃样变、基底膜增厚、肾小球间的系膜区扩增等。临床上常将糖尿病肾病由轻到重分为五期：

第一期，主要是代偿性肾脏功能亢进，肾脏还没有明显的病理改变，有的患者肾脏体积有所增加。

第二期，肾脏发生了组织学上的改变，但此时有关化验检查显示阴性，患者还没有什么感觉，仅少数患者有时血压偏高。

第三期，从这一期开始患者已有临床表现，如尿蛋白出现，血压也开始增高，此阶段关键性的化验结果是尿中微量白蛋白分泌率已高于 20 微克/分钟，临床上通常将这一期肾病称为早期肾病。早期肾病是糖尿病肾病得以完全治愈的最后机会，再向前发展，就无法完全治愈了。如果尿微量白蛋白分泌率超过 200 微克/分，病情就进入第四期了。

第四期又称为临床肾病，其主要特点就是尿中出现大量蛋白，血压持续性升高。

第五期，糖尿病肾病已进入晚期，我们常称之为终末肾病，此时患者因肾功能不全，血液中的废物如肌酐和尿素氮水平也开始升高。其中血肌酐水平升高超过 36 毫摩尔/升（2.0 毫克/分升），是终末肾病的诊断指标，终末肾病患者往往伴有显著的高血压和水肿表现。

根据血肌酐的水平，我们把终末肾病又分为 3 个阶段：血肌酐高于 36 毫摩尔/升（2.0 毫克/分升）叫作肾功能不全；血肌酐高于 90 毫摩尔/升（5.0 毫克/分升）叫作肾衰竭；血肌酐超过 144 毫摩尔/升（8.0 毫克/分升），即已患尿毒症。

怎样预防糖尿病肾病

1. 尿毒症——糖尿病最危险的并发症

糖尿病本身并不可怕，可怕的是由它引起的各种并发症。在糖尿病的诸多并发症中，最严重的当数糖尿病肾病。如果患者的血糖控制不好，确诊糖尿病 10～20 年后约有 50％的患者并发肾脏损害，进一步发展为尿毒症。据统计：糖尿病肾病患者约占全部糖尿病患者的 1/3；糖尿病患者的尿毒症发生率比非糖尿病患者高 17 倍；在接受透析治疗的尿毒症患者中，有 2/5 是由糖尿病引起。有人把尿毒症称为“缓期癌症”，患者只能靠血液透析或肾移植方能维持生命，生活质量严重低下，巨额的医疗费用成为患者、家庭和社会的沉重负担。

2. 糖尿病肾病——危险因素有多少

导致糖尿病肾病的危险因素有高血糖、高血压、高脂血症、高血液黏滞度、高蛋白（特别是植物蛋白）饮食、吸烟、遗传易感性等。长期慢性高血糖与肾小球微血管及基底膜中的蛋白质发生非酶促反应，形成糖化蛋白，是导致本病的主要原因；而高血压则是另外一个重要危险因素。

3. 早期发现有线索

无论是医生还是糖尿病患者，首先在思想上要高度重视，一旦确诊为糖尿病，务必同时检查肾功能，尤其是检查能反映肾脏早期损害的指标（如肾脏 B 超、肌酐清除率、尿微量白蛋白及排泄率测定等）。如若正常，以后每半年到一年复查一次。早期发现糖尿病肾病非常重要，如能在糖尿病肾病的早期（1～3 期）给予积极、合理的治疗，可阻断病情发展甚至完全恢复。事实上，当患者出现水肿、临床蛋白尿时，往往已不是肾病早期。早期诊断主要看三个方面：一是查肾小球滤过率；二是查尿微量白蛋白或 β 微球蛋白；三是查尿渗透压是否降低，主要是查禁止饮水 12 小时情况下的尿渗透压。另外，参考眼底检查的结果，因为糖尿病肾病与糖尿病视网膜病变同属于微血管病变，后者可先于前者出现。

4. 防治糖尿病肾病的“四大法宝”

第一，要严格控制血糖。高血糖是导致肾脏损害的重要因素，因此，一定要一直把血糖控制在理想水平：空腹血糖 <6.1 毫摩尔/升，餐后 2 小时血糖 <8.0 毫摩尔/升，糖化血红蛋白 <6%。通过严格控制血糖，可大大降低肾脏病变的概率；同时，也可使大多数早期糖尿病肾病（微量白蛋白尿期）得到逆转或延缓其病情发展。在糖尿病肾病早期，可选用格列喹酮，因该药主要经胆道排泄；当出现肾功能不全时，应给予胰岛素治疗。

第二，要严格控制血压。血流动力学异常可导致肾小球硬化，高血压与高血糖相比，前者对糖尿病患者肾脏的损害甚至更为严重。严格控制血压，能明显减少糖尿病肾病患者的蛋白滤出，延缓肾功能损害的进程。要将糖尿病患者的血压控制在 120/80 毫米汞柱以下，药物首选血管紧张素转换酶抑制剂（如贝那普利等），此类药物除了有降压作用外，对保护肾脏也颇为有益。少数患者服药后出现干咳，此时可换用血管紧张素Ⅱ受体拮抗剂（如缬沙坦、氯沙坦等）。

第三，要降低血脂及血液黏滞度。血脂异常也是肾损害的危险因素之一，因此，应当把血脂（胆固醇、三酰甘油、低密度脂蛋白等）以及血液黏滞度控制在正常范围内。

第四，要适当限制蛋白质的摄入。高蛋白饮食可以增加肾小球的灌注压及滤过率，使尿蛋白排出量增多。因此，为减少肾脏的负担，在糖尿病肾病的早期即应限制蛋白的摄入，饮食中蛋白摄入量以每天 0.8 克/千克体重为宜。主要选择优质动物蛋白（如鸡、鱼、瘦肉、蛋、奶等），以供应较多的必需氨基酸；植物蛋白（如豆腐、豆浆等）会增加肾脏负担，同时又不能被机体充分吸收，应适当限制；如有水肿，还应限制盐的摄入（每天 5 克以下）。

怎样预防糖尿病性脑血管病

糖尿病患者易并发脑血管病，如脑梗死、脑出血等，这已成为 2 型糖尿病患者的主要死亡原因。在脑梗死中，糖尿病患者的发病率是非糖尿病患者的 2 倍。糖尿病并发脑血管病的主要原因为高血糖、高胰岛素血症、脂代谢紊乱、动脉粥样硬化、血小板功能异常、血液黏度增高、并发高血压等。应从以下几方面预防：

1. 积极控制糖代谢紊乱

糖尿病患者发生脑动脉硬化的概率比非糖尿病患者高 1 倍，年轻时期较易发生，与糖尿病的病程和血糖控制不良密切相关。有报道显示，病程在 5 年以下的糖尿病患者，脑动脉硬化发生率为 31%，5 年以上者为 70%。因此，积极控制糖代谢紊乱是减少脑血管病的重要措施。

2. 纠正脂代谢紊乱

糖尿病时如并发脂代谢紊乱，胆固醇、三酰甘油、低密度脂蛋白升高等，均易导致动脉粥样硬化。应调整饮食结构，增加药物治疗，如辛伐他汀（舒降之）、普伐他汀钠（普拉固）等。

3. 重视高血压控制

糖尿病患者的高血压发病率是非糖尿病者的1.5～2倍。高血压是动脉硬化的独立危险因子，可导致动脉内皮损伤、血小板黏附和凝聚等；高血压又是引发脑血管病的重要因素。因此，认真控制高血压无疑可减少脑血管病的发生。可选用血管紧张素转换酶抑制剂，如卡托普利（开博通）、依那普利（悦宁定）、培哚普利（雅诗达）、贝那普利（洛汀新）；钙离子拮抗剂，如硝苯地平、氨氯地平；利尿剂，如吲达帕胺等。

4. 坚持戒烟、戒酒

戒烟、戒酒，控制体重，避免肥胖。

5. 消除诱发因素

消除情绪波动、过度疲劳、用力过猛、用脑不当等诱发因素。长期坚持，必见成效。

6. 预防和发现先兆迹象

重视和加强对中风各种先兆迹象（如头晕头痛、肢体麻木、口角歪斜、单侧肢体活动不利、性格反常等）的发现和预防，早发现，早治疗。

7. 控制并减少短暂性脑缺血发作（即“小中风”）

这是预防糖尿病性脑血管病最关键的环节。一旦小中风发作，须立即予以系统治疗，以避免脑血管病的进一步发作。

8. 对糖尿病患者进行定期随访

根据脑血管病的血流动力学变化，如血液黏度增高、血小板黏附和聚集及凝血等，可采用活血化瘀的中药及低分子右旋糖酐、阿司匹林等治疗，并定期检测，调整治疗方案。

如何预防糖尿病并发心脏病

（1）糖尿病患者为使血糖接近正常值，应该积极配合医生服用适宜的降糖药物控制血糖。

（2）保持健康的生活方式，做到饮食合理搭配，控制总量摄入，少吃多餐，戒烟戒酒，并保持乐观的心态。

（3）适当服用一些扩张冠状动脉的药物，以改善心脏冠状动脉供血状况。

（4）对高血压病或高脂血症患者要进行降压和调脂治疗。

（5）糖尿病患者要了解自己心脏的功能状况，制订适合自己的运动量，避免超过能力范围的活动。

（6）定期去医院检测血压、血脂、血糖和糖化血红蛋白等指标。如果出现心律不齐、血压降低、恶心呕吐、疲乏和其他异常的症状和体征，都应及时到医院做系统筛查，以避免心血管急症的误诊。

总之，只要患者和医生齐心协力，采取积极的措施，相信糖尿病性心脏病是可以预防和治疗的。

糖尿病性神经病变的预防

糖尿病对神经系统的损害很大，可以说，神经病变是糖尿病慢性并发症中发生率最高的一种。糖尿病性神经病变可以累及人体神经系统的每个部分，如中枢神经系统的脑和脊髓；周围神经系统的颅神经，感觉、运动周围神经和自主神经等。但其中最常见的是周围神经病变和自主神经病变两类。糖尿病引起的自主神经病变，常表现为：

（1）体位性低血压。表现为从平卧位、坐位或蹲位站立时，发生头晕，此时测量血压明显降低，严重时可于站立时晕倒。

（2）胃轻瘫。表现为进食后，食物在胃中停留时间较长，引起恶心、呕吐和腹部不适感等。

（3）尿潴留。表现为排尿困难，以致丧失排尿能力。

（4）男性阳痿。在男性患者中，阳痿是很常见的自主神经病变的表现。

（5）心脏自主神经改变。表现为心率在平卧和站立时的明显变化，以及心率在呼气和吸气时的明显差异。

定期检查神经病变，对糖尿病患者来说是十分重要的。患者应该至少每年到医院检查1次神经病变，检查内容包括：皮肤感觉，神经反射，音叉震动感觉检查，立、卧位血压变化，自主神经心电图等。及时发现糖尿病引起的早期神经病变症状，可以及时诊治，防止其发展成严重的并发症。

怎样预防糖尿病消化系统病变

糖尿病消化系统病变的预防原则与其他慢性并发症一样，也包括糖尿病控制、注意合理调配饮食、维护消化系统功能等。值得提醒的是，消化系统病变可能会影响糖尿病患者的消化和吸收功能，造成患者营养不良，应适当地补充维生素和其他营养成分。如果患者有大便稀、腹泻等症，可用可乐定、山莨菪碱（654－2）等抗胆碱类药及铋剂、鞣酸蛋白、洛哌丁胺等收敛剂，或用小檗碱等中药进行治疗。如有便秘则最好用麻仁滋脾丸、麻仁润肠丸、通便灵、新清宁、番泻叶等通便中药，或者使用开塞露等外用药物进行治疗，同时注意多喝水、保持良好的排便习惯等。单纯用止泻药不仅影响患者的内环境平衡，而且易使大便更加干燥，糖尿病患者不宜使用。

并发支气管炎的症状和治疗

糖尿病并发支气管炎有两种情况，一是先有糖尿病，而后患上支气管炎；二是先有支气管炎，而后患上糖尿病。不管哪种，糖尿病都会导致呼吸道防卫功能下降；高血糖环境容易对呼吸道上皮细胞造成伤害，进而引起其清除异物和病菌的能力下降，容易引起感染。

糖尿病并发支气管炎包括糖尿病和支气管炎两种疾病症状，一般表现为血糖升高、多尿，同时伴有咳嗽、喘息等症状。开始的时候比较轻微，之后反复发作，逐渐加重。

在治疗时，要同时治疗糖尿病和支气管炎两种疾病。须严格控制血糖，必要的时候使用胰岛素治疗；止咳化痰；抗感染治疗。没有并发支气管炎的糖尿病患者也不能掉以轻心，要注意天气变化，天气转冷的时候要注意做好保暖工作，预防疾病。

并发肺炎应怎样治疗

如果糖尿病并发肺炎没有得到合理治疗，会给患者带来很大的痛苦，甚至有生命危险。

糖尿病患者并发肺炎，会加重糖尿病病情，使本来控制得平稳的血糖出现较大的波动，而血糖的波动和升高会进一步加重肺炎的病情，从而形成恶性循环。

肺炎还有可能随着酮症酸中毒、高渗性昏迷等糖尿病急性并发症而伴发，使治疗变得更加困难。

所以，在治疗肺炎的同时，一定要先把血糖控制好。应用口服降糖药或注射胰岛素，使空腹血糖和餐后血糖都控制在理想范围内。

肺炎引起的发热会导致机体消耗增加，要适当调整患者的饮食方案，同时要多饮水，卧床休息，可适当增加每日需要的总热量，多吃富含蛋白质和维生素的食物，如鱼、肉、牛奶及新鲜蔬菜、水果等。

糖尿病偏瘫及其防治

提起“偏瘫”这个词，很多人首先会想到脑卒中。但是你知道吗？低血糖同样会导致偏瘫。

1. 糖尿病偏瘫的原因

低血糖导致的偏瘫主要发生在老年糖尿病患者身上。本身有脑动脉硬化和狭窄的老年患者，血糖正常时，狭窄动脉供血区域能得到维持其正常功能需要的能量，可一旦发生低血糖，由于反射性引起脑痉挛，导致大脑各处供血不平衡，使得缺血相对严重的部位出现功能障碍，主要表现为局部性神经症状，如偏瘫。

此类患者通常是由于服用降糖药物过量、未随时监测血糖、未及时调整降糖药物用量、活动量过大、进食过少等因素出现低血糖，病情发生比较突然，通常表现为迅速痉挛或迟缓性一侧肢体偏瘫，症状严重者会出现意识障碍甚至昏迷，此时患者的随机血糖如果低于2.8毫摩尔/升，基本上能够被确诊。

低血糖偏瘫若能尽早被确诊、及时补充葡萄糖，病情可得到改善。比如，有些患者及时补充葡萄糖20分钟后，偏瘫肢体就能够活动，1小时之内即可恢复到正常状态。可见，此病如果能及时治疗即可好转，可一旦误诊，没能及时纠正低血糖，患者承受的伤害就是不可逆转的了，甚至会危及其生命安全。

2. 怎样才能避免误诊

脑卒中是老年常见病，而低血糖偏瘫的主要患病人群也是老年人。两者的临床表现相似，所以仅从症状上是很难区分的。低血糖的典型症状为：饥饿、心慌、出汗、全身无力等；低血糖的非典型症状为：偏瘫、昏迷等。在了解其典型症状的同时还要了解其非典型症状，在患者出现偏瘫时首先为其测定血糖，如此即可确定偏瘫的诱因。

3. 如何防治低血糖偏瘫

老年人的肝肾功能正在逐渐衰退，降糖药容易蓄积于体内，加上老年人身体中的胰高血糖素的分泌量严重不足，因此易出现低血糖。所以，老年糖尿病患者应用胰岛素或口服降糖药物控制血糖时要从小剂量服起，逐渐增加药物应用剂量，避免服用作用较强、长效的降糖药物，同时定期监测血糖，随时观察血糖情况，及时调整饮食量、运动方式、药物剂量，以维持血糖平稳。

第二章

糖尿病患者日常生活中的注意事项

糖尿病是由于内分泌紊乱引发的疾病，需要长期控制血糖，并及时检测。四季气候的变化、个人的卫生习惯、穿着习惯等都可能对糖尿病患者产生影响，引起血糖波动，进而影响病情。但是控制血糖平稳，使糖尿病病情稳定并不是一件很难的事情，只要注意纠正生活中的不良习惯就可以了。所以，了解糖尿病知识，做好日常保健，对糖尿病患者来说是很重要的。

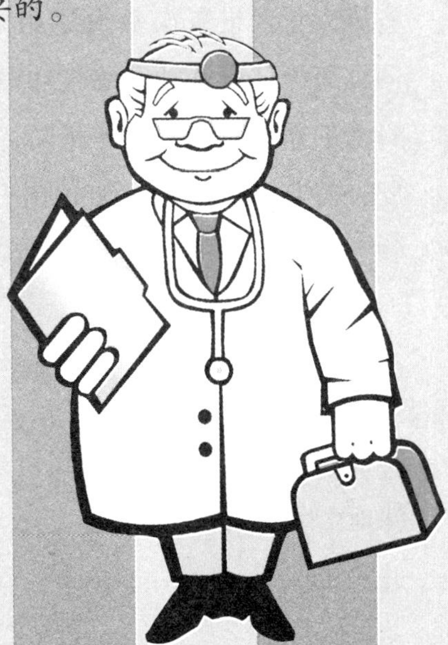

第一节 在日常细节中降低血糖浓度

保持生活的规律性

糖尿病患者平时要注意规律生活，这对长期稳定控制血糖及防治并发症有很重要的作用；反之，生活无规律，不注意饮食控制、适当活动及控制体重，将会产生可怕的后果。若血糖不能被很好地控制，并发症会不知不觉地进展，如视网膜病变最终可导致失明；神经病变可致肢体麻木、疼痛；肾脏损害可致尿毒症；严重的肢端坏疽，需手术截肢等。因为糖尿病的预后决定着并发症的发生概率，预后良好则不易出现并发症，所以，为预防糖尿病并发症，应首先养成有规律的生活习惯。每天的吃饭时间、每餐进食量及进餐次数大体相同；每天工作和学习的时间及工作量大体相同；每天体育活动和练气功时间及活动量应大体相同，保证充足的睡眠；每天的作息时间应大体相同，保持或接近标准体重，肥胖者应有计划地减肥；若有特殊情况，如外出开会、旅游等难以做到生活规律时，应对药物、饮食、活动三方面灵活调整。

糖尿病患者穿衣有哪些讲究

糖尿病患者的衣着应以舒适、保暖、透气性好、穿脱方便为主，不能一味地贪图“风度”“时髦”，衣着的选择正确与否会影响糖尿病病情和糖尿病并发症。

1. 选择宽松、棉质衣物

冬季，由于体内血管收缩明显，如果女士穿紧身衣裙，男士穿西装、打领带，势必会加重体内血液循环的不畅；夏季，由于体内血管舒张，如果女士仍穿着透气性差的紧身衣、牛仔裤，男士也依旧穿长衣、长裤，一定会使出汗增多，体内缺水加重，导致皮肤更加干燥。另外，如果穿化纤面料的衣服，既不透气，使身体不能很好地散热，增加出汗量，而且又不吸汗，汗水只能附着在面料的表面（在衣服内面，临近身体皮肤的一侧），冰凉的汗水再贴到身体时，会使正在散热的皮肤不能适应，很容易引发感冒。这些看起来似乎都是生活中的琐碎细节，但它们能保证患者良好的生活质量，所以不能忽视。

2. 选择鞋袜要谨慎

糖尿病患者要时刻记住，自己的脚要比健康人“金贵”得多。鞋子要选择厚底、圆头、透气性好的，袜子要选择浅色、棉质、开口宽松的。春秋季宜穿运动鞋，夏季不要穿拖鞋，应选择能包住脚尖和脚后跟的凉鞋。

3. 勤换洗内裤

由于高血糖作怪，糖尿病患者的尿液中含有大量葡萄糖，这是细菌滋生的温床，很容易引发尿路感染。良好的卫生状况能够降低感染发生的风险，因此，糖尿病患者务必做到每天更换内裤。

糖尿病患者选鞋的注意事项

由于糖尿病患者易发生糖尿病足部病变，挑选鞋子就显得尤其重要。

（1）挑选平底鞋，忌选高跟鞋。由于高跟鞋可给足趾施加额外的压力，这样会影响血液循环，甚至造成挤压伤或水疱的产生。

（2）选择皮革或帆布鞋为好。因为皮革和帆布鞋透气性较好，可减少足部出汗的机会，引起足部皮肤过敏或感染的危险性也相应下降。

（3）鞋头不要太挤。鞋头要预留一定的宽度和长度，避免夹挤而影响血液循环。

（4）若购置新鞋，可在最初几天在易摩擦部位放置一点棉花，可避免磨破脚。初穿时应先试穿半小时，看看哪个部位皮肤已被磨成红肿，如果没有问题，可逐步增加穿鞋时间。

（5）经常检查鞋子的内部，如发生有粗边、裂痕，应及时修补，以免损害足趾。

生活用水水温也有讲究

民谚中有“冷水洗脸，美容保健；温水刷牙，健牙固齿；热水泡脚，胜吃补药”的说法，对糖尿病患者很有指导意义。

1. 冷水洗脸

秋冬季节面部皮肤会因受冷空气刺激，毛细血管呈收缩状态。用热水洗脸，会感觉暖和舒适，但往往热量散去后，毛细血管又会恢复原状，这样一张一缩，易使人面部皮肤产生皱纹。用冷水洗脸，可有效地改善面部血液循环，增强皮肤弹性和机体御寒能力，预防感冒等病症。

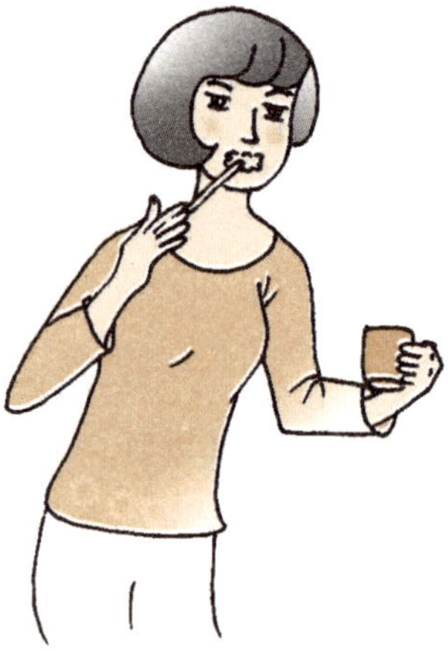

2. 温水刷牙

用温水含漱，会使齿缝内的细菌和食物残渣得以清除，达到护牙洁齿、减少疾病之目的。刷牙的水温在35～36℃最为适宜，水温过热或过冷都会刺激牙齿和牙龈，引起牙龈出血和痉挛，甚至会导致牙周炎、牙龈炎及口腔溃疡等病症。

3. 热水泡脚

脚部受凉会引起鼻咽活动减缓而导致防病能力下降。用热水洗脚，特别是在睡前用40℃热水泡脚，可舒筋活络、活血化瘀、促进全身气血运行和新陈代谢。如果在泡脚的同时，再对足心穴位进行自我按摩，还有消除疲劳、助眠、祛病强身之功效。

花生、瓜子不可多食

有的人喜欢边吃花生、瓜子，边看电视。这种吃法暂且不论对错，但对糖尿病患者来说，花生、瓜子是不能多吃的。有人对此很疑惑，认为它们所含糖分不多，含有的脂肪也是不饱和脂肪酸，对血糖影响不大，但为什么就不能多吃呢？

这是因为花生和瓜子含丰富的脂肪酸，是一种高热量、高脂肪的食品。例如，花生、瓜子和核桃所含热量比同等重量的猪肉还要高几倍，大量食用肯定不利于体重的保持和血脂的控制，间接影响血糖和血压的控制。所以，每天食用的花生或瓜子不宜过多，否则会影响糖尿病的治疗。

糖尿病患者牙齿的日常护理

糖尿病患者的口腔疾病表现非常多，高血糖会增加牙龈病变的危险性，常见的有齿下垢石、口腔各类炎症、牙齿松动脱落、口腔黏膜病变等。

当发现以下情况时，应立即与牙科医生联系：

（1）牙龈发红、肿胀或发软。

（2）持续的口臭或口味不正常。

（3）刷牙或吃东西时牙龈出血。

（4）在吃东西时，咀嚼的方式有所改变。

（5）托牙或部分托牙板发生改变。

（6）牙龈与牙齿分离。

（7）一碰牙龈，牙龈和牙齿间会有脓液渗出。

“家传秘方”不可信

糖尿病是一种慢性终身性疾病，一旦患上，患者和家属都焦急万分，总盼望能找到最好的药物治疗。有些人缺乏糖尿病知识，道听途说，盲目轻信，加上某些媒体广告的误导，如“家传秘方”“根治糖尿病”“不要控制饮食和水果”等，致使一些求医心切的患者上当受骗，放弃了医院的正规治疗，自行购买假冒伪劣药品或保健品服用，不但延误了病情，还造成经济损失和心理上的巨大负担。

面对目前市场上铺天盖地的广告、琳琅满目的保健食品和五花八门的宣传，糖尿病患者必须做到理智和冷静。要相信科学，多学习相关知识，到正规医院看病，接受专业医生的治疗和指导。对正规厂家生产的保健食品，在经济条件允许的情况下要慎重选择。要明确保健食品只能对糖尿病治疗起到一定的辅助保健作用，没有任何一种保健食品可以代替糖尿病的药物治疗，那些不需控制饮食的宣传更是无科学依据的。

糖尿病患者一定要尊重科学，积极配合治疗，不能轻信虚假宣传，否则会付出惨痛的代价。愿所有糖尿病患者及其家属都能冷静判断，理智选择，保护自己的利益，维护自身的健康。

选择固定的医生

患了糖尿病后，很多人都是病急乱投医，频繁更换医院和医生，希望能根治糖尿病。其实，这样做是很不好的，糖尿病患者看病应尽可能选择固定的医生，这样有很多好处。

1. 节省就诊时间

许多医院的门诊量很大，坐诊医生不可能给患者太多自由问诊时间，这对很多患者来说是很不方便的。如果是固定的医生，对患者的日常情况比较熟悉，在咨询时就能直奔主题。

2. 防止误诊

有的患者对某种药物过敏，或服用某种药物时产生较大的不良反应而必须配合其他治疗。此时如果是固定的医生，就会熟悉患者的病史和体质，从而找到最佳治疗方案，降低不必要的风险。

3. 健康指导事半功倍

固定医生会和患者形成一对一的服务方式，时间久了，医生就会很了解患者的健康状况。不仅患者可以从医生那里得到健康指导，医生也可以根据患者的病情提供建议，让患者选择最合适的治疗方式，达到事半功倍的效果。

选择固定医生就诊有这么多的好处，那么，该怎样“固定”医生呢?

首先，可尽量选择离自己较近的医院。因为生病的人不愿意花很多时间和体力坐车去看病，同时也会因为医院距离较远而延误诊治，从而使病情加重。因此，糖尿病患者应该选择距离自己较近的医院，这也是选择固定医生的前提。

其次，尽量选择经验丰富的专科医生。如果有一个理想的全科医生最好，如果不能实现，选一个经验丰富的专科医生也是很不错的。

在此要注意的是，并不是糖尿病患者都应始终在同一家医院就诊。如果是急性发病，短期内病情没有得到控制，可找资深医生会诊；如果是慢性病，在经过长期治疗，效果依然不明显时，可到专科医院或找知名专家诊治。

必须要戒烟

很多人都喜欢吸烟，而吸烟对人身体有百害而无一利，对正常人都如此，对糖尿病患者就更不用说了。所以，有吸烟习惯的糖尿病患者必须尽快戒烟，其原因有二：

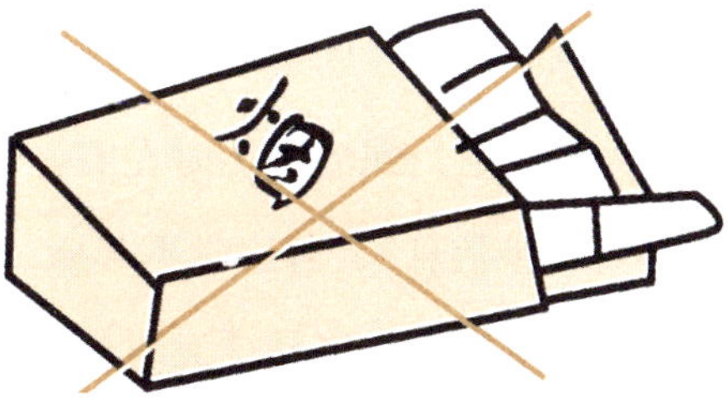

（1）烟中所含的烟碱会刺激肾上腺素分泌，而肾上腺素是一种兴奋交感

神经并升高血糖的激素，可造成心动过速、血压升高、血糖波动过大，对患者十分不利。

（2）对糖尿病患者威胁最大的是血管病变，特别是阻塞性血管病变。糖尿病患者血管内壁往往不光滑，血黏度大，红细胞变形能力下降，本来就容易发生血管阻塞，吸烟会造成心绞痛或心肌梗死，阻塞了下肢血管，造成下肢缺血甚至坏死。同时，还会阻塞肾脏或眼底血管，也会加重糖尿病肾病或严重影响视力，后果严重。

由此可见，糖尿病患者吸烟危害很大，所以一定要戒烟。

科学的睡眠时间更有益

因为工作、应酬、娱乐等种种原因，许多人牺牲了自己宝贵的睡眠时间，再依靠睡懒觉等方法把觉补回来，这种习惯如今已成为不少白领的生活方式。偶尔睡个懒觉，对大多数健康人来说没什么大问题，但对糖尿病患者来说，很可能使其病情加重，血糖波动变大。

睡眠时间短会使糖尿病患者更容易疲劳，病情也可能会随之加重。但是睡眠时间过长也不一定有好处，可能会使人思想混乱。因为睡眠也需要用脑，也会消耗大量的氧，会导致脑组织出现暂时性的“营养不良”。若平时生活较规律，逢节假日就贪睡，会扰乱体内的生物钟，使脑垂体分泌的激素水平出现异常波动，结果白天时激素水平上不去，夜间时激素水平下不来，使大脑兴奋与抑制失调，导致夜不能寐，而白天却心绪不宁、疲惫不堪。通常来说，经过一个晚上，到清晨7时左右，前一天的晚餐基本被消化完，此刻大脑会发出“饥饿信息”，若这时不起床，必然会打乱胃肠的消化规律。久而久之，胃肠黏膜受损，很容易诱发胃炎、胃溃疡及消化不良等病症，从而加重糖尿病病情。

有研究表明，长期睡眠时间过长或过短的人，患糖尿病的概率要高于睡眠时间正常的人。研究结果显示，每天睡觉不足5小时的人，患糖尿病的概率是标准人群的2.5倍；每天睡眠时间超过9小时的人则是标准人群的1.7倍左右。所以糖尿病患者不仅不能熬夜，也不能睡懒觉。

糖尿病患者要稳定降糖，应从科学的睡眠时间开始，晚上睡觉不要太迟，最好在10点之前，第二天应在6～8点起床，将每天的睡眠时间保持在8小时左右。即使工作需要，也尽量不要打乱睡眠规律，要按时吃药、打针。如果前一天睡得晚，第二天早晨需要补觉，最好在早晨8点之前起来，服用降糖药物或注射胰岛素并进食早餐后，再睡个“回笼觉”，这样才能尽量保证血糖不受睡眠改变的影响。

睡前避免兴奋过度

随着社会的进步，人们的物质生活水平有了很大提高，同时，对于精神生活的追求也越来越高，老年人的生活也越来越丰富多彩。

各类文体活动愉悦了身心，丰富了老年人的生活，但老年糖尿病患者要注意以下几点：

（1）老年糖尿病患者在打牌或下棋时，要注意时间不宜太长，更不可通宵达旦。另外，不要计较输赢，以免情绪波动影响晚间的睡眠，更不利于病情的控制。

（2）糖尿病患者跳舞时要避免中高强度的舞蹈，比如扭秧歌，活动强度大、气氛热烈的舞蹈容易引发意外。应当选择一些慢节奏、低强度的舞蹈，同时注意时间不宜太长。

不可频繁使用手机

如今，大多数人都拥有一部手机。因为它不仅轻巧，而且传递信息十分简便快速，所以理所当然地成为人们的新宠。可是任何事物都有其两面性，瑞典隆德大学的研究人员用类似移动电话辐射的微波脉冲去照射老鼠，实验结果显示：老鼠的脑组织在受到照射后会失去防卫功能，有损害性的毒素可以轻易进入血液。

同理，只要紧挨着来自移动电话的辐射波2分钟，人体内防止有损害性的毒素进入脑部的防卫功能也会丧失作用，易引发脑部及神经疾病，例如帕金森症、老年痴呆症以及多种硬化症等。

所以，糖尿病患者应避免频繁使用手机，以防止身体受损而加重病情。

保护眼睛，少戴隐形眼镜

糖尿病患者的眼部并发症是常见的，其中最常见的是糖尿病性视网膜病变及白内障。长期控制不好的糖尿病，随着病程的延长，几乎100%会出现视网膜病变。因此，保护好眼睛是非常重要的。在保护眼睛时切忌戴隐形眼镜，虽然隐形眼镜与传统的框架眼镜比起来，不管是实用性还是美观上都有很多的优点。但是，隐形眼镜被长时间置于眼睑内也有一定的局限性，很容易引发角膜溃疡、结膜炎等症状。对于糖尿病患者来说，常戴隐形眼镜极易引发眼部并发症。

临床实验表明，糖尿病会引起眼底视网膜病变，常戴隐形眼镜会导致病变加重。由于在糖尿病视网膜病变早期，患者的视力完全不受影响，这样很容易导致患者对眼底病变的忽视。而在隐形眼镜的进一步刺激下，眼底病变可能会严重恶化。因此，糖尿病患者平时应尽可能不戴或少戴隐形眼镜。

老年患者谨防跌倒

对于老年糖尿病患者来说，一旦跌倒，就会引发各种并发症，造成很严重的后果。所以，老年人在日常生活中要谨防跌倒。那么具体应从哪些方面预防呢？

1. “慢”字当先

凡是老年糖尿病患者在走路时都应以慢为主，尤其是经常眩晕、血压过高或过低及心脏功能不好者更是如此，平时干活、走路、上楼等都要慢，转身、起身、落脚、起步也要慢，做到慢中求稳，安全为主。

2. 选一根合适的拐杖

拐杖可以说是老年人的第三条腿，起到稳定重心和防止滑倒的作用。拐杖的着地端要使用橡皮包好，这样才能加大摩擦力，起到防止跌倒的作用。

3. 服药后不宜立即走动

在服用降压药、降糖药、镇静药等之后，不应该外出或单独行走，要卧床休息 1 小时后才能走动。

4. 禁止单独去危险地区

夏季雨后或冬季冰雪天气导致路滑，在人多的闹市区，容易摔倒或被人撞倒，所以，老年糖尿病患者最好不要单独前去，以免发生意外。

5. 选择合适的鞋

首先，选择布底或橡胶底的鞋，这种鞋防滑性能好一些。其次，鞋要合脚，鞋带长度适中，避免因太长而绊倒。

糖尿病患者跌倒后的应急措施

糖尿病患者预防跌倒很重要，但是一旦跌倒，又该怎样进行紧急处理呢？

1. 昏迷的情况下

对突然失去意识或倒地的患者，应尽可能避免搬动，更不能抱住患者摇晃或喊叫，可将其缓慢放平至仰卧位，小心地将患者的头部偏向一侧，以防止呕吐物吸入气管产生窒息。在现场急救的同时，应尽快拨打 120。

2. 骨折的情况下

如果患者出现骨折，可用纱布或绷带捆住患处，然后就地固定，避免一切脊柱活动。固定完毕后立刻送往医院。

3. 猝死的情况下

平时病情稳定的患者因为跌倒而在1小时内出现意识丧失、大动脉搏动消失的情况，常见于糖尿病并发心脏病者。如果发现患者猝死，应立即实施心肺复苏，也就是胸外心脏按压、人工呼吸等。

安全洗澡需谨慎

洗澡不仅能清洁皮肤，还能使人感到精神愉快、轻松舒适。糖尿病患者机体抵抗力较差，常常并发冠心病、高血压、神经病变等，洗澡时应注意以下几点：

1. 不要空腹洗澡

空腹洗澡容易出现晕厥，饭后立即洗澡会使周身的皮肤和肌肉血管扩张，血液流量加大，胃肠道血液供应减少，从而影响食物的消化和吸收。因此，在饭后1小时左右洗澡较好。

2. 严格控制水温

糖尿病患者洗澡时水温不宜过高，也不宜过低。当水温在45℃以上，机体交感神经会兴奋，身体大量出汗而致失水过多，会引起血液浓缩，血糖升高，严重的甚至会诱发虚脱或脑梗死；而且水温过高，易使糖尿病患者皮肤烫伤。相反，如果水温过低，特别是骤冷，会强烈刺激交感神经，导致血管收缩，血压上升，易发生心肌梗死和脑出血，血糖也会明显升高。因此，水温宜略高于体温，此时副交感神经兴奋，身体不会过多出汗，有镇静安神的作用。

3. 时间不宜过长

洗澡时间过长，导致外周血管扩张，会减少大脑和内脏的血液供应，出现眩晕、恶心、心悸等症状，严重者甚至会虚脱或跌倒在地。所以，糖尿病患者，尤其是老年患者，洗澡时间应以20分钟左右为宜。

4. 应有家人陪同

老年糖尿病患者洗澡时，最好有家人陪同，以防因地面太滑而跌倒。一旦发生意外可及时发现和救治。

5. 洗澡不宜过勤

过于频繁地洗澡会使皮肤更加干燥，导致或加重皮肤瘙痒。一般来讲，除夏季外，中青年糖尿病患者每周洗澡2～3次，老年患者每周1次即可。

拔牙的注意事项

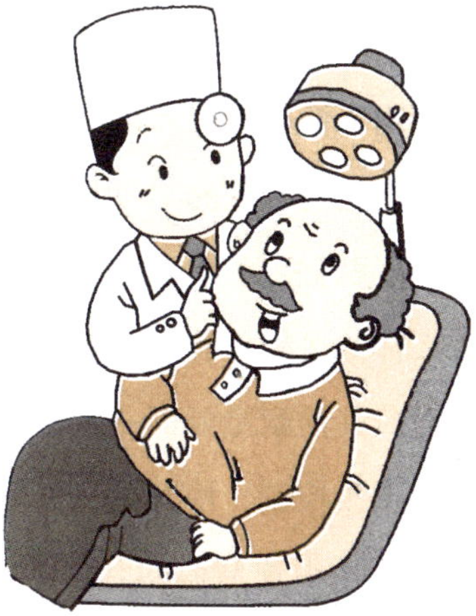

糖尿病患者多凝血功能低下，抗感染能力差，又常有许多慢性并发症，如拔牙可能导致出血不止，感染加重或扩散，甚至引起败血症，并发症加重，使糖尿病病情进一步恶化。故拔牙前必须进行详细的医学检查，仔细检查口腔，冲洗发炎的牙周袋，将脓肿的牙龈切开引流，给予全身抗感染治疗，补充维生素C、B族维生素，严格控制血糖等治疗，将血糖控制在8.0毫摩尔/升以下，才能在医生的指导下拔牙。为此，糖尿病患者一定要如实地向医师说明病情以确保拔牙的安全性。

吃饭速度为何不宜过快

吃饭要细嚼慢咽，不要狼吞虎咽。因为食物在口腔里被反复咀嚼时，会刺激唾液的分泌，唾液含有许多消化酶；而且延长食物的咀嚼时间，还可以反射性地刺激胃液的分泌。细嚼慢咽能使食物充分地与唾液混合，这样食物到了胃肠道才能更好地被消化吸收。延长进餐时间，既能减少食量又可达到饱腹感；反之，会带来很多不利之处，如影响食物营养成分的充分吸收。由于糖尿病患者摄入的食物常常是经计算而来，其有效营养成分更应被充分地消化吸收和利用。由此可见，咀嚼程度的不同，可以影响其营养成分的吸收，吃饭速度不宜过快。

耳垢多，要谨防糖尿病

有人经常会出现这样的情况：总是感觉耳朵痒，而且耳垢也明显增多。这要引起注意，尤其是那些有糖尿病家族史的人，很可能已经被糖尿病缠上了。

糖尿病患者容易形成耳垢是因为耵聍腺及皮脂腺分泌旺盛，临床观察结果表明，糖尿病患者的病情与耳垢成形的数量通常成正比。

糖尿病患者的早期阶段也通常是糖耐量减低的阶段，这个阶段被称为“准糖尿病患者”，这时期的患者不需要服药，只要通过饮食、运动等就可以将人体的血糖控制在正常水平。如果一个人的耳垢处于逐渐增多的阶段，那么此时其糖耐量要低一些，这个阶段被称作“隐性糖尿病患者”，那么对血糖进行干预控制，使其达到正常标准就容易得多了。还有试验表明，糖尿病患者的耳垢中葡萄糖的含量为0.1微克，而一般健康人的耳垢中是不含葡萄糖或只含极少量的葡萄糖。

因此，有糖尿病家族史、肥胖、啤酒肚的人要注意了，一旦出现耳部不适，就要提高警惕，及时去医院检查，以防患未然，及早将病情控制在正常范围内。

牙龈发炎，谨防糖尿病

很多人牙龈经常发炎，即使吃了消炎药、清热祛火药也不见效。如果出现这种情况，最好去医院的内分泌科查血糖和尿糖，以明确是否患上了糖尿病。

高血糖给牙龈内的细菌提供了丰富的营养，导致牙龈组织微血管阻塞，使牙龈对氧的利用率降低。同时，糖尿病患者全身的免疫力低下，细胞的免疫功能减退，促使细菌尤其是厌氧菌的增生，而这些厌氧菌恰恰就是引发牙龈炎症的“罪魁祸首”。所以，血糖控制稳定了，牙龈炎也会“销声匿迹”。

为了防止牙龈炎带来的疼痛和扰乱正常工作和生活，建议平时多吃些能够清理口腔内食物残渣和细菌的蔬菜，比如胡萝卜、木耳、菠菜等；并适量吃一些水果，比如山楂、苹果等。刷牙时最好选择软毛的牙刷，并每隔 3 个月更换一次。

长期泡股市易患糖尿病

一个人如果长时间处于精神高度紧张的状态，往往会引起体内的一些激素分泌增加。尤其是长期泡在股市里的股民们的情绪经常处于高度应激状态，心理承受的压力比较大，也会引起体内的一些激素分泌增加，例如生长激素、胰高血糖素、肾上腺皮质激素和去甲肾上腺素等。这些激素都会使人体的血压升高、心率加快，同时也会导致肝脏向血液中迅速释放葡萄糖，长期处于这种状态的人很容易患上糖尿病。

此外，长期泡股市的股民经常处于一种过度紧张的状态，这样就会引起失眠、焦虑、抑郁、自卑、自闭、疲劳、情绪失常等精神疾病，这些都对人体的血糖控制很不利。甚至有些中年人即使不懂股市也跟别人去凑热闹，强迫自己待在股市里，即使只看涨停，也会出现“涨了笑，跌了闹”的状态，这样很容易诱发糖尿病。

还有很多中老年“股民”把注意力完全集中在股市上，整天泡在股市里看涨停，生活节奏都会被打乱，不管是休息、饮食、运动等都无规律，身体免疫力也会随之下降，从而导致血糖波动频繁，难以控制，易诱发糖尿病。

久坐易患糖尿病

喜欢久坐或体力活动不足是引起死亡和造成残疾的前 10 项原因之一。久坐会引发一系列疾病，易患心血管疾病、肥胖症，并在一定程度上增加了患高血压、结肠癌、骨质疏松、抑郁症等的风险。久坐更是和年轻人体内血糖代谢异常以及 2 型糖尿病的发生率有密切的关系，改变久坐的生活习惯、常做运动是预防糖尿病的重要手段。

一般来说，大部分人群包括上班族每天都应该活动 30 分钟以上，要达到这个运动量需要因地制宜，比如坐公交车时提前两站下车，改换步行或骑自行车；工作一段时间后，去走廊上活动活动；上楼时尽量不乘坐电梯，多走楼梯；看电视时，趁着播放广告的时间走动一下。锻炼的强度因人而异，可以逐渐增加。

目前，儿童患 2 型糖尿病的趋势正在不断上升，这和久坐也有一定的关系。很多孩子主要的娱乐内容就是看电视或玩电脑，而且一坐就是大半天，对身体健康极为不利。所以，对儿童、青少年的娱乐方式应该采取有效干预，避免因久坐而引发各种疾病。

糖尿病患者泡脚的注意事项

众所周知，泡脚有很多好处，但如果糖尿病患者没有掌握好方法，只会适得其反。那么，泡脚要注意哪些事项呢？

1. 泡脚水的选择

我们在家中泡脚，一般选用自来水、河水、井水、山涧水、矿泉水为泡脚水。假如条件允许，应尽可能选用井水、自来水、山涧水或矿泉水。河水、溪水的有害物质（如化肥、农药）含量很高，不宜用来泡脚。因为用这样的水泡脚，在温度的作用下，随着毛细血管扩张，人体皮肤会大量吸收这类有害物质，不但对人体无益，反而会带来事与愿违的恶果。因此，受污染的水源不应当作泡脚水。对于糖尿病患者来说，泡脚水除了要清洁、卫生外，还可对症加入清热解毒、益气养阴、活血化瘀的药物，则更具有治疗效果。

2. 泡脚器具的选择

泡脚用的容器以木制盆为好。因木制盆散热较慢，有利于保温。泡脚盆的高度最好能超过 20 厘米（没过踝关节），宽度以能容纳双脚即可。假如泡脚盆高度过低，热水浸泡的位置就低，浸泡到的下肢皮肤面积也就相对较少，因此，泡脚的效果自然要差些。

目前，市面上销售的泡脚盆的结构有简单的，也有复杂的。比如，仅通过电源来控制水温的泡脚盆，其结构比较简单，功能是能自动控制水温并保持恒温，这样一来既可节约用水，又可避免因频繁添加热水而给使用者带来不便。另外，有的厂家为提高泡脚的保健效果，还给泡脚盆设计了足底按摩器，有的还安装有固定频率的振荡器，结构相对复杂；其优点是能够一边泡脚一边按摩足部，既节省了时间，又增加了泡脚盆的功能，让使用者在泡脚的同时，能做到保健与享受兼顾，当然这种泡脚盆的价格也要贵一些。这些泡脚盆各有特点，每个人可根据自己的喜好、习惯和经济条件来选购。

3. 水温稍低

一般情况下，水温在 40℃左右时，人会感觉很舒服，但是这个温度并不适合糖尿病患者，尤其是合并血管病变的患者。合并血管病变时，末梢血液循环受阻，热量会聚集在足部，不容易疏散。如果患者有周围神经病变，那么会对温度感觉不敏锐，很难测试出水温，再加上自身保护调节能力差，很容易被烫伤。而糖尿病患者被烫伤后，伤口不易愈合，小小的水疱也能够形成糖尿病足。所以，糖尿病患者泡脚的水温要稍低一些，最好不要超过 37℃。

4. 时长稍短

每次泡脚，并非泡得越久越好，以浸泡 15 分钟为宜。尤其是对于心脑血管疾病患者及低血压、体质虚弱者来说，泡脚时间宜短不宜长。有人喜欢泡脚在 1 小时以上，而且期间不断加热水，这样不但起不到养生保健的作用，还容易引起身体疲乏，最终会因出汗过多而导致虚脱。

5. 饥饱得当

过饥或过饱时都不宜泡脚，否则不利于消化功能，容易导致肠胃不适。最好在晚上睡前泡脚，不但能促进血液循环，还能缓解疲劳，有益睡眠。

糖尿病患者也可以“性”福美满

和谐美满的性生活是家庭幸福的重要保证，不管是老年人还是身患疾病者，只要身体状况允许，就可以进行强度适当的性生活，没有必要严格禁欲。目前，发生性功能障碍的人群越来越多，糖尿病患者有更多的性困扰。对于男性糖尿病患者来说，性功能障碍如发生在性欲期，则表现为性欲低下，主要由心理因素引起，也可能存在激素水平和整个身体状况的异常；如发生在兴奋期则表现为勃起功能障碍；发生在高潮期则可表现为早泄、不射精、逆行射精等，统称射精障碍。

如何判断性欲低下？性欲低下是指对性生活几乎不感兴趣。有一个性频率公式：性爱频率 = 年龄的首位数 ×9，所得乘积的十位数为时间，个位数为这段时间内应有的性交次数；按照这个公式，40 多岁的人为 4 ×9 =36，即 30 天内过 6 次性生活。但是，性生活不是机械活动，还要融入很多情感需求，所以不能生搬硬套上面的公式。此公式仅可作为日常生活的一个参考，如果实际性要求远远低于上述公式的推算，则提示可能存在性欲低下问题。

不要勉强自己过性生活，性生活应该根据身体状况和性交需求进行，只有在主观有需求，身体状况良好的情况下进行，才有可能获得良好的效果，千万不要勉为其难，勉强的效果常常不好，而且容易导致性交失败，影响夫妻性生活满意度，甚至给日后的性生活投下阴影。

别让男性勃起功能障碍（ED）摧毁了你。ED 过去被称阳痿，指生殖器官无畸形且性发育成熟的成年男性因阴茎勃起功能减退或丧失，不能性交或不能完成正常性交全过程。从病因上讲，可分为：

（1）器质性 ED，是由血管、神经、内分泌或海绵体的异常或病变引起的。

（2）心理性 ED，指没有器质性损伤，由勃起机制的中枢抑制引起的。

（3）混合性 ED，由器质性和心理性因素混合引起的。

糖尿病患者的 ED 常常是器质性的，多在不知不觉中出现，持续存在并日益加重，夜间或清晨勃起逐渐消失。

开灯睡觉好处多

糖尿病是一种常见的内分泌疾病，听起来似乎与眼睛没有太大的关系，其实不然。目前由糖尿病引起的直接急性并发症在临床上并不多见，如酮症酸中毒、高渗性昏迷等。糖尿病的最大危害在于能引起诸多慢性并发症。

眼部病变是糖尿病常见的慢性并发症之一。一旦发生糖尿病眼病，会导致视力减退，甚至引发失明。

有个方法可以预防和减轻糖尿病视网膜病变的发生。方法很简单，即保持开灯睡觉的生活习惯。睡觉时如果留一盏灯，光线透过眼睑进入视网膜，可避免眼睛为适应黑夜而消耗更多的氧气，可以帮助糖尿病患者降低发生失明等严重并发症的风险。

饭后不要“百步走”

有的人信奉“饭后百步走，活到九十九”的格言，所以，每次饭后都雷打不动地进行散步。其实，饭后立刻散步的习惯并不好，因为饭后为了保证食物的消化和吸收，腹腔血管会扩张充血，如果饭后散步，就会因运动量的增加而分流本来应流向胃肠道的血液，从而影响消化道对营养物质的消化和吸收。

第二节 过节和旅游时的保健事项

糖尿病患者如何过好节假日

过节把好饮食关是每个糖尿病患者要注意的事情，在我国，一年中有很多节日，忙碌了一年的人们期待着在节日中好好放松一下，珍馐佳肴必不可少，吃喝应酬比较集中。对于糖尿病患者来说，为了避免发生各种并发症，一定要饮食有节。

（1）糖尿病患者应尽量少吃高脂食品，宜选择清淡饮食，减少食盐的摄入量。

（2）限制饮酒，多选用蔬菜类食物，增加膳食纤维的摄入。

（3）不要吃高糖食品。

对于病情尚未控制好的患者来说，最好不吃甜味重的水果，如果想吃，须将空腹血糖控制在7.0毫摩尔/升以下并稳定一段时间后，才可食用。食用水果的时间宜安排在两餐之间，而不宜在餐后马上食用。必要时要合理调整好用药时间与用量，不要“一顿吃伤，十顿喝汤”。

希望糖尿病患者在节假日期间牢记几句话：“多方降糖不松套，降糖用药不能少；生活规律保持好，精神愉快勿过劳”。

节日里应该如何保健

1. 吃要得当，饮酒适量

节日期间，传统的大吃大喝习惯已随着人们健康意识的提高在逐渐改变。

但是某些糖尿病患者在节日期间也想放松一下，或者经不起亲朋好友的劝说，想吃喝个痛快，结果很容易导致饮食过量、血糖增高。要想吃得适当，就要控制总量，要本着“尝鲜”的原则，宁少勿多。同时要学会计算食品交换的方法，如500克西瓜相当于25克馒头、20粒花生、50克瘦肉、200克梨（或桃、苹果）所产生的热量，过多摄入热量会造成血糖的升高。饮酒以100毫升以内为宜，过多则有害无益。

2. 注意规律生活，忌熬夜

节日期间，亲朋好友欢聚一堂，叙叙旧、打麻将、玩扑克等是人之常情。然而有的人一兴奋便忘了休息，有时不能控制而通宵达旦，这样会造成血糖的波动，尤其是连续“作战”对身体影响更大。在娱乐的同时要注意按时休息，做到娱乐和身体健康两不误。

3. 外出旅游带好必备品

在节日期间旅游已成为一种时尚，糖尿病患者最好有家人或亲友陪同。准备宽松、舒适、平跟、轻底（最好是半旧的）的鞋和棉织袜，在旅游时要防止磕破皮肤，以免造成溃疡而形成糖尿病足。要备好降糖药物、胰岛素和注射器及消毒用品。如果患有其他疾病如高血压、心脏病等，还要备有降压药、心脏急救药物、胃肠道用药、感冒药物等，以防不测。同时准备一些糖果、巧克力、饼干等食品，可在发生低血糖时急用。如果是独自外出，一定要随身携带糖尿病卡，上面写清楚姓名、家庭地址及联系方式等，以便在发生意外时，他人能够及时发现，赢得抢救治疗的时间。

4. 坚持用药不间断

某些糖尿病患者在节日期间停用药物，认为节日打针、吃药不吉利，再加上饮食管理的放松，常常使血糖水平升高，甚至出现糖尿病酮症酸中毒等严重并发症。所以在节日期间一定要遵循医嘱，按时打针、服药，按时进餐。

控制血糖，快乐过节

节假日里往往饭菜油水较多、应酬不断、活动量减少，这些“节日气氛”易导致糖尿病患者血糖波动，或并发胃肠疾病、心脑血管疾病等。作为一名糖尿病患者，节假日期间怎样才能既控制好血糖，又充分享受人生的快乐呢？

1. 保持生活规律

在节日里，我们往往流连于精彩的电视节目而忘记休息时间。因此，必须遵循适度原则，大可不必被电视节目表牵着鼻子走。有些影片可以买回来慢慢欣赏，而有些联欢节目也完全可以挑选合适的时间段再看。

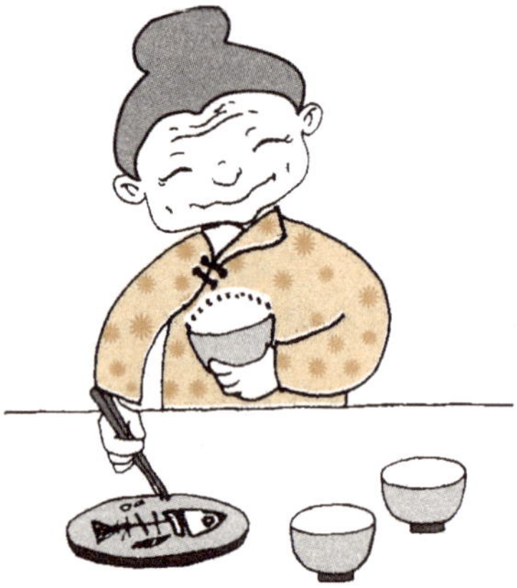

2. 保持合理饮食

一到春节，糖尿病患者往往开始为“吃”犯愁，既想和家人共享美酒佳肴，又担心会引起血糖升高，其实，只要掌握好饮食秘诀——食物交换份法，照样既能吃好，又能将血糖控制好。节日里，很多人会不经意地增加一些零食的摄入，如花生、瓜子、开心果等。由于这些食物含油脂较多、热量较高，多食会引起血糖升高，因此，糖尿病患者应在饮食中坚持控制总热量，注意均衡营养。

3. 注意适当运动

在节假日里，我们往往吃得多、动得少。因此，餐后安排散步，对保持愉快的心情、降低血糖都会有一定的帮助。糖尿病患者在从事这些活动的过程中要注意控制时间，一般在30分钟之内的轻松活动是十分有益的。

4. 不忘监测血糖

在节日里，我们往往会因为走亲访友或接待宾客而打乱平时的治疗安排。作为一名糖尿病患者，药物治疗无论从何种角度而言都是十分必要的，而认真监测血糖对了解病情变化是非常必要的。

节日谨遵“八坚持”

糖尿病患者该如何快乐、轻松、健康地度过每个假日呢?

1. 坚持饮食治疗的决心不动摇

糖尿病最好的治疗方法是综合疗法，包括饮食疗法、运动疗法、心理调整疗法、药物疗法和科学地监测，其中饮食疗法是最基础、最根本的疗法，要终身坚持，假日期间更不可放松。充分享受美食而加大药物用量的想法是不对的。一日三餐要做到定时定量，用药和进餐要配合好。

2. 坚持适当运动的习惯不能改

假日期间电视节目丰富，亲朋好友相聚多，按时作息很重要，不可过度疲劳，要保持情绪稳定。

3. 坚持适量饮酒

即使在过节期间，每天饮白酒不应超过 30 毫升、干红葡萄酒不超过 100 毫升或啤酒不超过 200 毫升；应在进餐时饮用，千万不可空腹饮酒，更不可酗酒。

4. 坚持将食谱分类

(1) 可放心食用的包括：绿叶蔬菜、菌菇类，用凉拌、滑熘、焯、清蒸、炖、焖等方法烹制。

(2) 可适当放心食用的包括：豆类及其制品、鱼虾类、瘦肉类等。

(3) 可品尝一点的包括：煎炸食品、红烧类（如红烧肉、东坡肘子等）。

5. 坚持保护好肠胃

外出赴宴或吃自助餐，一定要保护好肠胃，不可有“私心”和“小算盘”，要根据病情，合理搭配，依据血糖情况而定。

6. 坚持清淡、少食原则

坚持早上吃好、中午吃饱、晚上吃少的原则，即使晚上吃大餐，也要坚持少食和清淡。

7. 坚持平衡膳食原则

享用休闲食品，要嘴下留情，自觉做到定量、少食，平衡膳食的原则不能忘。

8. 坚持监测血糖

过节时家务事多，有时要走亲访友，许多人还要外出旅游，患者很容易忘记监测血糖，所以一定要让家人提醒或自我监督，做到坚持而不放松。

怎样在节日里吃出健康

假日期间，亲友团聚，少不了推杯换盏，欢宴聚餐，这些给糖尿病患者的饮食控制增加了难度。有人认为多吃不要紧，只要多吃点降血糖药物就行，其实这种观点是错误的。

因为磺脲类降糖药物是靠刺激胰岛细胞分泌胰岛素而降血糖，大量使用会使已有病变的胰腺负担加重，导致病情恶化。而且，降血糖药物用多了还有副作用，所以调节饮食更为重要。许多糖尿病患者在美味佳肴前常有压抑感。

怎样才能像健康人一样随心所欲地吃呢?

掌握基本饮食疗法是为了减轻胰腺 β 细胞的负担，维持标准体重，预防动脉硬化和心血管疾病。

1. 按活动和劳动量来控制主食

（1）休息的患者每日 200 ~ 250 克。

（2）轻体力劳动者每日 200 ~ 300 克。

（3）中等体力劳动者每日 250 ~ 350 克。

（4）重体力劳动者每日 400 克以上。

三餐大致分配为：早餐 1/5，中餐 2/5，晚餐 2/5；病情严重者可采取少食多餐，每日 5 ~ 6 餐。

2. 为解决饥饿感可补充的食品种类

（1）蔬菜类：冬瓜、南瓜、西红柿、白菜、菠菜、油菜、洋白菜、韭菜、青椒、豆芽菜、黄瓜、莴笋、茄子、菜花等。

（2）其他：海藻类、蘑菇类。

（3）如果吃含淀粉比较多的蔬菜，如土豆、芋头、地瓜、藕、胡萝卜、洋葱、蒜苗、豌豆、蚕豆等，则应扣除等量的主食。

在此提醒大家，过年过节别耽误看病吃药，糖尿病患者在节日期间一定要监测病情，如果出现血糖波动、身体不适，千万别硬撑着，一定要去医院看病，以免延误病情。

摒弃“过年不吃药”的陋俗

在某些地方，有过年不吃药的陋俗，使很多患者在欢庆节日的时候发生了危险和不幸。所以应破除过年吃药不吉利的迷信说法，按医嘱服药，确保自己病情的稳定。

糖尿病一般并发高血压，如果在过节期间停用降压药，那就会使已控制的血压飙升，严重的甚至引发脑溢血，造成患者猝死。

若糖尿病患者停用药物，会使血糖含量迅速提高，严重损害身体其他脏器。特别是需要注射胰岛素的患者，如果擅自停用胰岛素，会导致糖尿病急性症的出现，比如酮症酸中毒或糖尿病昏迷。这种状况是非常危险的，易造成患者的死亡。

糖尿病患者一定要把自己的健康放到第一位，不暴饮暴食，做到合理、有节制；对待药物，一定要按医嘱，定时定量地服用，这样才能过个祥和平安的节日。

宴会中能饮酒吗

糖尿病患者能否在宴会上喝一杯葡萄酒？关键看你正在吃什么。即使是没患糖尿病的人，酒精也会引起严重的可威胁生命的低血糖。这就是为什么说只能在用餐时饮酒。

如果未怀孕或没有酗酒史，那么糖尿病患者喝少量酒是有益的。适度饮酒（每天只喝一杯）可以获得较低的血糖水平，并可增加无糖尿病的健康人对胰岛素的敏感性。

在宴会前饮尝某种烈酒，或在用餐时或宴会后饮一杯葡萄酒，则在进食12小时以后的血糖水平与饮等量水的糖尿病（1型和2型）患者的血糖水平没有什么差异。

事实表明，适度饮酒对血清胆固醇和血脂水平可以有积极的影响。要记住酒精发出的热量应包含在食谱中（饮酒会带来肥胖），切记只能在进食时饮酒。

糖尿病患者旅途中需注意的问题

（1）按时按量服药。旅行时，要按时服用药物或注射胰岛素。服药打针后如还没安排吃饭，就要适当吃点随身携带的食物，防止出现低血糖。血糖偏低，一定要马上进食。

（2）饮食有讲究。旅行时活动量一般都会比平时大，患者可根据活动量适当增加饮食。如平时每天步行的时间一般在半小时以内，但旅行时可能走路4～5个小时，就餐时就应将饭量由一碗调到一碗半。

（3）监测血糖。旅行时，每天必做的功课是监测血糖，视条件固定检查一至数次。一旦觉得不舒服，就要马上检测，以利于及时掌握血糖的变化，尽快予以控制。

（4）足部护理。糖尿病患者要经常检查脚部有无破溃，如出现了外伤、发热、腹泻等症状，须及时到当地专科医院就诊，切勿拖延，以免耽误病情。

（5）及时复查。顺利返回出发地后，并不意味着可以解除“警报”。若休息之后，疲劳还不见消除，就要去医院做相关检查；若出现血糖波动，更要及时就医。

出差前应做哪些准备工作

因为工作的需要，长途出差是许多糖尿病患者经常遇到的问题。糖尿病患者出发前最好先去一趟医院，检查血糖情况能否胜任长途跋涉，让医生提供些必要的旅行指导。

单独出行时，千万不要忘记携带糖尿病治疗卡，应在卡上写明自己的姓名、住址、住宅电话、所患糖尿病类型、正在使用的降糖药名称、剂量等；若发生紧急情况，医生可及时进行治疗。还可多带些备用品，比如口服降糖药、胰岛素、注射器、针头、血糖测试纸条等。

若是出国旅行，购买胰岛素时要注意当地胰岛素浓度是不是与国内的一样，切忌将胰岛素浓度搞错。另外，还应携带一些治疗恶心、呕吐、腹泻、发热等症状的药物，并且要按时用药。

若条件允许，患者应随身携带血糖监测仪，坚持监测血糖；为预防低血糖的发生，应随身携带几块水果糖，当出现心慌、出冷汗、手抖、头晕、四肢发软等低血糖症状时及时服用。若服用后低血糖症状仍不能改善，应尽快到附近医院就诊。

开车旅行时的注意事项

上路前要先测血糖，确定血糖是否在正常范围之内或稍高些。若低于正常值，要先吃些点心，过 10 分钟后再测 1 次血糖，只有等血糖在正常范围之内（3.3 ~6.1 毫摩尔/升）才可上路。

（1）开长途车时，沿途要多次靠站休息，建议每 2 小时休息、测 1 次血糖，若发现血糖过低，要进食点心后再继续行进，建议每小时进食 10 克糖类食物，如 2 片苏打饼干、1 杯低脂奶或 1 个橘子。

（2）要携带糖尿病识别卡，可以以手环、项链、钥匙等方式佩带，或将卡片放在随身的衣服口袋里。

（3）注意先兆。行车时出现头昏眼花、头痛、疲倦、颤抖、出汗、饥饿、想睡觉、胡言乱语、滔滔不绝、耳鸣或四肢麻木等任何一种症状时，应立即靠边停车测血糖，绝对不要拖到下个休息站或等回家后再测血糖。

若测定的血糖低于正常值，应补充能快速吸收的糖类食物如果汁、糖果或葡萄糖胶。吃完点心后等症状完全消失（20～25 分钟）才可继续开车上路。长途开车旅行，最好有伴同行，以便换人开车。另外，出发之前一定要告诉同伴低血糖的症状有哪些及如何应对等。

（4）酒后不开车。饮酒会影响一个人的判断力、视力和反应等。对糖尿病患者而言，酒后开车更是危险。因为酒精会降低血糖，低血糖症状加上酒精的麻醉作用会带来意外的危险。

（5）经常休息。有神经病变或血液循环不良的糖尿病患者，长时间坐在车内会发生问题，而且开车时间太长会引发“公路睡眠”，使你的警觉性降低。所以要经常停车休息，活动身体或换人开车，不要一口气就开到目的地。

旅游时需要做的准备

糖尿病患者外出旅行时，原有的生活规律被打乱，血糖可能会发生变化而不易控制，因此要在旅行前充分考虑到可能发生的变化，在心理上、物质上都做好应变准备。糖尿病患者在旅游时需要做以下准备：

（1）旅行前最好做必要的体格检查，并征求医生的意见。

（2）安排好旅程表、作息时间，尽量使旅游生活（用餐、用药及运动量等）按照平时的方式。

（3）要将胰岛素放在隔热旅行袋中保存，到了驻地及时放入 4℃ 冰箱中保存。

（4）为预防在旅行中发生低血糖，应准备一些糖果或果汁。

（5）带有足够的治疗用药，包括胰岛素、口服降糖药及其他必需的药品；注射胰岛素的患者要带好注射、消毒用具。

（6）带好血糖监测工具，做好血糖监测。

（7）最好写日记，记录身体的感觉和血糖监测结果。

（8）旅游中的服装要休闲舒适，特别是鞋要轻便、松软，鞋底不能太薄。

（9）注意劳逸结合，避免过度疲劳。

（10）一定要带全足部护理所需的东西，如乳液、指甲剪和棉毛袜等。

（11）旅游要结伴而行，并且带好写有自己病情、急救时的联系方式等的患者卡片，以备急用。

（12）带上其他平时旅行用的药品，如硝酸甘油、抗生素、止泻药、抗感冒药、防暑药等。

乘坐长途飞机要注意哪些内容

现在交通发达，乘飞机旅行已经变得非常普遍了。糖尿病患者乘长途飞机旅行时要注意以下几点：

1. 询问飞行公司药品携带的有关规定

不同的航空公司（特别是国外的公司）对药品携带会有不同的规定，如很多航空公司要求药品有生产厂家的标签，最好提前问清楚。

2. 多饮水

在上飞机前或在飞行途中应多饮水，建议每小时饮一杯无酒精饮料，最好是矿泉水。

3. 随身携带医生的处方

出行前请医生将所用的药物和物品写在处方上，并放在随身携带的包里，保证安检时能随时出示，或在行李丢失时使用。

4. 提前到达机场

因为糖尿病患者常需要出示与所用药品及注射器等设备有关的处方，建议提前到达机场。

稳定病情，享受异国风情

近年来，随着社会的发展，国与国之间的交往日益广泛，到国外旅游，饱览异国风光，已经成为轻而易举的事情了。对于糖尿病患者来说，出国旅行要注意以下几点，同样可以享受异国风情。

（1）请你的医生推荐一位旅游当地医生或通过朋友联系一位当地医生。

（2）如果你需要在国外购买胰岛素，请与胰岛素生产厂家联系，最好出示你所使用胰岛素的样品。

（3）请医生写一个简单的病情介绍，证明你有糖尿病，现阶段正使用哪些药物治疗。如果你还有其他健康问题需要药物或其他特殊设备治疗，也请详细列出，一旦出现紧急情况，便于当地医生了解病情。

第三节 四季降血糖的关键事宜

一、糖尿病患者春季注意事项

阳春三月，万物复苏，糖尿病患者在春季该注意什么?

1. 饮食、运动勿放松

冬季天气寒冷，人活动量少，是容易长胖的季节，其间又有春节，很多糖尿病患者的体重就在“多吃少动”中增加不少，到了春季应重视饮食的控制和运动。

2. “春捂”防流感

冬、春季节流行性感冒易发，糖尿病患者抵抗力弱，容易着凉感冒，引起感染，从而造成血糖控制难度加大，病情加重。所以，糖尿病患者应严格遵循“春捂”原则，不能突然骤减衣服，要注意保暖，当天气变化时，要及时增减衣服。部分抵抗力差的糖尿病患者，必要时可考虑接种流感疫苗。

3. 足部护理很重要

春季天气渐暖，平时脚汗较多的人容易患足癣。由于糖尿病患者多有血管病变和神经病变，足部皮肤的小破损或癣病均可能发展为溃疡，甚至发展为坏疽导致截肢。糖尿病患者应穿着宽松的棉袜和棉布鞋，并每天检查足部，每日换洗袜子。如发现皮肤破损，千万不要自行处理，应尽早去医院就诊。

踏青游玩的注意事项

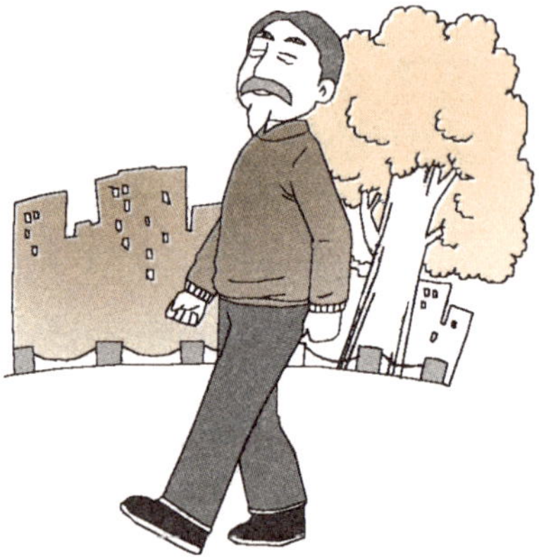

春暖花开，人们外出踏青，一方面可呼吸新鲜空气，另一方面可愉悦精神、锻炼身体。糖尿病患者的春季踏青日程安排最好按平时的作息时间，定时定量进餐，饭后半小时至1小时开始运动，或步行，或爬山。要随平时用药多少，或事先减少药量，或增加一定量的主食，以避免低血糖的发生。妥善保管好携带的降糖药物或胰岛素，以避免药物失效，随身携带糖尿病卡，一旦发生意外，可马上得到救治，别忘了带上充足的水。春季是各种传染病流行的季节，过度疲劳会使机体抵抗力下降，易合并感染，因此各种活动要适当而有节制，量力而行，避免过度疲劳。外出踏青时衣着一定要舒适，春季气温多变，要注意保暖，避免着凉感冒，鞋袜一定要柔软合脚，避免足部损伤。别忘了随身带上尿糖试纸或血糖仪，随时监测血糖、尿糖，以随时调整药物。

春季防病讲卫生

春暖花开，万物复苏，处处充满生机，许多病毒、细菌、微生物也进入了繁殖期，易流行各种传染病。

糖尿病患者由于自身血糖较高，一方面会促使病毒细菌繁殖，另一方面会降低自身的抗病能力，加之血管、神经等并发症，更易感受各种疾病：呼吸系统感染易患肺炎；上呼吸道感染易并发肺结核；泌尿系统感染易患肾盂肾炎和膀胱炎；皮肤感染多呈化脓性，如多发性疖肿、坏疽等；女性易患会阴部真菌感染；其他如牙周炎、肝脏系统感染、糖尿病足感染、毛霉菌病、恶性外耳道炎，严重者可致败血症。糖尿病患者易被感染，而感染又可引起严重后果，因此我们必须积极预防和治疗糖尿病，纠正糖代谢紊乱，增强机体抵抗力。另外不可忽视的是要搞好个人和环境卫生，女性尤应注意外阴的清洁，要注意口腔卫生，养成早晚刷牙、饭后漱口的良好习惯，经常开窗通风，少去公共场所，这样才能做到防患于未然。

春季谨防感冒

春天，天气渐暖，阳气升发，也是细菌、病毒等微生物开始繁殖和易于传播的季节。糖尿病的发病与感染密切相关，当机体受到病毒感染，新陈代谢加快，对胰岛素的需要量剧增，会引起糖代谢严重紊乱，促使病情恶化或复发。

糖尿病患者都有这样的体会，感冒后血糖波动很大，原来控制较好的血糖水平会突然上升，不适症状也随之而来。另外，糖尿病患者抗病能力较差，感冒后机体无力祛邪，比正常人更难治愈，往往一拖就是几周，甚至一两个月。特别是感冒引起的血糖上升不易恢复，某些并发症接踵而来，如神经病变、视网膜病变、微血管病变、心血管病变等，造成难以逆转的后果。

因此，糖尿病患者要严防感冒。平时要保持居室内空气流通，在感冒流行期间，不去人多拥挤的公共场所，外出时要戴上口罩，并注意随气温变化及时增减衣服。同时，还可通过冬令进补、穴位按摩等方法，增强体质，减少或预防感冒的发生。

春季健康指标检查很重要

到了春季，糖尿病患者首先要进行体检，对身体情况做个盘点。一般医生建议糖尿病患者检查糖化血红蛋白、血脂和血压。

在冬季，天气寒冷外出不便，很多糖尿病患者“懒”得去医院看病。所以，到了春季，糖尿病患者首先要进行体检，对身体情况做个盘点。

医生建议，糖尿病患者需检查糖化血红蛋白，因为它能反映整个冬季的平均血糖水平。若其数值小于6.5%，则说明血糖控制得不错；如果未达标，则要考虑调整治疗方案。同时，还需检查血脂，特别是“坏”胆固醇——低密度脂蛋白胆固醇，如超过2.6毫摩尔/升，则要引起患者的重视。若血脂升高，须在医生指导下服用降脂药物。合并有高血压的糖尿病患者，在天气转暖的时候，要经常测量血压，以控制在130/80毫米汞柱以下为宜，如果高于这个标准，则要考虑在医生的指导下调整降压药的剂量。

调整生活起居，安然度夏

中医认为糖尿病以阴虚燥热为本，在夏季许多患者会表现出五心烦热（即手足心热、胸中烦热感），周身热甚，因此注意散热尤为重要。为防中暑，可经常用温水冲身，不可用冷水洗澡，以免毛孔闭塞，热气不易散发；避免阳光直晒，居处务必阴凉干燥，但应远离空调；穿着要吸汗、透气性好，以利于热气散发。

夏季水果大量上市，一定要抵御水果的诱惑，以免加重糖尿病。夏季出汗较多，血液浓缩，若在饮食上不加以控制，致使血糖升高，极易诱发高渗性昏迷。

患者在夏季出汗较多，一定要注意及时补充水分。但不可贪凉，以免损伤肠胃，切不可喝含糖饮料，以免诱发高血糖，一般以温开水为宜。

患者在夏季一般食欲较差，但不可随意减少主食，尤其是应用胰岛素的患者。夏季尤当随时监测血糖、尿糖，在主食相对固定的情况下，依据血糖、尿糖随时调整用药，尽量使血糖保持平衡，以免血糖波动过大而产生各种急、慢性并发症。

患者在夏季室外活动较多，要注意运动时间和运动量，不可过度，以免失水过多而加重病情，不可过度锻炼，以免发生低血糖。

总之，夏季要注意保养，调整好饮食、运动、生活起居，安然度过夏天。

谨防空调“吹”出高血糖

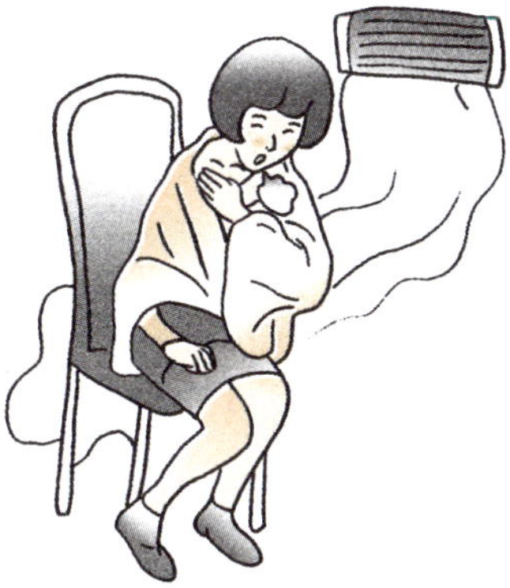

糖尿病可使机体中许多器官代谢失调，体质变弱，抵抗力变差，而高血糖又有利于细菌或病毒的繁殖，组织对外来刺激反应能力下降，容易招致感染。

夏季室内多设有空调，一方面室内空气不易流通，另一方面寒冷刺激会使体内交感神经处于兴奋状态，肾上腺素分泌增加，促进肝糖原分解，在胰岛素分泌正常的情况下促进肌肉细胞摄取葡萄糖以产热，而糖尿病患者胰岛素不足，肌肉摄取葡萄糖能力减弱，导致血糖升高，同时身体产热不够，耐寒能力下降，本身抵抗力就差，室内空气又不好，易引发感冒，尤其开着空调睡觉时更易着凉，使血糖升高，甚至诱发酮症酸中毒。故糖尿病患者在夏季应远离空调。

治病降糖，夏季最佳

夏日炎炎，对患有糖尿病的人来说，却是治疗的最佳时机。在一般情况下，冬季人体的血糖要比春秋高，而夏季是一年中人体血糖最低的季节。一些轻度糖尿病患者一到夏季，血糖就趋于正常。夏季天气闷热，人们普遍食欲不振，往往转为摄取清淡的食物，而清淡的食物含糖量少，不失为一种饮食疗法。而且夏季炎热，人体的能量消耗较大，体内的新陈代谢旺盛，相对消耗的血糖也多。所以，在夏季血糖检查结果总是偏低，尤其是患有糖尿病的人更是如此。

大家知道，糖尿病的发生主要是体内胰岛素分泌不足引起的。相关医学专家研究发现，人体在夏季对胰岛素的敏感性增高，促进胰岛素的分泌量比其他季节多，这也是夏季血糖偏低的重要原因。夏季是一年中血糖最低的阶段，也就是说，血糖离正常值最近。不过，这一点也容易引起糖尿病患者的误解，认为血糖下降了，可以减服降糖药，这或许是许多糖尿病患者的血糖长久降不到正常值的一个重要原因。夏季血糖稍有下降，是上述多方面因素的协同作用，在这种情况下，切不可盲目减药，有时还可稍加剂量，以求血糖完全降至正常一段时间后，再考虑减药。对于注射胰岛素的糖尿病患者，可在夏季停用胰岛素，改为口服降糖药，免受皮肉之痛苦。但是，这一切都应由医生来决定。

总之，夏季是天然降血糖的时节，糖尿病患者应抓紧治疗，这样既有利于疾病的康复，也可以推迟并发症的出现。

夏季要注意防暑降温

夏日炎炎，出汗较多，腠理开泄，糖尿病患者在防暑降温的同时，要保证不受风寒湿邪的侵袭。睡眠时不要让风扇对着头部直吹，更不宜夜晚在户外露宿。待在有空调的房间，不宜让室内外温差过大。纳凉时不要在房檐下、过道里，应远离门窗之缝隙。可在树荫下、水榭中、凉台上纳凉，但时间不要过长，以防贼风侵袭而着凉感冒。衣服被汗沾湿后要及时洗澡更衣，否则湿衣着身，影响散热，回冷后又容易着凉，引发感冒，加重病情。

每日洗1次温水澡，不仅能洗掉汗水，使皮肤清爽，消暑降温，而且对糖尿病患者来说，是一项值得提倡的健身措施。因为温水冲洗时的水压及机械按摩作用，可使神经系统兴奋性降低，体表血管扩张，血液循环加快，肌肤和组织的营养增加，肌肉张力降低，从而消除疲劳，改善睡眠，增强抵抗力。没有条件洗温水澡时，用温湿毛巾擦身也能起到相应作用。

糖尿病患者如何过秋

金秋时节，是收获、快乐的季节，但早晚温差大，也是各种疾病的高发季节，糖尿病患者一定要注意防范疾病的发生。

1. 预防秋燥，不容忽视

秋季气候干燥，气温逐渐降低，湿度逐渐减小，人的皮肤黏膜水分蒸发加速，因此糖尿病患者要及时补充水分，以维持水代谢平衡，平时要多喝水或淡茶等，并注意少量多次。少吃辛辣油腻厚味之品，以防加重秋燥症状。

2. 保护手足，自秋而始

秋冬季气候干燥，人的皮肤容易因缺水而皲裂。糖尿病患者可选择适合自己皮肤的润肤霜，不宜使用含甘油的护肤品，因为甘油会使皮肤脱水。每天洗足后，应涂抹含维生素 E 的保护膏，并按摩足部 15 ~ 20 分钟。

3. 预防感冒，适时增衣

秋冬交替季节昼夜温差较大，是各种疾病的多发季节，应特别注意预防感冒等疾病。因为糖尿病患者的免疫力较低，容易感冒。感冒对人体而言是应激因素，会刺激体内的应激激素升高，从而引起血糖的升高；若处理感冒不当，可引起糖尿病酮症。因此，一定要根据气候变化增减衣服，预防感冒。

4. 享受美食，适可而止

到了秋季天气不再炎热，食欲会大大增加。但对于糖尿病患者来说，无论什么时候，控制饮食都是第一位的。可食用百合、银耳、莲子、芹菜等润燥益气、健脾补肝的蔬菜，但要注意多食温食，少食寒凉之物，以颐养胃气。

5. 积极运动，量力而行

糖尿病患者最适宜的运动是散步，打羽毛球、登山也是不错的选择。运动应选在餐后 1 小时为宜，不宜空腹运动；锻炼应达到适当强度，一般以脉搏不超过 110 次/分，感到轻微出汗，略有气喘为好；每次运动的时间因人而异，最初半小时就可以了，以后逐渐增加，还要注意“持之以恒，贵在坚持”。糖尿病患者运动前后应监测血糖。运动时，应带上足够的饮用水，穿上质量好的运动鞋，要选择平坦的大路，或者有良好防护的台阶。运动结束后，应立即脱鞋，仔细检查足部是否有损伤。

防秋冻，防感染

民间有“春捂秋冻”的说法，意在秋凉时不可马上增加衣服，可适当地冻一下以锻炼自己的御寒能力，为适应寒冷的冬季作准备。春天气候多变，乍暖还寒，不宜马上减少衣服以免受寒。这本是人们适应自然气候的一种做法，但糖尿病患者较具特殊性，应随时依据天气变化增减衣服。这是因为长期或间断高血糖使血浆渗透压升高，抑制白细胞的吞噬能力，导致机体抵抗力下降。

糖尿病患者尤其伴糖尿病酮症酸中毒时，机体代谢严重紊乱，机体多种防御功能产生缺陷，对入侵微生物的反应包括中和化学毒素、吞噬功能、细胞内杀菌作用、血清调理素和细胞免疫功能均受到抑制，从而使患者极易受感染，且感染严重，并且糖尿病常并发血管神经病变，导致微循环障碍，局部血供较差，组织氧浓度降低，影响局部组织对感染的反应，还有利于厌氧菌生长，易引起组织坏死和坏疽。寒冷可引起血管痉挛，使血流缓慢，诱发心脑血管疾病，寒冷还可使血糖升高加重糖尿病病情，所以说糖尿病患者不宜秋冻。

防秋燥的具体做法

秋季风大雨少，中医认为秋属“燥气当令”；而糖尿病患者多为阴虚燥热之症，对秋燥的反应更强烈。因此，糖尿病患者在秋季应注意补充水分，防止秋燥。

具体做法是，常喝开水、淡茶、果汁饮料、豆浆、牛奶等流质性食物，少量多次，以养阴润燥、秋燥最易伤人的津液，而多数蔬菜性寒凉，有生津润燥、清热通便之效；蔬菜所含的大量水分能补充人体的津液，所含的维生素 B 族、维生素 C 及矿物质、纤维素，可改善秋燥造成的不良影响。另外，吃些蜂蜜、百合、莲子等清补之品，可顺应秋天的清肃之性。注意少吃辛辣、煎炸、热性食物，如韭菜、大蒜、葱、姜、八角、茴香等食物和调味品。煎炸的食物，如炸鸡腿、炸里脊、炸鹌鹑等，多吃会助燥伤阴，患者最好少吃或不吃。

糖尿病患者如何过冬

冬季是心脑血管疾病高发的季节，因为寒冷会刺激交感神经，使体内儿茶酚胺类物质的分泌量增加，可使血糖升高、血小板聚集、冠状动脉痉挛，使冠心病症状加重、诱发心绞痛等。

为平安度过冬季，糖尿病患者应该注意以下几点：

（1）提前做好御寒准备，随时注意天气变化。在冬末至春初时节冷空气袭来时，及时添加衣服，注意保暖。

（2）减少外出活动时间，避免到人多的地方，预防呼吸道感染。

（3）勤洗澡，勤换衣，保持皮肤的清洁卫生，遇皮肤破损、疖痈、毛囊炎应及时治疗。

（4）避免情绪激动，不可过度劳累。

（5）积极治疗慢性咽炎、鼻窦炎、支气管炎，以消除发生肺炎的隐患。

（6）节制饮食。冬季气温下降，人体出汗减少，各种消化液的分泌增加，食欲大增，应在医生的指导下制订科学的食谱。

（7）注意护脚。每晚用40℃左右的温水泡脚30 分钟，有助于防寒保暖及改善局部血液循环。积极治疗足癣，避免皮肤破损导致感染。

（8）适当运动。可根据年龄及健康状况，适当地参加慢跑、散步、打太极拳、舞剑等运动，提高机体的耐寒和抗病能力。

冬季防流感的注意事项

流感是冬季里对糖尿病患者危害最大的疾病。冬季寒冷，当人们抵抗力下降时易诱发上呼吸道感染，糖尿病患者较正常人更易感冒，这是因为高血糖环境利于细菌繁殖；高血糖使血液渗透压升高，抑制白细胞的吞噬能力，使机体对细菌的抵抗能力降低；糖尿病多伴有蛋白质分解加快、合成减少，使免疫球蛋白生成能力减弱；T 细胞、胰岛 β 细胞和抗体数量减少，使免疫功能低下；加之寒冷时，肝糖原分解增加，血糖升高，而由于胰岛素缺乏，周围肌肉组织不能有效摄取葡萄糖产热，致使耐寒力下降。

以上诸种因素决定了糖尿病患者冬季易患感冒。那么如何防治感冒呢？关键还是要先控制好血糖，尽可能改善利于细菌生长和影响免疫功能的内环境，同时注意保暖，避免寒冷刺激，循序渐进地加强体育锻炼，以增强体质。注意室内通风，避免去公共场所，遇到周围有感冒者，先服板蓝根冲剂等加以预防，一旦感冒，积极治疗，以免引发肺炎。并要及时到医院检查以排除发生肺炎的可能。

糖尿病患者冬季如何护肤

在干冷的冬季，许多老年患者的手脚皮肤会干裂，到晚上又痒又痛。还有的患者没有注意足部保暖，出现冻伤。对糖尿病患者而言，皮肤的任何一点破损都可能导致严重感染，甚至一发不可收拾。因此，皮肤保护应成为每位患者必须重视的任务。比如做家务时，最好戴上橡胶手套；平时用肥皂洗手后，应涂抹适量润肤油；老年患者每周洗两三次澡就可以了，每次 10 ~ 15 分钟，沐浴液应选择温和滋润型的，尽量少用肥皂，也不要用粗糙的浴巾使劲搓皮肤；每天用热水泡脚可起到一定的健身效果，但水温不宜超过 40℃，5 ~ 10 分钟即可，洗后一定要仔细擦干；穿保暖、宽松、柔软、防滑的鞋子，如果感到足冷，可使用空调或添加衣物，不要用电暖气、热水袋取暖，以免烫伤。

使用电热毯的注意事项

很多糖尿病患者在冬季使用电热毯取暖，尤其是在南方。糖尿病患者因体质虚弱，使用电热毯时易引起脱水和皮炎。使用电热毯应注意以下事项。

（1）电热毯不要直接与人体接触，上面应铺一层被单和毛毯。

（2）通电时间不宜太长，一般睡前通电加热，在快入睡时关掉电源。

（3）使用电热毯的当天，应适当增加饮水量。

（4）有过敏体质的人应尽量不使用电热毯，在使用时如出现过敏应立即停用。

（5）患了电热毯皮炎，可口服氯苯那敏等抗过敏药。

（6）使用电热毯时若出现唇干、口燥、脱水现象，可先饮温开水，若不好转，应及早到医院就诊。

冬季如何晒太阳

在寒冷的冬季晒太阳，不仅给人以温暖，而且还可以促进血液循环和新陈代谢，增强人体免疫力及对钙和磷的吸收，有助于血糖的控制。阳光中的紫外线有很强的杀菌能力，细菌和某些病毒在阳光下晒半小时或数小时就会被杀死（结核杆菌在阴暗潮湿的环境中能生存几小时），对糖尿病患者的皮肤有镇痛、消炎作用。

晒太阳还能使人体内的维生素 D 生成增多，促进骨质的钙化和生长。但过度晒太阳又会使人变得反应迟钝，诱发皮肤病。盛夏不宜暴晒，冬季也不是晒太阳越多越好。一般应选择上午 10 时前或下午 3 时后的“黄金时段”，每天坚持晒太阳 30 ~ 60 分钟。老年人宜选择“九点钟日出”后的半小时开始晒太阳，此时，空气湿润又新鲜，阳光温暖又柔和。

第四节 糖尿病的多种误区

糖尿病是吃糖引起的

有不少人认为“糖尿病就是吃糖引起的，如果不吃糖自然就不会患糖尿病了”，其实这种认识是错误的，患糖尿病的原因绝不仅限于此，其主要因素如下：

1. 遗传因素

糖尿病是遗传性疾病已被公认。国内外的资料表明，糖尿病患者亲属中的糖尿病患病率显著高于普通人群。2 型糖尿病的遗传因素更明显，父母患糖尿病的，其子女约一半患有糖尿病。2 型糖尿病的基因遗传占主导地位，其遗传方式可能是常染色体隐性遗传，并且是多基因遗传（体内存在两个或两个以上的致病基因），把异常基因传给下一代，使后代具有糖尿病易感性，在遇外因，如肥胖等情况下，就会发生糖尿病。

2. 环境因素

环境因素对 2 型糖尿病发病也影响很大，特别是肥胖者或采取西方生活方式的人易患 2 型糖尿病，如营养过剩，进食高脂肪、低糖类饮食和体力活动减少等因素。有 60％～80％的 2 型糖尿病患者都有体重超重或肥胖的历史。

病毒感染是 1 型糖尿病的重要环境因素。具有 1 型糖尿病易感性的人如果感染了肝炎、心肌炎、腮腺炎及柯萨奇 B_4 病毒后，病毒可直接侵犯胰岛 β 细胞，使之发生急性炎症、坏死而丧失功能；或病毒长期滞留在 β 细胞内，激发自身免疫系统，从而引起体内 β 淋巴细胞产生抗胰岛细胞抗体，这种抗

体使胰岛 β 细胞损伤破坏，造成胰岛素合成减少，胰岛素缺乏，引发 1 型糖尿病。但 2 型糖尿病一般不会因病毒感染引起，它可使隐性糖尿病成为显性，使化学性糖尿病转化为临床糖尿病。

3. 自身免疫

糖尿病患者常伴有内分泌和自身免疫性疾病，例如甲状腺功能亢进症、甲状腺炎、周期性瘫痪、重症肌无力及恶性贫血等。由于病毒感染严重，特别是柯萨奇 B_4 病毒、巨细胞病毒等使胰岛组织及 β 细胞产生炎症并坏死，引起自身免疫反应。在自身免疫反应的作用下，胰岛细胞被大量破坏，使胰岛素分泌加速减少，诱发 1 型糖尿病。在 1 型糖尿病患者血中可检出胰岛细胞抗体，如胰岛细胞膜、细胞核、胞质中抗体等，这些均可证明 1 型糖尿病的发病与自身免疫关系重大。

以上所述各因素均与吃糖无直接关系，人们不必惧怕吃糖。当然这是对没有糖尿病的人和非肥胖者而言，若是肥胖者就应该注意少吃糖了，以远离糖尿病。

糖尿病不会遗传

有人认为糖尿病不会遗传，其实，糖尿病是有遗传性的，糖尿病患者的子女肯定比非糖尿病患者的子女容易患糖尿病。如果父母双亲都是糖尿病患者，那么子女患糖尿病的机会更大。1 型和 2 型糖尿病均有遗传倾向。它们遗传的不是糖尿病本身，而是糖尿病的易感性，易感性使这些人比一般人容易患糖尿病。

1 型糖尿病往往是由于病毒感染所致，与个体相关，遗传性比较小。2 型糖尿病目前被认为有多重发病因素，遗传是其中之一，遗传概率要比 1 型更大一些。但这并不是说糖尿病患者的子女就一定会患糖尿病。研究表明，即使父母均为 2 型糖尿病患者，其子女的糖尿病患病率也不超过 20%。糖尿病有遗传倾向，但可以预防。糖尿病和遗传因素有关，但在很大程度上是取决于环境因素的，比如运动少、营养过剩、生活压力增大等。因此，平时改善生活方式，如健康饮食、合理运动、减轻压力等，都可以减少或避免糖尿病的发生。

消瘦者不会患糖尿病

人们经常会说，肥胖者易得病，消瘦者就不得病。别的病暂且不说，就以糖尿病来说，真的是这样吗？先让我们看一项调查再说吧。

1993～2004 年，日本的研究人员收集了 13 万名人士的健康状况资料，这些人包括 4 万名男性与 9 万名女性，并且所有参与者都没有患糖尿病。研究期间，在 60～79 岁的参与者中，体重指数（BMI）较高的参与者糖尿病的发病率较高，而体重指数低于 18.5（BMI 较低）的人糖尿病的发病率也较高，并且，竟然比 BMI 为 18.5～24.9（BMI 正常）的人高出 30%。

从这个调查中我们可以看出，并不是身体消瘦就不会患糖尿病；相反，身体过于消瘦的人患糖尿病的概率会比正常人高很多。

消瘦分两种情况，一种是本身体型就瘦，还有一种是由于已经患有糖尿病，因病而导致身体消瘦。本身体型就瘦的人，如果有不良的生活习惯，经常吸烟、酗酒，身体营养水平差，就会影响或减少胰岛素分泌，最终引发糖尿病。另外一种由于糖尿病而导致的身体消瘦，由于人体所需的葡萄糖不被吸收，大量排出体外，只能靠消耗机体的脂肪来维持正常的生理需求，这样长期下来就会造成体重下降，身体消瘦。

所以，消瘦者不会患糖尿病的说法是不正确的。要想远离糖尿病，任何人都应该养成健康的生活习惯，积极参加体育锻炼，保持乐观心态。在出现不明原因的体重下降时，应及时到医院进行检查，以确保身体健康。

饮水要适量

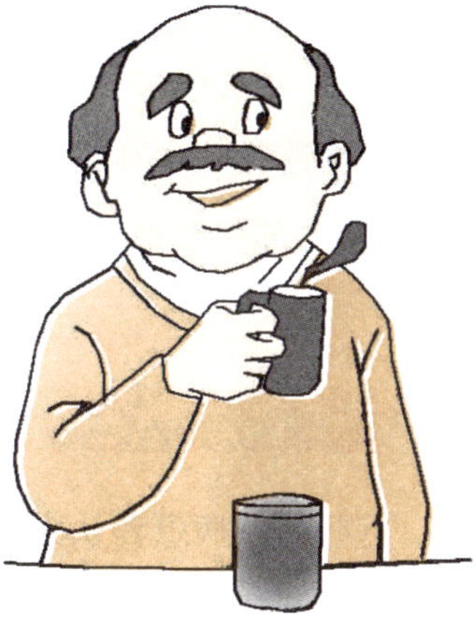

糖尿病患者有一个很典型的症状就是容易口渴，而口渴就需要多喝水。其实多喝水对糖尿病患者有很大的好处，而有些患者认为多尿是由于多喝水引起的，所以认为应该控制喝水。这种观点完全错误。糖尿病患者血糖高，血液经过肾小球滤出形成尿液，但是肾小管不能对水分充分重新吸收，使尿量增多，导致多尿现象。而喝水是体内缺水的表现，是人体的一种自我保护性反应；因为多尿，人体的水分大量流出，容易出现缺水现象，所以患者应该注意补水，不要等有了口渴的感觉时才喝水，而是要随时注意补水。控制喝水不仅对治疗糖尿病不利，反而会加重糖尿病病情，可促发酮症酸中毒或高渗性昏迷，是非常危险的。

喝水不仅不会给糖尿病患者带来坏处，反而因为水分的加入，对血液起到了稀释作用，能够降低血糖，同时还能加速体内代谢毒物的排泄，降低血液黏稠度，防止心肌梗死、脑卒中等心脑血管疾病的出现。另外，喝水还可以起到预防糖尿病酮症酸中毒的作用，酮症酸中毒时更要大量饮水。喝水还能加快血液循环，对老年患者起到预防脑血栓发生的作用。

降糖药越贵越好

经常遇到这种情况：糖尿病患者找到医师说：“大夫，给我开点儿最好的降糖药吧，我不在乎钱。”实际上，各种口服降糖药只有用的合适不合适，而没有绝对的好坏。对一个药的评价，不外乎疗效如何？副作用大不大？服用是否方便？价格是否合理？从这些角度来看，每种药都有它的优点和缺点。比如说，降糖作用强的，引起低血糖的危险就大；不容易引起低血糖的，降糖作用较弱或者药物作用时间较短；另外双胍类药物能够抑制食欲，这是它的“正作用”，但是如果这种药物所引起的食欲下降过于明显，以致到了恶心、呕吐的地步，这也就成了它的副作用。所以，患者和医师共同寻求的应该是药物选择的合理、正确，而不应奢求一种对任何一位患者都合适的“好药”；也不能轻率地认为“便宜没好货”“一分钱一分货”，以价取药。

是药就有三分毒

有些糖尿病患者认为“是药就有三分毒”，因为担心长期用药对肝肾会产生损害，就放弃必要的药物治疗。

事实上，这种做法并不科学，只要严格掌握药物适应证，在规定的范围内使用，应该是比较安全的。副作用也仅见于个别患者，往往在停药后即可消失，不会给人体带来严重的伤害。而如果仅因为副作用而停止用药，将不利于人体健康。长期高血糖与药物的副作用相比，前者对人体健康的影响大得多。

需要特别指出的是，药物一般要经过肝脏代谢而失活，并经过肾脏排泄，肝肾功能不全的患者因为药物代谢及排泄障碍，药物原形和代谢产物在体内因缓慢积聚而加重肝肾负担，这样会影响肝肾功能，因此，肝肾功能不全者用药须格外小心，应尽量选择对肝肾影响小的药物（如格列喹酮、瑞格列奈），或换用胰岛素治疗。

糖尿病可以根治

目前糖尿病仍然是一种病因不十分明确的疾病，可能的病因很多，也很复杂，尚无根治措施。采用饮食、运动、药物等综合疗法只能有效地控制病情，并延缓糖尿病及其并发症的进展。

有些糖尿病患者的病情很轻，经过一段正规治疗，血糖可以降至正常，甚至不用药也可以将血糖维持在正常范围。但这并不说明糖尿病已被治愈，如果放松治疗，糖尿病会卷土重来。因此，就目前而言，糖尿病是一种需要终身防治的疾病。虽然糖尿病不能根治，但只要患者坚持治疗，糖尿病是可以控制的。糖尿病本身并不可怕，可怕的是其各种并发症。

所以糖尿病患者只要坚持长期治疗，与医生密切配合，稳定控制血糖，就可以防止或延缓糖尿病慢性并发症的发生和发展，从而达到健康与长寿的目的。

中药可以根治糖尿病

糖尿病是一种慢性终身性疾病，无论是西医还是中医，目前都没有根治糖尿病的有效方法，至于有些广告、媒体中宣称的“中药能根治糖尿病”，纯属虚假宣传，切勿盲目轻信。

长期高血糖是导致糖尿病慢性并发症的主要因素，但就降血糖效果而言，中药远不及西药，用中药来降低血糖并不是最好的方法。不可否认，中药在治疗糖尿病慢性并发症等方面具有一定的辅助作用，因此，糖尿病治疗应中西医结合。

保健品能替代降糖药

目前，市场上治疗糖尿病的方法主要有两种，即口服降糖药和注射胰岛素。很多患者认为经常性服用降糖药或胰岛素会带来不良反应，引起药物的依赖性，因此，对于医生开的药物就自作主张地不吃或减量吃，私自去购买一些号称“中药成分，具有明显降糖作用”的保健品来代替药品治疗。

事实上，到目前为止，还没有特效降糖中药。中药防治糖尿病的优势在于预防并发症，如果听信一些保健食品的夸大宣传，服用虚假保健品，可能会引起低血糖、酮症酸中毒等不良反应。

保健品不同于降糖药，千万不可把保健品当成降糖药来吃，它不能起到调节血糖的作用，只能在一定程度上改善高血糖患者的口味，提高患者的生活质量。某些保健品所夸大宣传的有多种疗效或能“根治”“治愈”“完全替代药物和胰岛素”，这些都是不能轻信的。

糖尿病患者必须坚信在治疗糖尿病过程中，降糖药的作用是不可被取代的，一定要根据病情的发展，及时地进行药物治疗，切记任何品牌和功能的保健品都不能充当降糖药物来控制血糖。

只能吃“无糖”食品

市场上很多“无糖食品”或是含糖量达到健康饮食标准的营养膳食受到了糖尿病患者的喜爱，很多糖尿病患者只吃这类食品，拒绝吃淀粉、巧克力、糖果等高糖、高热量食品。

其实，这些所谓的“无糖食品”对控制糖尿病并不一定有什么作用，吃得过多同样会使血糖升高。而且如果这类食品中含有糖醇类原料，还会引起糖尿病患者腹泻。有的患者认为这些食品不在控制的范围内，就不加节制地吃，这种做法是错误的。这些食品虽然标明不含糖或含糖量不超标，但是仍含有热量，吃多了一样会导致血糖升高。

糖尿病一般是由遗传和不良的生活习惯造成的，给糖尿病患者制订的科学饮食其实就是适合所有人的健康膳食，其组成成分上并没有特殊的要求，只是糖尿病患者的进食次数会有所不同。淀粉类食物是健康膳食的重要组成部分，糖尿病患者可以少吃一些土豆、面包等食品，其他含淀粉的食物如谷类、山药、豌豆等都可以成为糖尿病患者膳食的一部分。所以，糖尿病患者最好不要拒绝淀粉、巧克力等高热量的食物，只需吃得适量就可以了。

糖尿病患者不能结婚生子

有些人认为糖尿病患者不能结婚生子，真的是这样吗？

糖尿病患者在良好的血糖控制下，可以维持正常的生长发育，且保持正常的学习和工作能力，享受与正常人同等的寿命，同样也可与正常人一样结婚、生子。但从另一个方面来看，糖尿病患者毕竟不同于正常人，可能有代谢紊乱情形，患者也可能有糖尿病慢性并发症，如果处理不当，可能会引起严重的后果。

糖尿病患者可以结婚，也可以生育，但是要注意以下几点。

1. 配偶的选择

糖尿病除某些因素外，还受遗传因素影响。如果父母双方都有糖尿病，其子女患糖尿病的危险性就会相应地增大，一般不低于5%，所以，应尽量避免糖尿病患者之间婚配的现象；如果对象是正常人，但家族史中的直系亲属有糖尿病的，也最好尽量避免，以减少子代患糖尿病的危险性。

2. 婚前治疗与检查

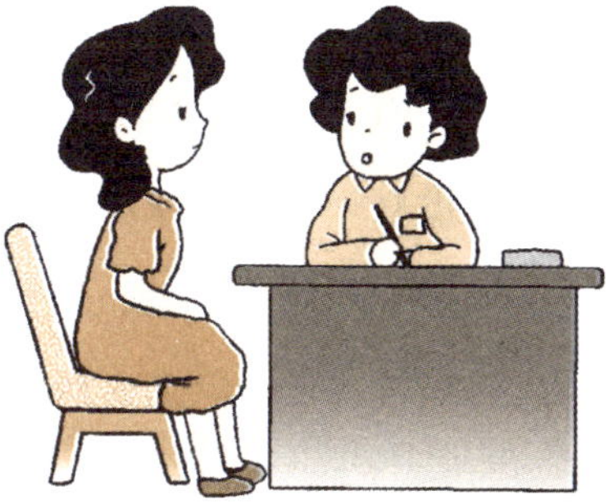

发病于青少年时期的糖尿病多为1型糖尿病，往往病情较重，一般健康状况较差，从而会给婚后生活带来许多问题，甚至影响家庭和睦。因此，在婚前应对糖尿病进行充分的治疗，使健康状况得到充分的恢复。另外，对适合自己的糖尿病治疗方案与方法要熟练掌握，以便婚后继续治疗，以保持病情稳定。再者，患者在婚前要认真进行体检，只有当医生认为糖尿病控制良好，无其他明显的并发症，一般状况良好时才允许结婚。

3. 妊娠时机的选择

婚后如果健康状况良好，病情稳定，治疗方案也较成熟，可考虑生育；否则，不要考虑生育，因为高糖的体内环境对胚胎与胎儿的生长是极为不利的。

4. 宜早生

如果糖尿病患者打算生子，则宜早生，因为随着病程的延长，各类并发症，尤其是肾脏和眼科并发症会加重，因而晚生带来的风险性更大。

因为每一次怀孕和分娩都会给糖尿病患者带来巨大的精神和身体上的负担，并有一定的风险，所以糖尿病患者应尽量避免意外怀孕、流产，减少生产次数。

频繁换药对病情有利

一般说来，药物的使用需要达到有效剂量和一定时间后才能充分发挥药效，如胰岛素增敏剂需要服用 1 个月以上才会达到最佳的降糖效果。许多患者经常出现这样的错误做法，服药没几天，见血糖、尿糖下降不尽如人意，即认为所服的药物效果不佳，于是频繁换药，这样做是十分不正确的。正确的方法是：根据血糖逐渐调整服药的剂量，血糖仍不下降或控制不理想，再换用其他药或联合用药。

用药因人而异是糖尿病治疗的一个基本原则。换句话说，选用药物要个性化，没有一种药物或用药方案适用于所有的患者。许多患者吃药喜欢跟风，一听说某种药效果不错，就买来服用，而把以前自己用的药停掉。这种不顾及自身病情、任意频繁换药的做法是非常不对的。

糖尿病慢性并发症不能避免

糖尿病慢性并发症发病比较隐蔽，能够在毫无知觉中发生，早期尚且可以逆转，而晚期则必受其害，严重危害着人体健康，是防治糖尿病的重点与难点。但是，糖尿病慢性并发症是可以预防的。

糖尿病的慢性并发症与遗传易感性有关，可遍及全身各个重要器官。无论是 1 型糖尿病还是 2 型糖尿病，常伴有动脉粥样硬化性心脑血管疾病、糖尿病肾病、眼部病变、神经病变等，其发生、发展与糖尿病发病年龄、病程长短、代谢紊乱程度和病情控制程度相关。还有研究表明，糖尿病的每种慢性并发症均与糖尿病患者蛋白质糖基化密切相关。因此，采取各种措施，控制调节糖基化过程，可有效预防和减少糖尿病的慢性并发症。

对于已确诊的糖尿病患者来说，预防糖尿病慢性并发症的关键是尽早和尽可能地控制好患者的血糖、血压，避免引发血脂紊乱和肥胖的危险因素。对 2 型糖尿病患者定期进行糖尿病并发症及相关疾病的筛选，了解患者有无糖尿病并发症及有关的疾病或代谢紊乱，如高血压、血脂紊乱或心血管疾病等，以加强相关的治疗措施，全面达到治疗的目标。原则上，1 型糖尿病患者如首次筛查正常，3 ~ 5 年后应每年筛查一次；而 2 型糖尿病患者每年都要筛查一次有无并发症。

总之，通过有效的治疗，糖尿病慢性并发症的发展在早期是可能终止或者逆转的。

血糖正常时，可以立即停药

有人认为，糖尿病患者在血糖水平刚恢复正常时，就可以立即停药。其实，这种认识是不全面的。部分糖尿病患者通过综合治疗可以使血糖得到控制，然而这并不意味着糖尿病已经根治了。如果立即停药，血糖水平很有可能会再次升高。然而也有一部分轻度 2 型糖尿病患者经治疗后，体重恢复正常，胰岛素抵抗可能减轻，如果通过严格的饮食控制及体育锻炼就能使血糖控制良好，可以减少原用药量，或停一段时间的药。

必须注意的是无论是减药还是停药，都是渐进的过程，需要经常监测血糖，坚持饮食治疗和运动治疗。若血糖再次升高，应立即恢复用药。因此，不可在血糖正常后立即减药或停药。

糖尿病患者开车无碍

随着经济繁荣与生活水平的提高，拥有私家车的人不断增多。对于酒后驾车的危险性，人们都有认识，然而对于糖尿病患者开车的危险性却认识不足。

目前，我国对糖尿病患者能否开车还没有明确的规定，但是患者要明白，患糖尿病后，最好避免驾车。尤其在某些特殊情况下，如发生低血糖或者血糖控制不稳的时候，坚决不能开车。这是因为开车时需要精神高度紧张，而糖尿病患者特别是用胰岛素治疗的患者，随时有低血糖的危险。低血糖反应轻者注意力不集中，意识模糊，重者可导致昏迷。另外，糖尿病患者往往并发视网膜病变从而影响视力，显然开车对他们自己及他人的生命安全都是有威胁的。

使用胰岛素后会形成依赖

许多糖尿病患者都担心用上胰岛素后会形成“依赖”。事实上，任何人都离不开胰岛素，胰岛素是我们机体产生的、调节新陈代谢（尤其是糖代谢）所必需的一种生理激素，至于是否需要补给外源性胰岛素，完全取决于患者机体胰岛功能状况。假如胰岛 β 细胞功能完全衰竭，失去分泌胰岛素功能，就必须终生补给外源性胰岛素；倘若患者的 β 细胞尚有功能，哪怕用了胰岛素，等到自身胰岛细胞得到休息及恢复，血糖平稳后，仍可停用胰岛素而改服降糖药。

由此可见，用与不用胰岛素完全取决于患者自身的病情，根本不存在“用了胰岛素就会依赖胰岛素”的问题。有学者主张应尽量早用胰岛素，而不是等待病情严重了再用。这样做有两个好处：一是能够尽可能地保护胰岛 β 细胞的功能；二是有利于控制血糖，有效减少并发症。

所以，使用胰岛素的糖尿病患者不必过分担心，胰岛素是不会让人产生依赖感的。

第三章

全身抖一抖，血糖稳一稳

有人说“全身抖一抖，血糖稳一稳。”是的，运动能够强身健体，减轻体重，促进血液循环和内分泌，改善微循环和胰岛素的功能，有利于糖尿病患者控制和降低血糖。不过，对糖尿病患者来说，并不是随时随地都适合运动，也不是任何运动都可以进行。糖尿病患者要科学有效地运动，要讲究方法，掌握好运动时间和运动量，这样能起到平稳血糖的作用。

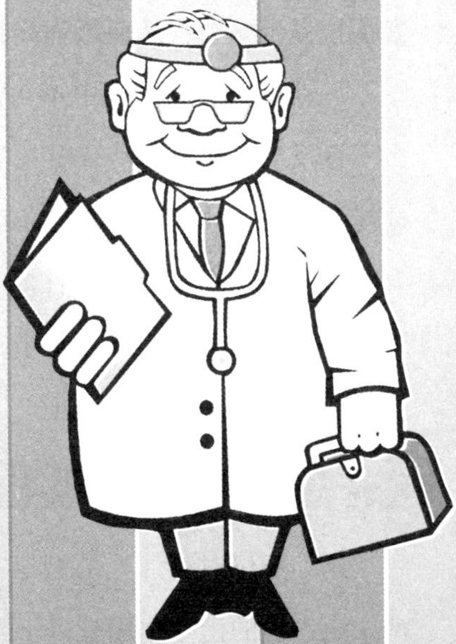

第一节 运动降血糖小常识

运动对糖尿病患者的好处

糖尿病患者代谢紊乱，到目前为止还没有一种疗法能够将其治愈，所以只能依靠运动、饮食和药物等同时作用来缓解病情，而运动在其中发挥了不小的作用。

运动能增加身体对胰岛素的敏感性，增强胰岛素和受体的亲和力，并且能增加肌肉对葡萄糖的利用率，有效地提高糖代谢功能，从而降低血糖。运动还能强筋健骨，增强体质，提高身体的免疫力，增强人体抵抗力。运动不仅能增加药物疗效，而且还能减少体内脂肪，随着体重的减轻，体内的胰岛素抵抗慢慢减轻，从而增强降糖药物的功能。

运动是糖尿病治疗中不可缺少的一项基本措施，既经济实惠，又没有什么不良反应。但是运动有很大的不可控性，糖尿病患者应该根据自己的喜好，选择强度较小、可持续性好的运动，而且一定要在医生的指导下选择运动方式。

患者应该根据自身条件，选择有实际意义的运动，如慢跑、快走、骑自行车等，这些运动的强度较小，容易坚持，适合糖尿病患者日常锻炼选用。

运动对糖尿病患者的治疗作用

运动不仅对正常人的健康有益，也是糖尿病治疗中的基本方法之一，对糖尿病患者的治疗作用有以下几点：

1. 降血糖

对于糖尿病患者来说，适当地运动可以提高机体组织对胰岛素的敏感性。有效增加肌肉等组织对血液中葡萄糖的利用，达到降低血糖的目的。症状较轻的糖尿病患者，宜用健身运动配合饮食治疗，可使血糖稳定在正常水平；中、重度的糖尿病患者，合理地运动也有利于控制病情。另外，适量的运动还可以起到类似胰岛素一样的作用。据统计，活动约 30 分钟，血糖可降低 0.67 ~0.89 毫摩尔/升，从而起到减轻胰岛细胞负担的作用。

2. 降血脂

糖尿病患者容易合并高脂血症，而通过运动，能使肌肉活动能力增强，加速脂肪代谢，使高密度脂蛋白升高，脂肪被充分利用，血脂水平下降，对预防冠心病、脑动脉硬化等并发症非常有利。长期的高脂血症会使动脉发生粥样硬化，引起心脑血管疾病，因此高脂血症的首选治疗往往是减重。

3. 减体重

据对肥胖流行病学的调查发现，我国有 20% ~30% 的成人超重或肥胖。在北京和上海这样的大城市，肥胖人数已经超过 30%，也就是说每 3 个人中就有 1 个肥胖者。肥胖与多种疾病的发生密切相关。减体重可以降低许多慢性疾病，如 2 型糖尿病、高血压病、高脂血症和心脑血管疾病的发生概率。

有研究表明，除遗传因素外，体重越高，发生 2 型糖尿病的概率就越大。因此，早期对肥胖者进行减重治疗，可以减轻胰岛素抵抗，是预防和延缓糖尿病发生的关键。如果肥胖者患了糖尿病，也要适当控制体重，这是因为有效减轻体重不仅可以改善血糖控制，还可以延长寿命。

肥胖型糖尿病患者对自身和外来注射的胰岛素都很不敏感，而体重减轻后，可改善组织细胞对胰岛素的敏感性，使患者对胰岛素和降糖药的需要量减少。

4. 促进新陈代谢

运动能增强人体各器官尤其是心、脑、肝、肾、肺的免疫防病功能，抵御糖尿病对各器官的侵蚀；还可使机体产生免疫球蛋白和多种抗体，提高机体应激适应能力，改善全身代谢，增强对各种疾病的抵抗力，从而预防和减少糖尿病、心血管病等并发症的发生。

5. 改善胰岛素抵抗

运动可以促使胰岛素和受体结合的亲和力提高，使胰岛素受体对胰岛素的敏感性增强，从而使胰岛素的作用得到加强。

运动疗法“三部曲”

生命在于运动！这是亘古不变的、经得起考验的真理。运动疗法也是糖尿病治疗的方法之一。因此，糖尿病患者应进行科学合理的体育锻炼，有助于改善病情，增强体质。

运动的好处大家都知道，但是，仅仅知道这些是不够的，对运动常识、运动降糖原理等都要了解。只有全面了解运动的含义，才能在运动中有的放矢，才能使运动发挥出更大的保健作用。

糖尿病患者的运动治疗方案应包括 3 个方面：准备活动、放松活动和锻炼方法。

1. 准备活动

包括 5 ~ 10 分钟的四肢和全身活动，如步行、太极拳和各种保健操等，其作用在于逐步增加运动强度，使心血管适应，并可提高和改善关节、肌肉的活动效应。中断运动一段时间后或在寒冷气温下进行运动，其准备活动的时间可相应延长。

2. 放松活动

每次运动结束后应有放松活动。放松活动包括 5 ~ 10 分钟的慢走、自我按摩或其他低强度活动，其作用在于促进血液回流，防止突然停止运动造成的肢体瘀血，或回心血量下降，导致昏厥或心律失常。若在夏天进行运动，放松活动的时间可相应延长。

3. 锻炼方法

这是用以达到治疗目的的核心部分。通常适用于糖尿病患者运动锻炼的方法是一种低等至中等强度的有氧训练，即耐力性训练，主要是应用机体中大肌肉群，如下肢、肩臂部、腰背部肌群参加的持续性运动。这种运动对增强心血管功能和呼吸功能，改善血糖、血脂代谢都有明显作用。

适合糖尿病患者的有氧运动包括步行、慢跑、游泳、划船、阻力自行车等，也可做中等强度的徒手体操或称有氧体操。适当的球类活动和太极拳、木兰拳以及原地跑、登楼梯或跳绳等简单常用的运动锻炼方法，可根据患者的爱好和环境条件加以选择。

运动不当所带来的不良反应

适当的运动对于防治糖尿病、改善生活质量具有积极作用；而不适当的运动锻炼却只会适得其反。据美国糖尿病协会分析，糖尿病患者如果运动方式方法不当，可能会带来以下几种不良反应：

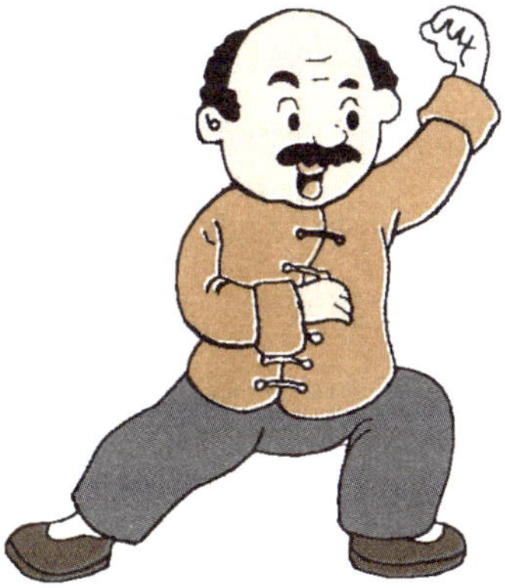

（1）血压波动，表现为运动时血压升高，运动后又发生直立性低血压。

（2）血糖波动，如低血糖反应症，多见于采用胰岛素或磺酰脲类药物治疗的患者，在运动量过大又没有及时加餐的情况下，有时还可能发生应激性血糖升高。

（3）由于运动加重心脏负担，因此可能使心脏缺血加重，引起心功能不全或心律失常，甚至诱发心绞痛、心肌梗死等。

（4）微血管并发症的加重。视网膜病变患者，运动可使视网膜出血的风险加大；糖尿病肾病患者，运动会减少肾血流量，使尿蛋白排出增加，加重肾脏病变。

（5）部分糖尿病患者，尤其是 1 型糖尿病患者，在未很好控制血糖的情况下，运动会使血糖上升，出现尿酮体，甚至酮症酸中毒。

（6）运动器官病变加重，如退行性关节病变及下肢溃疡的发生或加重等。

当然，对于运动可能带来的这些问题，只要掌握好运动适应证，加强体育锻炼的指导和监护，是完全可以避免的。

而且，糖尿病运动疗法并不意味着单纯的运动，不是说每日随便活动就可以了。短时间运动时，主要消耗肌肉中的糖原，血糖不会有明显改变；肌糖原不能满足需要时，肝糖原开始分解。一般在 1 小时内，肌糖原和肝糖原可以补充运动消耗，所以血糖下降不明显。时间再延长，血糖水平开始下降，显现出运动降低血糖的效果。如果超过一定水平，就会出现运动性低血糖反应。

以消耗的热量来说，与运动时间和运动强度都有关系，而且，一次运动所消耗的能量是有限的。例如，一个体重 60 千克的成年人，要想通过跑步消耗一个汉堡包的热量，如以普通的速度（每分钟 80 米）则需要 90 分钟才能实现；以同样的速度跑 33 小时（大约 160 千米），才能够减少 1 千克体重。有时，运动不得当、强度过大或时间过长反而有害。

运动疗法就是指根据自身的状况，包括性别、年龄、体重、平时活动量、血糖控制水平、病程以及用药情况等多种因素，制订运动计划，长期坚持，并适时调整。坚持运动，不但会减少脂肪，降低胆固醇、增加高密度脂蛋白含量，还会增加肌肉，形成“易瘦体质”。肌肉的增加，使血糖的消耗更加迅速，从而有利于降低血糖。

运动疗法要遵循的原则

1. 要因人而异

要因人而异，最好根据病情、体质、兴趣爱好的不同等选择不同的运动方式，不可勉强为之。勉强行事，一方面达不到锻炼目的，另一方面会让患者产生抵触情绪，也不易坚持。如老年人可选用散步、慢跑、门球等运动，而年轻人则可选羽毛球、划船、骑自行车等活动。

2. 要循序渐进

糖尿病患者一般体质较弱，因此在开始进行体育锻炼时，应从短时间的轻微活动，即小运动量开始。随着体质的增强，逐渐增加运动量，并延长活动时间。这样循序渐进的方法对糖尿病患者较为有利。

3. 要持之以恒

因为糖尿病是终身性疾病，所以体育锻炼应经常坚持，除有急性病外，切勿间断。运动疗法是治疗糖尿病的基本方法之一，如果认为血糖正常而停止锻炼，就等于中断了治疗，势必会引起血糖升高，并随之出现一系列代谢紊乱。

运动疗法需要注意的问题

（1）糖尿病患者在运动时要注意运动量和运动时间等要素问题，运动量要由小到大，运动时间由短到长，动作由易到难，使机体逐步适应。通常每日运动时间不超过 1 小时。

（2）运动治疗应与饮食或药物治疗相结合，不然起不到应有的效果。若运动疗法后血糖有所下降即放松饮食控制，增加食量，或随意减少药量甚至停药，就会使病情加重。

（3）糖尿病患者足部容易受损，运动时应注意使用适当的鞋具，防止足部受损伤。

（4）锻炼时应随身携带一些糖果、甜饮料等食物，以应对运动中可能出现的低血糖反应。

（5）年龄较大的患者，特别是有冠心病者应随身备有急救药盒，以防意外。

（6）一般不主张在空腹状态下运动。

运动前的准备工作不能少

由于身体原因，糖尿病患者运动前要比健康人考虑更多的问题，要根据病情、自身的承受能力、外界的环境因素和安全问题等，调整运动强度、频率、时间等，运动前的准备工作更不能少。

（1）患者运动前要检查自己的身体状况，包括血压、血糖、心电图等，在医生的指导下，制订出合理的运动计划。

（2）选择安全性高的场所，如公园或小区等远离马路的公共场所，而且要注意路面的平整性。

（3）运动的时候要准备好衣服和鞋袜，选择透气性好的衣物。

（4）避免单独外出活动。糖尿病患者因为血糖不稳，很容易出现一些突发状况，如果单独外出，可能会有危险。

（5）运动时要随身携带一些含糖食品，在出现低血糖症状时可以吃含糖食品缓解症状。

（6）患者要随身携带病情说明卡片，如急救卡等，在出现紧急情况时，便于他人施救。

运动的过程中能喝饮料吗

如果运动时间不超过 1 个小时，那么水是最好的饮料。如果运动时间超过 1 个小时，或是中等至大运动量的运动（游泳、慢跑、踢英式足球、铲雪），都离不开糖类。当肌肉消耗完所存储的热量之后，运动就要由血糖来提供热量了。在延长运动期间，运动饮料饮用方便，比食物更容易被人体吸收。浓度高于 10％的碳酸饮料或糖饮料（如果汁和汽水）不易被吸收，并能导致腹痛、恶心、腹泻或胀气。冲淡后的果汁（1/2 水和 1/2 饮料）效果更好。

何种情况下不适宜运动

运动疗法是糖尿病综合治疗中不可缺少的一部分，糖尿病患者如果不按病情而盲目运动，也会带来不好的结果。

若有下列情况不适宜运动：

（1）糖尿病肾病有大量蛋白尿者，剧烈运动会增加体内蛋白的滤出，加重病情。

（2）有其他并发症，如高血压未控制者、有明显心功能不全或严重心律失常、心肌梗死等，应暂停运动疗法。

（3）空腹时不要进行体育锻炼。

（4）在胰岛素作用最强的时候不宜进行体育锻炼（具体应根据使用胰岛素的种类来确定），如果参加体育锻炼，必须掌握好临时加餐的方法，以防止发生低血糖反应；在注射胰岛素后但未进食以前也要避免体育活动，防止发生低血糖反应。

不能控制饮食的糖尿病患者，单用运动疗法效果不好。所以，必须在控制饮食的同时采用运动疗法，如此才能收到较好治疗效果。

糖尿病患者运动的注意事项

运动虽然能够帮助患者降低血糖、增强体质，还能预防一些并发症，但是患者需要根据自己的情况来制订运动计划，每个影响因素都要考虑在内，如年龄、性别、体重、血糖水平等，不能单纯模仿别人运动。

运动更适合肥胖的2型糖尿病患者和病情较稳定的患者。这类患者运动的时候不会因为运动而使病情产生较大波动，但是注意运动要有规律，要循序渐进，不要太剧烈，否则容易出现酮症酸中毒。一旦选择运动疗法就要长期坚持，不能半途而废。

糖尿病患者每天锻炼的时间应该控制在1小时内，最好选择饭后1小时进行，既不能饱腹运动，也不能空腹运动，而且在运动时要计算好运动强度，以锻炼之后不感到疲乏为佳。另外，在运动过程中要携带一些可以防止低血糖的小零食。定期检测血糖和尿糖，了解运动之后的病情发展，以便在医生的建议下调整方案，取得更好的治疗效果。

在运动前，如果患者有身体不适，如感冒、睡眠不足等，应该取消既定的运动计划，在家休养，等身体好转的时候再运动。

而在运动过程中，糖尿病患者如果出现头晕、出汗、心跳加速、意识不清等症状时，应该立即停止运动，吃一些防止低血糖的食物，或者寻求他人的帮助，送往医院治疗。

糖尿病患者不仅在运动前要做一些准备工作，在运动后也要了解一些注意事项，以防止病情不稳定或恶化。

1. 每次运动后应做好放松活动

放松活动可以加速代谢产物的清除，加快体力恢复，有助于血糖稳定和恢复。

2. 进行运动后自我监测

每次运动后，患者应注意自我感觉，根据情况对运动方案进行相应调整。运动量适宜的标志：运动结束后，心率应在休息后 5 ~ 10 分钟恢复到运动前水平，并且运动后自感轻松愉快，食欲和睡眠良好，虽有疲乏、肌肉酸痛，但经短时间休息后即可消失。

运动量过大的标志：如果运动结束后 10 ~ 20 分钟心率仍未恢复，并且出现疲劳、心慌、睡眠不佳、食欲减退等情况，说明运动量过大，这时应减少运动量或暂停运动，做进一步检查，待身体情况好转后，再恢复运动。运动量不足的标志：运动后身体无发热感、无汗，脉搏无明显变化或在 2 分钟内迅速恢复，表明运动量过小，难以产生运动效果，应在以后的运动中逐渐增加运动量。

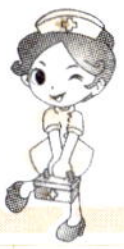

3. 运动后如果出汗较多，不宜马上洗冷水浴和热水浴

因为运动后皮肤血管处于显著扩张状态，血压较低，若用冷水冲浴，可引起皮肤血管收缩，导致血压升高，增加心血管负荷。如用热水冲浴，会对机体产生刺激作用，导致皮肤血管进一步扩张，血压更趋降低，严重时可引起脑缺血。正确的方法是在运动后等心率恢复正常、汗已擦干时，再进行温水淋浴。

家务劳动能代替体育锻炼吗

有人可能会有这样的疑问：家务劳动能代替体育锻炼吗？答案是不能！因为有人进行过研究和计算，发现家务劳动虽然烦琐、能使人劳累，但实际上消耗的热量是很少的，属于一种轻体力劳动。

虽然比完全不活动要好得多，但很少有人能通过家务劳动减轻体重，所以说家务劳动不能代替体育锻炼，糖尿病患者还必须安排出单独的时间进行锻炼。

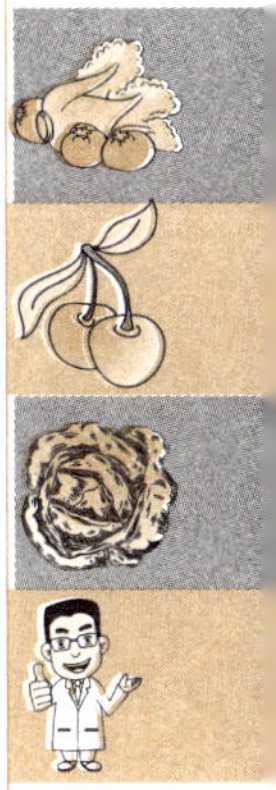

当然，可以将家务劳动和体育锻炼结合起来进行，如推着儿童车走较长距离，一边照看孩子一边进行体育锻炼，和较大的儿童一起跑步、打球、做操等。

顺便说一下，有些家务劳动量比较适宜，患者能愉快胜任，感觉轻松，这样的家务劳动是有益于健康的；反之，如果家务劳动过于繁重，使患者觉得精神和体力不堪重负，那么对身体是有害的。

糖尿病患者为何不宜进行晨练

原则上，糖尿病患者要尽量避免在长时间空腹和降血糖药物或胰岛素作用高峰时间进行运动，此外，也不宜进行晨练。因为早晨气温比较低，糖尿病患者的血管遇冷空气刺激会强烈收缩，容易诱发心脑血管病。加上早晨的空气污染最为严重，尤其是浓雾天早晨的空气。空气污染物中较重的固体物和粒子一般都会降到地面上，而小于 10 微米的微粒可以长期漂浮在大气中。白天阳光照射着地面，气流多由下向上，近地面大气污染浓度则会降低。夜间地面温度会开始下降，脏东西不仅不能向上扩散，反而趋于回降。

如果晨练者呼吸加深加快，脏东西、细菌、灰尘很容易经呼吸道进入人体内部；特别是糖尿病患者，抗病能力差，极易造成气管、肺感染，从而加重自身病情。同时清晨时花草、树丛释放氧气不多，二氧化碳浓度反而较白天还要高，这是夜间绿色植物摄取氧气、释放二氧化碳的结果。

但是，一些糖尿病患者具有黎明现象，在早餐前往往血糖升高，可以选择早晨空腹锻炼。

如果你有早晨起床后运动的习惯，应注意检测运动前后的血糖水平，若运动前血糖正常或偏低，最好少量进食后再去运动，以避免运动中发生低血糖。也可以将早餐分一部分运动前食用，运动后再食用其余的早餐，这样既可以避免运动后低血糖，又可以避免早餐后运动引起的胃肠不适。

有氧运动和无氧运动是什么

糖尿病患者在采取运动疗法之前要和自己的主治医生咨询和沟通，以制订最适合自己的运动计划。最好选择有氧运动。根据运动时对氧气的消耗不同，可分有氧运动和无氧运动两种。

1. 有氧运动

又称有氧代谢运动，是一项长时间持续进行的、比较缓和的耐力性运动，特点是运动强度低、有节奏、不中断、持续时间长，消耗了体内储存的糖原后，要靠吸入大量氧气，在体内燃烧以供给能量。它对技巧要求不高，方便易行，易于坚持，如快步走、游泳、打门球、打乒乓球、打太极拳等。有氧运动耗能比较多，既消耗糖，又消耗脂肪，具有降低血糖的作用。所以美国糖尿病协会（ADA）2008 年发布的《糖尿病诊疗指南》建议，糖尿病患者每周至少进行中等强度有氧体力活动和/或每周至少 90 分钟有氧健身运动；《中国 2 型糖尿病防治指南 2007》亦建议采用诸如快走、打太极拳、骑车、打高尔夫球、园艺活动、舞蹈、有氧健身、慢跑、游泳、上坡骑车等有氧运动形式，每周至少进行 150 分钟的运动时间。

2. 无氧运动

是指机体在运动过程中，供能方式以无氧糖酵解供能为主。即机体完成运动的能量来源是通过体内多种酵解酶的催化而生成，此过程不需要氧，因此称这类运动为无氧运动。无氧运动是身体某部位或全身短时间、大强度的运动，无氧运动以增强能量、爆发力和动作速度为主，可以提高人体应激能力。做这种运动时，由于肌肉组织中可生成大量来源于无氧糖酵解产生的乳酸，所以会使人在运动后有肌肉酸痛的感觉。

一般认为无氧运动能量消耗较少，对血糖的益处不如有氧运动，但规律的无氧运动（力量训练）使肌肉增加，可改善胰岛素敏感性，对控制血糖仍然是有益的。因此，美国糖尿病协会（ADA）《糖尿病诊疗指南》鼓励 2 型糖尿病患者每周进行 3 次力量训练；《中国 2 型糖尿病防治指南 2007》建议，每周最好进行 2 次肌肉运动如举重训练，训练时阻力为轻度或中度。

其实，有氧运动和无氧运动的区分并不是绝对的，而是相对的。任何运动项目的早期都有一个无氧代谢的过程；同样的，任何运动项目只要能坚持较长时间或反复多次，也都会进入有氧代谢的过程。

所以，糖尿病患者宜进行有氧运动，但也不必循规蹈矩，可以因地制宜、随时随地展开运动。在家中、上班路上、办公室、工作中、闲暇时间里，都可以有意识地展开运动。

例如平时尽量骑自行车上下班；乘公交车上下班时提前一两站下车，步行回家；上下楼尽量少乘电梯，多走楼梯；多做一些诸如擦地板、收拾卫生、搬东西（但不可过重）之类的家务；工作时尽量减少静坐时间等。简单地说，就是尽量减少坐着（看电视、坐车、开车、坐办公室等）的时间，养成健康的生活习惯。

糖尿病患者运动不当的严重后果有哪些

运动疗法固然益处多多，但是，糖尿病患者运动不当往往会出现以下严重后果：

1. 血糖易波动

糖尿病患者适当参加运动，应避免因此导致的低血糖，特别在服用降糖药期间。值得一提的是，患者在剧烈运动时，其血糖偶尔会升高，同样须加注意。

尽可能在早餐后 1/2 ~1 小时参加运动，此时血糖较高，不易发生低血糖。尽量避免在胰岛素和口服降糖药作用最强时运动，如在短效胰岛素注射后 1/2 ~1 小时，应减少运动。

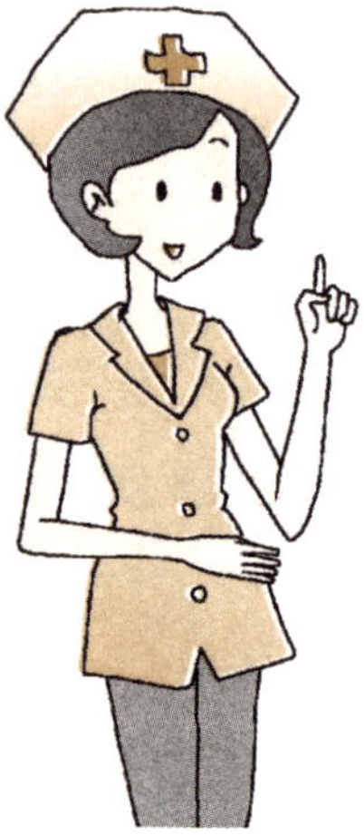

尽量避免在需要剧烈运动的部位（如大腿）注射胰岛素，可以选择腹部注射。尽量不空腹运动：如果空腹血糖 >6.7 毫摩尔/升，可以空腹适量运动；如果空腹血糖 <6.7 毫摩尔/升，最好在运动前吃点食物，10 分钟后再开始热身。进行中等强度以上运动量且持续时间较长时，应在运动前或运动中适当加餐。若进行长时间运动，除运动中需加餐，运动后也应增加进食。

在运动前后各测一次血糖可及时发现低血糖，并了解哪种运动、多大运动量会导致低血糖的发生。

2. 视网膜出血

糖尿病患者的眼睛本来易并发视网膜病，若运动量大或急则可诱发眼底出血，从而加剧眼睛的伤害。为此有视网膜并发症的患者应尽量避免运动。

糖尿病患者做规律性运动前须检查眼底，弄清是否有视网膜病变。同时还应做心电图、测血压，以了解患者有无心血管病存在，防患于未然。

糖尿病患者运动最好选择游泳、散步或慢步舞蹈等，每次运动的时间以不超过 60 分钟为佳。时间太短达不到效果，时间太长又会引起肌肉骨骼的损伤，故以 25 ~ 45 分钟为宜。

糖尿病患者的最佳运动时间

有人习惯于早晨空腹时锻炼身体，也有人主张晚餐后进行体育锻炼。到底什么时间锻炼身体才是最好的呢？专家认为，以早餐或晚餐后 30 分钟或 1 小时开始锻炼较为适宜。餐前锻炼身体有可能引起血糖波动，可能因延迟进餐造成血糖过低，也可能因没有服药而使血糖过高，当然也可能是血糖先低，而后又因苏木杰反应而过高，所以最好把运动时间放在餐后。

为避免对消化系统功能产生负面影响，体育锻炼最好在进餐结束后半小时以上再进行。晚餐后的体育锻炼值得提倡，因为中国人多半吃晚饭比较多，而且多数人晚餐后就是看看报纸或电视节目，体力活动很少，这对降低血糖和减轻体重十分不利。糖尿病患者只有把握好适宜的运动时间，才能真正达到体育锻炼的目的。

运动频率要把握

目前专家建议，最好每天都坚持做一定量的运动，为了减重，每周则至少运动 4 ~ 5 次，除了能改善胰岛素敏感度，也可提高基础代谢，增加体能活动的热量消耗，达到更好的减重效果；养成良好的运动习惯，为了控制血糖每周至少运动 3 ~ 4 次，因为每次运动后胰岛素敏感度改善可维持 12 ~ 24 小时。除了有规律的全身性有氧运动外，还建议每周做 2 ~ 3 次大肌肉群的肌力训练，依患者活动程度之不同，给予不同的运动时间、频率及强度的具体建议。一般情况下，建议患者做运动时一律从最低活动量开始，以后再逐渐增加。

运动强度要适宜

糖尿病患者的运动强度与健康人相似，一般情况下，只要能够增加心跳超过静态基础心跳数值20~30下以上，就有显著的健康促进效果。运动时间较长时，运动强度稍低仍有相当明显的效果，但在安全与乐趣兼顾的前提下，适当增加运动强度为目前糖尿病运动处方的趋势。间歇运动兼顾时间、强度、安全与乐趣，以步行为例：以微喘但仍可谈话的程度快走1分钟，接着慢走几分钟让心跳恢复到100下左右，然后再快走。如此交替运动至少10分钟以上，每天至少运动半小时，则锻炼效果更显著。

按照运动强度可划分为：

（1）中等强度运动：最大耗氧量40%~60%，有适度出汗。

（2）较大强度运动：最大耗氧量80%，比较吃力，但一般能坚持到运动结束。

（3）极大强度运动：最大耗氧量100%，非常吃力，不能坚持到运动结束。

在这里，我们要提醒各位糖尿病患者，在运动时，只有达到中等强度的运动量，才能对肌肉有合适的刺激，从而起到降糖作用。建议糖尿病患者运动中感到微微气喘、微微出汗、微微腿酸即可停止。

室内锻炼的注意事项

当糖尿病患者因身体状况或天气情况的原因必须在室内锻炼时，应注意以下几点。

1. 运动幅度小

因室内空间有限，所以运动时应选择活动幅度相对较小的方式，如广播操、太极拳、健身操等，避免与室内物品碰撞。

2. 空气要流通

因为运动时心跳、呼吸加快，耗氧量大，所以一定要保持空气清新，使机体最大限度地吸入新鲜的氧气。

3. 不要靠近窗户

在锻炼时，不要靠近开着的窗户活动，以免受凉。锻炼前最好告知家属或邻居，且要留门，以备发生意外时能被及时发现。

室外锻炼的注意事项

我们建议患者进行锻炼，尤其是进行户外锻炼，但运动中要注意以下几点。

1. 运动地点

选择通气良好、场地开阔的地方活动，避免在强烈阳光下、大风、大雾及雨中锻炼，以免受凉。活动地点不应太偏僻。

2. 避免着凉

天寒时要注意保暖，防止冻伤。运动后身体发热，不要贸然脱衣，以免受凉。

3. 找人结伴同行

随身携带病历卡、少量食品、糖块及水，以防意外。外出最好和他人结伴而行。

第二节 找到适合自己的运动方式

选择适宜的体育锻炼

选择体育锻炼项目时，应该考虑到患者的具体条件和可能，对任何一位患者来说，都应选择适量的、全身性的、有节奏的锻炼项目。

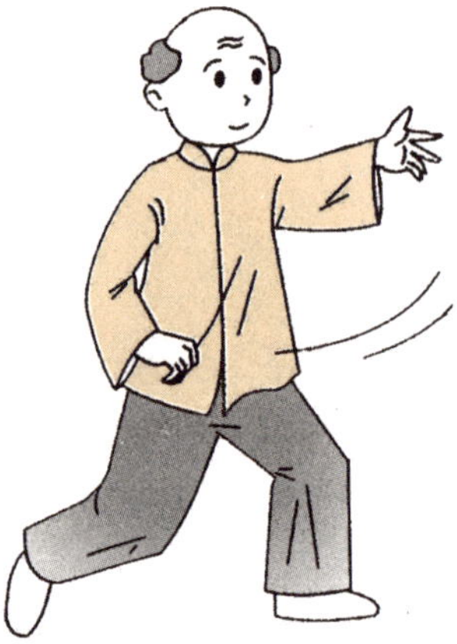

首先，患者应注意运动的方式及适宜的运动量、时间。比如过度屈伸或倒立性运动就不适合老年或有较重并发症的患者。而年轻患者，且无严重糖尿病并发症的患者，若仅采用短时间的散步，或是站立不动的气功，则很难达到体育锻炼的目的。其次，主张选择有节奏的全身性运动，使全身各处都能得到锻炼，像做操、打拳、慢跑、较长时间的快走、打羽毛球或乒乓球，特别是跳交谊舞、中老年迪斯科或扭秧歌等，伴随着有节奏的音乐，既能锻炼全身，又令人感兴趣，是很适合糖尿病患者的运动方式，值得推广。

合理利用零散时间做健身运动

糖尿病患者要想以运动锻炼来降低血糖浓度，无须刻意选择一个时间段去锻炼，只要把平时闲散的时间合理利用起来就可以了。下面就做一些简单介绍。

1. 乘坐公共汽车时

用左手向上提拉右耳郭上部 10 次，再用右手向上提拉左耳郭 10 次，然后用左右手同时下拉左右耳垂各 10 次；也可用双手按摩拍打上下肢。

2. 等待电视节目时

腰背贴紧椅背，头向后仰，同时双手在脖子后交叉，托住脖子，伸直左腿稍停片刻放下，然后再伸右腿放下，交替进行数次。

3. 排队购物时

做握拳松拳动作 40 ~ 60 次，左右手交替握，亦可双手握；双手十指交叉，左右反复旋转手腕关节；一只脚站稳，另一只脚的脚尖着地，反复交替旋转关节。

散步，最安全的运动方式

散步（即步行），是一种安全、简便、持久的控制血糖运动。

实验证明，以每小时 3 000 米的速度步行，每分钟要行走 90 ~ 120 步，机体代谢率可提高 48％，这种行走对糖尿病患者控制血糖十分有益。每天坚持散步 15 ~ 20 分钟，有助于饮食的消化吸收，并可通过促进胃肠运动使排便正常；散步还可使情绪变得稳定、消除精神压力，对糖尿病患者来说又是一种天然的镇静剂和心理调节剂，有利于控制病情，故散步是糖尿病患者行之有效的运动项目。

一般来说，散步可以先快步行走 5 分钟，然后慢速行走 5 分钟，如此交替进行。身体状况较好的糖尿病患者可每分钟走 120 ~ 150 步。身体状况较差的患者应先慢速步行，速度保持在每分钟 90 ~ 100 步，锻炼一段时间以后，身体适应了，再逐渐增加运动量。注意行走时的正确姿势，收腹挺胸，两眼目视前方，跨步要大而流畅，摆动臂膀时让肘部保持弯曲 90 度。

散步的场地一般以平地为宜，尽可能选择空气新鲜、环境幽静的场所，如公园、操场、庭院等。散步时最好穿运动鞋或旅游鞋，衣服要宽松合体，脚如有炎症、感染或水肿时，应积极治疗，不宜散步。行走的速度、距离和时间，可根据患者各自的情况而定，不必机械仿效，原则是要达到运动锻炼的目的，而不是走得气喘吁吁。

在散步时要注意一点，就是不要赤足行走，公园里铺设的鹅卵石小路是糖尿病患者行走的“禁区”。因为糖尿病患者多伴有外周神经病变，导致皮肤感觉迟钝，对伤痛不敏感，足部受伤后往往不能自觉。

慢跑，简单又有效的“药方”

因为慢跑具有显著的健身效果，很多人都加入了慢跑的行列。跑步对糖尿病患者来说有很好的作用，慢跑比步行的运动强度稍稍加大，是一般患者都能做到的。长年坚持慢跑者经络畅通，动脉硬化推迟；慢跑还是防治老年肌肉萎缩、保持关节灵活的良方；慢跑可以使胃肠道蠕动加强，从而增进食欲，改善消化和吸收功能，防止中老年人及脑力劳动者的胃肠功能紊乱，保持大便通畅；慢跑还可以促进脂肪的代谢，减轻体重。此外，慢跑还能给中老年人带来愉快的情绪，给生活增添情趣。最新研究发现，慢跑可使体内的自由基清除系统保持在较高的功能状态，降低体内自由基水平，从而减少自由基损伤，延缓衰老。

跑步时的注意事项

（1）跑步前做 3 分钟准备运动，如肢体伸展、徒手操等；跑步结束后，不宜蹲下休息，也不要突然停下来不动，要缓行或原地踏步片刻，调匀呼吸，并用双手按摩面部、耳部，使气血流通。

（2）跑步应避免在饭后立刻进行或在非常冷、热、潮湿及大风的天气下进行。

（3）跑步时间宜选在每天上午 9～10 时和下午 4～5 时。如在饱餐后跑步，会使胃肠功能减弱，影响消化和吸收，甚至会出现腹痛、呕吐，而空腹跑步容易诱发低血糖，上述两个时间段处于不饥不饱状态、各器官运转正常，有利于进行锻炼。临睡前一般也不宜跑步。

（4）跑步锻炼要循序渐进，持之以恒，注意控制运动量，从短距离、慢速度开始，做到量力而跑，跑有余力，不要弄得过分疲劳或使心脏负担加重；不要急于求成而盲目加快速度，延长距离，以免适得其反，也不要随意间断。偶尔跑 1～2 次，不但达不到运动治疗的目的，而且也容易发生意外。

游泳，有益的水中降糖操

游泳作为一种运动形式，适用于大多数糖尿病患者，一般认为 2 型糖尿病肥胖者和血糖在 11.1～16.7 毫摩尔/升（200～300 毫克/分升）以下者，以及 1 型糖尿病稳定期患者均适宜。

游泳是一种全身性的运动，因而它对疾病的治疗也是一种综合性、全身性的治疗。游泳能增强人体各器官、系统的功能，糖尿病患者通过游泳可使已衰弱的器官、系统的功能得到恢复和增强，从而使疾病得到治疗。

游泳可陶冶情操，磨炼意志，培养人同大自然搏斗的拼搏精神，还能使患者建立起战胜疾病的信心，克服对疾病畏惧、烦恼的消积心理，十分有利于疾病的治疗和健康的恢复。

在游泳时，水对皮肤的刺激可使皮肤血管不断收缩和舒张，进而改善血管的功能；同时，游泳还可以减轻心脏的负担，对防治糖尿病并发高血压有一定的帮助。游泳还能使身体内的脂肪加速燃烧，从而增强了减肥效果。游泳时要掌握好运动量，不要做长距离游泳或进行游泳比赛，以免发生危险。泳姿以舒适自如为宜。

与其他运动项目相比，游泳不仅柔和，还可降低血糖。但是在游泳之前，糖尿病患者必须检测血糖，以确保运动的安全性。

爬楼梯，有效降血糖的有氧运动

爬楼梯是一种有氧运动，对人体大有好处。爬楼梯可使心跳加快，心肌收缩加强，心脏血液输出量增加，血液循环加快，从而改善心脏和肺部的功能，使体质逐渐增强。

爬楼梯时对腹腔的震动，可以促进肠胃蠕动和胃液的分泌，对增强消化系统功能很有好处。爬楼梯还是预防冠心病、高血压、糖尿病的好办法。

爬楼梯有两种锻炼方法：一是微弯腰，高抬腿，两脚跳跃着向上蹬，脚跟抬起，脚尖缓慢着地。上述两种方法可交替使用，也可选择其中的一种方法。每次爬楼梯都应该以中等强度进行，以不感到明显劳累为度。

骑车，时髦的运动方式

在很多国家，骑自行车健身已经成为时尚的运动方式之一。近年来，随着人们环保意识的提高，选择燃烧脂肪而不是燃烧汽油更是大势所趋，自行车运动在国内日渐流行。

运动学专家也对骑自行车运动普遍看好，认为骑自行车是全身运动，它可以使人体100多块肌肉都参加活动，特别是对下肢肌肉、关节和韧带的锻炼更明显。对一些坐办公室的工作人员来说，在忙碌了一天后，手与脑变得疲倦了，这时骑自行车，活动疲累的双腿，对于糖尿病患者消除疲劳有极大的帮助。骑自行车还能锻炼人的平衡能力和协调性，对提高中枢神经系统的灵活性、保护视力、延缓衰老、延年益寿均有一定的效果，故糖尿病患者可选择此种运动项目。

在骑自行车时，应注意选择正确的姿势和有效的方法，即：

（1）选好车的尺寸，踏板和车座要和人身高相适应。

（2）骑车时，上体要稍前倾，两臂伸直，两眼平视；踏车时，要用脚前掌，身体不要左右摇摆，保持身体平衡，上坡和逆风时上体要前倾，下坡或顺风时，上体要正直。

（3）呼吸要与车速配合，最好采取腹式呼吸的方法，尽量用鼻腔呼吸，吸气时尽量鼓腹，可使膈肌下降，让肺脏吸进更多的空气；呼气时收腹，使肺脏的空气充分排出；不要张口呼吸，防止尘土、颗粒物进入口腔。

（4）骑自行车要注意安全，人多或过交叉路口时要推行，还要经常检查车铃、刹闸是否有效，车座是否舒适等。

骑自行车是一种很好的有氧锻炼方式，但患者要根据身体状况和锻炼目标，选择合适的骑车速度、时间、强度，选定适宜自己的骑车锻炼法。

登山，强身健体效果好

登山运动可以明显地提高腰、腿部的力量以及行进的速度、耐力、身体的协调平衡能力等身体素质，加强心肺功能，增强抗病能力。在有一定身体基础的前提下，可以适当延长运动时间、增加攀爬高度，这样可以消耗更多的热量。长期练习可以减脂，促使身体恢复正常。在登山过程中，腿部大肌肉群参与较规律的运动，且有一定的负荷，可以促进血液循环，使更多的毛细血管张开，加强氧交换，增强新陈代谢，使人体对胰岛素的敏感程度加强，有利于更好地控制血糖水平。因此，登山对糖尿病患者是十分有益的运动项目。

在登山过程中，动作宜缓慢，尤其是老年患者。每走半小时，最好休息10分钟，避免过度疲劳。在登山时，注意预防腰腿扭伤，因此，在每次休息时，都要按摩腰腿部肌肉，防止肌肉僵硬。按摩方法很简单，即用两手轻轻按揉或捏拉腰背部、大腿及小腿的各处肌肉。

休息时不要坐在潮湿的地上和风口处；出汗时可稍松衣扣，但不要脱衣摘帽，以防伤风受寒；进餐时应在背风处，先休息一会儿再进食。

舞蹈，促进糖脂分解、减轻胰岛负担

舞蹈是通过有节奏的、经过提炼和组织的动作和身体造型来表达思想感情的艺术，是一种可供人欣赏和调节情绪的艺术形式和娱乐行为。至今，全世界不少民族还保留着古代盛行的舞蹈习俗，用以丰富生活，调节情绪，解除忧郁。

舞蹈通常分为艺术舞蹈和生活舞蹈两大类。作为休闲娱乐的舞蹈当然是以不受过分严格艺术限制的生活舞蹈为主。生活舞蹈与人们的生活和交往密切相关，是人人都可以参与的群众性自娱舞蹈。如交谊舞、健身舞、秧歌舞，青少年喜欢的太空舞、霹雳舞、迪斯科等，因此，当今许多人选择以跳舞作为新潮化的休闲方式。

跳舞有益于健康，这是因为舞蹈具有增强心肺功能、调节新陈代谢的作用。有人统计过，跳 1 小时华尔兹，相当于步行 2 千米，从而达到了消耗体能、促进糖脂分解代谢、减轻胰岛负担的目的。跳舞还可以使血脉流通，经络畅达。当人在随着悠扬的音乐跳舞时，身体可以分泌一些有益于健康的激素，调节大脑神经，促进肠胃蠕动，调整血压，减少消化不良、肥胖、痔疮、高血压和动脉硬化等疾病的发生。

舞蹈融入了音乐、造型和节奏，能激发人们强烈的审美意识和丰富的感情体验。舞蹈还是调节心理平衡的重要手段，医学心理学认为情感是人体本能的需要，很多疾病产生于超负荷的情感压抑。人只有疏通了情感的表达渠道，能够正确而适度地表达情感之后方能保持情绪上的平衡。而舞蹈可以使人内心的压抑得以宣泄，躯体积累的能量得以释放，人们能够在健康优雅的舞姿中消除疲劳，获得情绪的调节和身心健康。

踢毽子，老少皆宜的运动方式

糖尿病患者不适合较长时间地运动，踢毽子运动量不大，却能使全身得到活动。同时，踢毽子还能使居高不下的血糖值有所下降。生理学研究表明：每日踢20～30分钟毽子，降糖效果显著。

踢毽子可以提高人体的肺活量，促进血液循环，增强体质。经常踢毽子，就能达到降低血糖的目的。踢毽子所需场地小，运动量大小可随意控制，因人而异，男女老少都可参加，特别方便。在不适宜从事其他户外活动的情况下，在室内踢毽子也能达到健身的目的。其作用如下：

（1）踢毽子对调节人的眼、脑、神经系统和四肢的支配能力有着特殊的功能。因为它以下肢运动为主，有盘、磕、拐、蹦、落等动作，通过抬腿、跳跃、屈体、转身等动作使脚、腿、腰、颈、眼等身体各部分得到锻炼。

（2）它使人的关节得到横向摆动，带动身体最为迟钝的部位，从而大大提高各个关节的柔韧性和身体的灵活性。长期参加踢毽运动还能增强心肺功能，促进血液循环和新陈代谢。

（3）踢毽子要求技术动作准确，为了使毽子在空中飞舞不落地，每种动作需在瞬间完成，这样就会使人的注意力高度集中，心神专一，使踢毽者感觉到身心舒畅，活力无限。

（4）踢毽子可以加速静脉回流，维持下肢动脉和静脉的动力平衡，有效预防下肢血管性疾病，同时还可预防因久坐易患的精索静脉曲张、痔疮等静脉回流障碍性疾病。另外，对颈椎病、腰椎间盘突出、头痛、眼睛不适、肩颈病和坐骨神经痛等慢性疾病也起到了很好的缓解作用。

踢毽子是体育运动，更是一种艺术。它不但能达到锻炼目的，还有一定的娱乐性和艺术性。最具亲和力的是“走毽”，大家围拢在一起，你一脚我一脚，小小毽子在人群中上下飞舞，不但可以强身，还可以增进朋友间的感情，一举多得，其乐融融。

体操，调和气血，永葆健康

体操是一种可以根据个体的需要，有目的、有选择地锻炼身体的各个部位的运动。它还可以按照人体的解剖部位分别选择动作，加以组合变化，使身体从头到脚，从上肢到下肢，从胸腹到腰背都得到活动和锻炼，以加强骨骼肌肉的力量和关节的灵活性，使其运动更加协调准确，使四肢、腰背的肌肉得到均衡的发展。做操时，身体需要的血液和氧气增多，就要求心脏加快跳动，从而有助于心肺功能的提高。另外，因为做体操能量消耗较大，身体需要营养，就会使消化功能、新陈代谢功能显著提高。

太极拳，提高人体免疫力

太极拳具有良好的保健作用。最新的研究显示，打太极拳有助于提高 2 型糖尿病患者的免疫功能，改善其对血糖的控制能力。研究人员发现，2 型糖尿病患者连续打太极拳 12 周后，其 AIC（是衡量长期血糖控制的一种标准）水平有了大幅度降低，其体内的调节性细胞也有所增加。这种细胞有助于保持免疫系统功能的正常。2 型糖尿病会引发慢性炎症，而有关研究虽然证明锻炼对人体有益，但剧烈运动可能使炎症加剧，甚至引起其他疾病。打太极拳能改善人体的平衡能力和心肺功能，对人体的免疫系统也有益处。

第三节 不同类型患者的运动疗法不同

哪些糖尿病患者不适合运动疗法

不是所有的糖尿病患者都适合运动疗法，具有下列情况之一者，应拒绝运动疗法。

（1）有严重的急性并发症者：如酮症酸中毒、高渗性昏迷、低血糖昏迷等。特别是当患者发生急性感染（如肾盂肾炎、化脓性皮肤感染等）、机体发热时，应停止运动。

（2）有严重的慢性并发症者：如心肌梗死、脑卒中（中风）、尿毒症、大出血、白内障等。

（3）重症糖尿病者：对于这种患者，如在未注射胰岛素或未用药时运动，可能会发生酮症酸中毒；注射胰岛素的患者在胰岛素作用最强时（如上午 11 时至下午 5 时），或注射了胰岛素而未进食时运动容易发生低血糖。

体质虚弱的糖尿病患者适宜做运动吗

有人认为体质虚弱的糖尿病患者不宜做运动，其实这种认识是错误的，适当的锻炼对于体质较弱的糖尿病患者来说是非常有利的。

首先可使患者的一般健康状况有所改善，体质增强，机体抵抗力增加，使患者性格开朗，精神愉快，减少不良情绪对机体的损害。

其次，还可以改善呼吸循环系统功能，使心功能指数上升，肺活量增大，耗氧量增加，减少心血管并发症的发生。适当的运动还可提高组织细胞对胰岛素的敏感性，促进肌肉组织和其他组织利用葡萄糖，从而降低血糖，减少尿糖，并减少胰岛素和口服降糖药用量。

运动对体质较弱者更为重要，千万不要以体质弱为由拒绝锻炼，长期缺乏锻炼可增强胰岛素抵抗，降低糖耐量，从而加重病情。

1 型糖尿病患者的运动疗法

1 型糖尿病患者体内的胰岛素绝对缺乏，血液中的胰岛素水平基本上取决于外源性胰岛素的使用情况。如在外源性胰岛素作用的高峰期进行运动就容易出现低血糖，所以要避免在此期间进行运动。如果要运动，可以在运动前进食少量食物，或适当减少胰岛素的使用剂量。

反之，当外源性胰岛素作用处于低峰期，加上体内胰岛素缺乏和运动本身又可以使胰岛素进一步下降，在此时运动必定会造成体内胰岛素水平明显降低，而运动又会引起升糖激素升高，结果导致血糖升高。所以 1 型糖尿病患者应该避免在胰岛素作用的低峰期进行运动，以防止血糖升高。

2 型糖尿病患者的运动疗法

轻度的 2 型糖尿病患者可能经过单纯的饮食和运动疗法即可达到控制血糖的目的，运动过程中不会出现低血糖。

中度的 2 型糖尿病患者最好在进餐半小时或 1 小时后进行 1 个多小时的轻微运动，这样有利于餐后血糖的下降。如血糖下降不十分满意，可增加运动时间。但需注意，如果运动时间延长，加上药物作用高峰时，有发生低血糖的危险。

重度和消瘦的 2 型糖尿病患者体内内生胰岛素基本缺乏，多需胰岛素治疗，血液中的胰岛素水平基本取决于胰岛素的使用情况。运动对糖代谢的影响与1型糖尿病相似，所以这类患者也应该在经饮食和胰岛素治疗，病情得到控制后才可以进行运动治疗；反之，则会导致病情的进一步恶化。

肥胖型糖尿病患者的减肥运动

对肥胖型糖尿病患者而言，减轻体重是控制好血糖的基本治疗措施之一。为了达到减肥的目的，在饮食治疗的同时，应进行科学的减肥锻炼。所谓“科学”，指的是要做到以下几点：

1. 持之以恒

要强调锻炼的规律性和持久性，无论天气的变化或生活的改变，糖尿病肥胖患者都应该坚持减肥锻炼。“三天打鱼，两天晒网”的做法，不仅起不到减肥的效果，而且对身体健康不利。有的糖尿病患者无论天气如何都能坚持锻炼的决心和毅力，值得推崇。

2. 循序渐进，量力而行

与一般肥胖者不同的是，糖尿病患者有血糖波动的问题，有糖尿病急性和慢性并发症的问题。因此，在减肥过程中必须遵循“循序渐进，量力而行”的基本原则，选择适合自己身体特点的运动形式和运动量。切忌急于求成，以免运动过度，对身体造成损害。

3. 不忘自我监测

在开始运动之前，应进行认真的体检，到医生处评估是否可以锻炼，并得到医生的指导和监护。特别是注意监测血糖、血压等。

4. 预防运动损害

了解运动不当可能造成的损害，并加以预防。运动中可能出现的损害：血糖波动，包括低血糖或应激性高血糖等；血压波动，包括运动时血压高、运动后出现体位性低血压等；心脏缺血加重；微血管并发症加重，如眼底出血等；运动器官损害，如足部损伤等。

运动会带来许多益处，可以改善胰岛素敏感性、降低血糖、减轻体重、改善血压和血脂等。但是，一旦停止训练，这种改善作用会在数天内消失。所以，运动应该持之以恒。

糖尿病患儿为何要参加运动治疗

运动是儿童正常生长发育所需要的生活内容的一部分，对糖尿病患儿更有重要意义。经常参加运动的糖尿病患儿的糖代谢控制得比较好。身体健康能参加竞争性体育运动的糖尿病患儿应懂得运动对控制糖尿病的好处，自觉地参加体育运动。研究证明，经常参加体育运动的 1 型糖尿病患儿在 10～30 年后并发症的发生率和病死率明显低于不参加运动者。

活泼好动是儿童的天性，糖尿病患儿在血糖获得较好控制之后，可以根据年龄和个人爱好选择适当的运动。不上体育课，不做课间操，长期静卧养病对患儿是不利的。适当的运动对糖尿病患儿而言，既有利于身心健康，又达到了治疗糖尿病的目的。

和成人一样，儿童体育锻炼的方式也应因人而异，要从事一定量的全身性运动。对于儿童来说，体育锻炼的娱乐性也很重要，有趣的体育活动便于患儿长期坚持。在血糖控制得比较好的情况下，可根据患儿的兴趣和爱好，选择一些情趣性活动，如骑车、蹬滑板、跑步、打羽毛球、打乒乓球、踢足球、跳皮筋、踢毽子、跳绳等，这些都是很好的体育锻炼方式。

虽然情趣运动有利于儿童长期坚持参加体育锻炼，但孩子的自制力比较差，有时玩上瘾了就无法停止，以致忘记按时打针、吃饭，这是不利于血糖控制的。另外，糖尿病患儿在参加体育锻炼时，更应注意避免低血糖反应的发生。天气太热、运动时间过长时，还要防止脱水。运动时最好随身带上一点食物、糖果和饮用水，以便在发生低血糖反应或口渴时进食。

注射胰岛素的患儿在胰岛素作用高峰期应避免有危险的运动，如攀高或游泳等，以免出现低血糖反应而发生不测。当然，如果患儿有感冒、发热或糖尿病酮症酸中毒时，还是应该卧床休息，避免运动的。

老年糖尿病患者的运动疗法和注意事项

许多老年糖尿病患者经常咨询医生，自己可以进行运动吗？回答是肯定的。老年糖尿病患者除饮食控制和药物治疗外，也应进行适度的运动。在前文中我们已经介绍了运动对糖尿病患者的治疗作用，这些作用也同样适用于老年糖尿病患者。

不过，老年糖尿病患者一定要根据自己的爱好、习惯、体质情况，来选择适合自己的运动项目和适当的运动量。

1. 运动项目

老年糖尿病患者进行运动时，一般以可行的锻炼为主，如慢跑、医疗体操、保健气功、太极拳、跳舞、游泳、骑车等，也可以做糖尿病保健操。

2. 运动强度

运动强度对老年糖尿病患者来说非常重要，强度不够，达不到锻炼的目的；强度太大，老年人过度劳累，则会适得其反。运动强度的计算可用运动中每分钟的脉率做参考，简单的公式为“运动中脉率 = 170 - 年龄”。运动量应由小渐大，以能耐受为度。至于运动频度，以每周 4 ~ 6 天，每天 30 分钟左右为宜。

3. 运动时间

一般合适的运动时间是在进餐 1 小时以后，此时能较好地避免低血糖反应的发生，从而达到较好的锻炼效果。另外，要注意口服降糖药或应用胰岛素之后不可立即运动，以免造成暂时性低血糖反应。

4. 贵在坚持

老年糖尿病患者进行运动时也要注意持之以恒，不能操之过急。有时可能会出现病情反复发作的情况，要不怕失败，与医生一起及时总结正反两方面的经验，不断改进治疗方案。

老年糖尿病患者往往体质较差，并发症多，对环境适应性差，因此，在进行运动时必须注意下述事项：

首先，在运动前先做一次体检，充分了解自己的病情，再选择适合自己的运动方式和运动量。

其次，随身携带病历卡、糖果、水，便于出现低血糖时能得到及时救助。

再次，运动要“适可而止”，不要进行剧烈的、长时间的体育运动，以防发生心脑血管急性并发症。

最后，运动中要注意安全，保护好自己的皮肤与骨骼；为防止跌跤、摔伤，宜穿软底鞋。

为了增强体质，提高健康水平，老年患者最好养成长年进行锻炼的良好习惯。但是在运动前应该检查是否有潜在的、无症状的冠状动脉疾病，有无增殖期视网膜病变等。

老年糖尿病患者怎样练就“不老腿”

常言道：“人老腿先衰。”那么，怎样锻炼才能使“腿不老”呢，以下八招你不妨一试。

1. 干洗腿

用双手紧抱一侧大腿，稍用力从大腿根部向下按摩，一直到足踝，然后再从踝部按摩至大腿根；用同样的方法按摩另一条腿，重复 10 ~ 20 次。这样可以改善血液循环，预防下肢静脉曲张、水肿及肌肉萎缩等症状。

2. 揉腿肚

用两手掌夹住腿肚，旋转揉动，每侧揉动 20 ~ 30 次为一节，共做 6 节。此法能疏通血脉，增强腿部力量。

3. 甩小腿

一手扶墙或扶树，先向前甩小腿，使脚尖向前向上翘起，然后向后甩动，一次甩 30～50 次为宜。此法可预防下肢萎缩、软弱无力或麻木、小腿抽筋等症。

4. 揉双膝

两足平行并拢，屈膝微下蹲，双手放在膝盖上，沿着顺时针方向揉动 10 次，然后逆时针方向揉动 10 次。此法能疏通血脉，可治下肢无力、膝关节疼痛。

5. 提脚跟

脚跟提起放下，重复 20 次，此法可使关节灵活。

6. 扳足趾

端坐，两腿伸直，低头，身体向前弯，用双手扳足趾 20～30 次。此法能强腰腿、增脚力。

7. 搓脚心

双手掌搓热，然后用手掌搓脚心，各 100 次。此法具有降虚火、舒肝明目之功效，可以防治高血压、晕眩、耳鸣、失眠等症。

8. 暖双足

暖足就是要经常保持双足温暖，每晚用温水泡脚，能使全身血脉流通。

糖尿病足患者如何运动

糖尿病足主要有以下四种情况：神经病变足、血管病变足、畸形足、既往曾有溃疡史的足。糖尿病足患者是可以运动的，因为适当的运动也可以改善下肢与足部的血液循环。但应注意以下情况：

（1）神经病变足，最常见者为感觉神经病变导致的无知觉足。神经病变是发生足溃疡的主要原因，因此足部有神经病变的患者在运动时要特别注意对足的保护与护理。

首先要选择合适的鞋，可选运动鞋或皮鞋，大小要合适，有足畸形或足肿胀时尤其要注意，绝不能赤足或穿凉鞋运动。每次运动前要注意检查鞋内有无异物，鞋内有无破损；运动后要仔细检查足部有无红肿或受压的痕迹（如果有说明鞋不合适），一旦发现有皮肤破溃应及时到医院就诊。有足畸形或足肿胀的患者以散步为宜，不宜做较剧烈的运动。

（2）血管病变时也应注意对足的保护。如果运动后出现下肢疼痛，提示血管病变较重，此时应到医院就诊，患者不要再坚持运动。

（3）如果足部有开放性病变，有坏疽、急性溃疡并发感染、严重神经病变导致夏科关节时，患者应卧床，不能行走。如果有慢性溃疡但未感染，在使用特殊的鞋或鞋垫以保证溃疡处不受到压迫的情况下才能适当运动。

妊娠糖尿病患者如何运动

患糖尿病的孕妇不应把长期、正规的体育活动作为一种基本治疗手段，但这并不是说患糖尿病的孕妇不能活动。妊娠糖尿病患者可以采取一些对孕妇和胎儿都很安全的活动，如散步、广播操、健身操等低风险的有氧运动等，但不宜进行剧烈的体育运动，以免对孕妇及胎儿造成损害。

糖尿病并发心脏病患者如何运动

糖尿病患者一旦被诊断心脏病发作应立即接受专业护理，出院后必须进行心脏康复训练，以恢复安全自理生活的能力。经治疗后，如果在心脏负荷试验中没有出现胸痛和心电图异常的情况，就可以逐渐恢复正常的活动。在运动中应做到：

（1）做足够的伸展运动来热身和放松。

（2）多次反复地轻举物体，而非只举几下重物。

（3）在专业医生的指导下，确定进行有氧运动时要达到的目标心率、最大心率及自我感觉能承受的强度。

（4）在运动中只要感觉异常应立刻停止。

（5）任何时候随身携带硝酸甘油片，并要掌握正确的服用方法。

糖尿病肾病患者运动要适量

糖尿病并发肾病、视网膜病变等均属于微血管病变。有这些并发症的糖尿病患者运动的耐力明显下降，在剧烈活动时容易加重微血管病变，故在运动过程中，心率应控制在正常人最快心率的80％～85％，血压不超过200/105毫米汞柱。如微血管病变已到晚期，应只从事轻度的体力活动，并且要量力而行，逐渐增加运动量，不可过累。

糖尿病肾病患者经治疗病情稳定后，可以参加轻松的活动。患者应根据自己的病情及身体条件，选择适合自己的运动方式，如散步、打太极拳等。运动量的大小、时间的长短应视个人的情况而定，一般以自己不感到劳累为宜；否则会引起酮症，使糖尿病肾病加重或迅速恶化。

糖尿病性视网膜病变患者要控制运动强度

糖尿病性视网膜病变患者应尽量不剧烈运动，因为很容易导致运动过程中眼底出血，从而引起视网膜脱落。

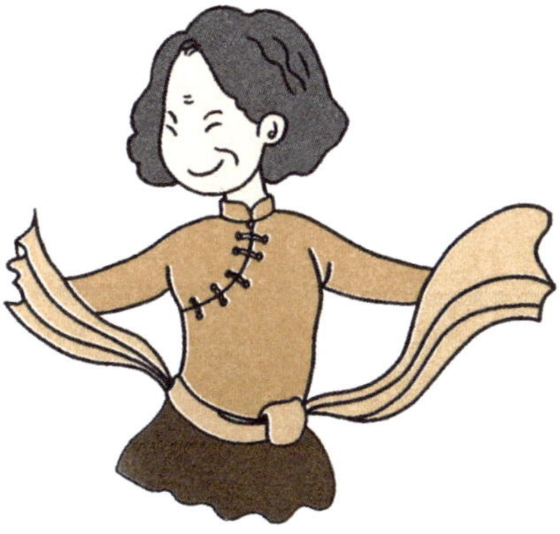

为了保证运动的安全，应尽可能选择开阔的运动场地，避免对抗性强、节奏快的篮球、乒乓球等运动，以免频繁碰撞受伤。最好是选择那些体位移动相对较小的运动，如养生功、太极拳、健身操、散步、游泳、匀速骑单车等。

（1）若糖尿病患者仅有轻微单纯性视

网膜病变，通常大多数运动都是安全的，应在进行运动的时候适当降低强度。

（2）糖尿病患者伴有中度或重度的单纯性视网膜病变，要限制那些会使血压升高的运动，如举重、俯卧撑、仰卧起坐等运动及使头低于腰部的弯腰活动。因为血压升高后，眼压随之升高，增加玻璃体、视网膜出血的危险。还要限制震动强度大的运动，如跳绳、快跑、拳击以及各种竞赛运动。

（3）糖尿病患者并发增殖型视网膜病变者，除避免上述运动外，还应避免体位移动大的运动，如打球、跑步、接触性的有氧运动和举重等。

第四章

美食搭配巧，降糖效果好

饮食疗法是糖尿病治疗中非常重要的环节之一，要想控制好糖尿病，就要管住自己的嘴，合理摄入各种营养素。正所谓“美食搭配巧，降糖效果好”，饮食搭配得当，血糖就会控制得更平稳。所以，饮食疗法是糖尿病长期控制治疗的基础，无论患者病情轻重，有无并发症，是否用药，都应合理搭配自己的饮食。

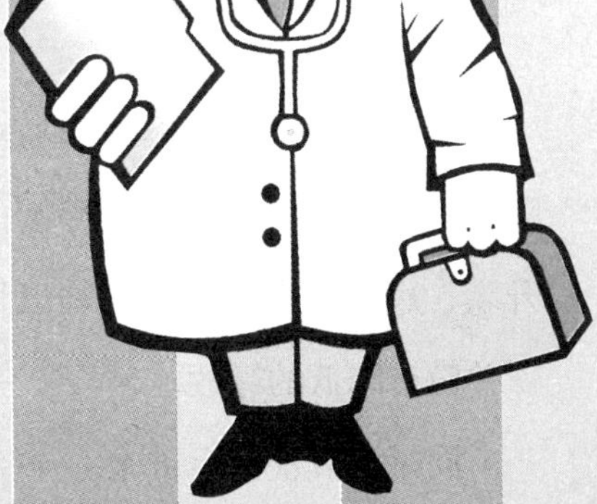

第一节 专家指导下的科学饮食

科学的饮食疗法

饮食疗法是糖尿病治疗的一项重要措施，饮食控制好了，血糖也能比较容易地保持稳定，病情不会恶化。但是如果将饮食疗法简单地理解为节食的话，反而会使病情恶化。

1. 科学饮食不是节食

饮食疗法的主要目的就是在维持患者正常生活的基础上，保证患者对各种营养的需要，如儿童要维持其正常的发育成长，消瘦患者要适当增加体重等。

糖尿病患者也有正常的活动和生活，而患者在活动中所需要的能量主要是依靠饮食来供应的。如果营养跟不上，患者的体质就会下降，再加上疾病的侵害，患者的身体状况会更加糟糕。而且人体即使在休息的情况下也需要消耗能量，器官需要不停地运转，如果营养得不到及时补充，那么机体的生理功能也势必会受到影响，所以科学饮食不能简单地理解为节食。

2. 节食不一定能降血糖

糖尿病的发生是体内胰岛功能下降引起的，当患者饥饿时血糖会暂时下降，但是当血糖降到一定程度的时候，就会刺激升糖激素的分泌，引起血糖升高，病情也会因此更加难以控制。这也是为什么有些人忍饥挨饿之后，血糖并没有降低的缘故。

同时，节食还会带来一个非常严重的后果，就是酮症酸中毒。如果长时间节食，人体所需要的能量得不到补充的话，机体就会分解自身的脂肪和蛋白质，而脂肪的大量分解就会产生丙酮、乙酰和乙酸等对身体有害的物质；蛋白质的分解则会造成一些器官功能障碍，出现酮症酸中毒，让患者处于危险境地。

早餐要吃饱吃好

早餐对糖尿病患者来说是至关重要的。要知道一夜之后患者已经 8 ~ 12 个小时没有进食了。如果是 1 型糖尿病患者，需要通过进食来均衡所注射的胰岛素。如果是 2 型糖尿病患者，可以不吃早餐来减少热量摄入，从而减轻体重，但是这可能导致下一餐吃得过多。事实上，不吃早餐的人的血液中胆固醇含量较高，并且其体重会超标。

优质的适合糖尿病患者的早餐热量应占全日总热量的 20% ~ 35%，同时要注意科学搭配。根据营养均衡的要求，通常把食物分为 4 类，即谷类、肉类、奶豆类和蔬菜水果类。如果早餐中上述四类食物都有，可认为早餐营养充足，属优质早餐；如果包含了其中的三类，可认为早餐质量较好；如果只选择其中的两类，可认为早餐基本合格；如果只含有其中一类，则认为早餐质量较差，属不合格。不仅如此，安排早餐还应定时定量，干稀搭配，避免吃油炸、肥腻、含糖多的食物，吃七八成饱为宜。

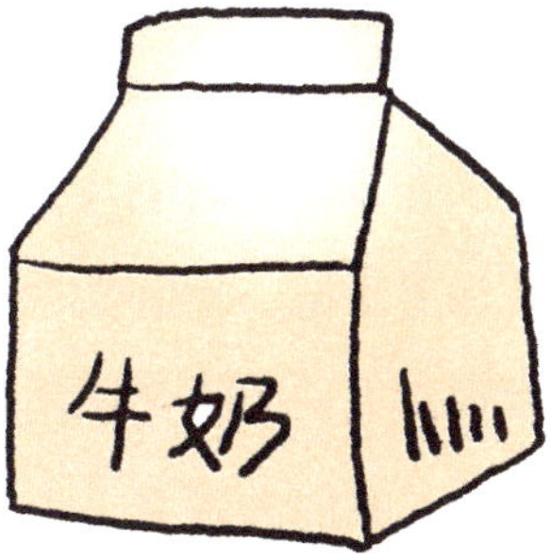

牛奶、豆浆含蛋白质和水分多，能补充人体所需的钙和优质蛋白质，特别是它们的血糖生成指数非常低，有稳定血糖的作用，适合糖尿病患者长期选用作早餐，两者可以任选其一。全麦面包、菜包子是比较好的早餐谷类食物。麦片相对于其他谷类食物含纤维多，比传统的米粥更适合糖尿病患者，特别是牛奶煮麦片是较好的糖尿病早餐食物。值得注意的是，因牛奶不耐煮，故应先把麦片用水煮熟，再加上牛奶稍煮即可食用。血脂紊乱的患者宜选低脂牛奶或低脂奶粉。

有的糖尿病患者特别喜欢吃面条、稀饭，这时应注意，面条中应加些鱼片和蔬菜，稀饭中应加些麦片和鸡蛋，这样搭配比较合理，避免单纯糖类或谷类食物对血糖产生较大影响。

营养午餐建议

科学合理的午餐可帮助你得到持续一整天的能量。以下是一些建议性的营养午餐：

（1）面条沙拉拌香醋沙拉油；多种新鲜蔬菜及低脂乳酪。

（2）用蔬菜、扁豆、黑豆、豌豆、大麦等配制蔬菜浓汤，类似意大利浓汤。

（3）蔬菜鸡蛋饼；番茄片；水果。

（4）以全麦、黑麦、裸麦粉制作面点，配以瘦肉、新鲜水果或水果沙拉（类似三明治）。

（5）素食全麦汉堡包，配莴苣、番茄、洋葱和芥末；松软白干酪。

（6）加入了水果的低脂酸奶酪；全麦松饼及低脂干酪。

（7）蔬菜沙拉，配烤鸡及香醋沙拉油；全麦吐司涂以天然花生酱。

晚餐远离高热量食物

在日常生活中，有一种说法得到了人们的普遍认可，就是“早饭要吃好，午饭要吃饱，晚饭要吃少”。而在实际生活中，我们却很难做到。据一项调查发现，人们的晚餐往往最为丰盛，像各种高热量、高脂肪以及高蛋白的食物都上了我们的餐桌。那么，这样做是否科学？长此以往，它对我们的身体会产生什么样的影响？

吃了晚饭以后，大部分人的活动量少了，代谢也减慢了，吃得过于咸、甜、油腻，吃得太饱或太晚，都不科学。为什么呢？因为这样做会使脂肪、热量都堆积在体内，增加了胃肠和心脏的负担，容易猝发冠心病、脑血管病、心肌梗死等疾病。

看来，合理的晚餐非常重要。对于老年人和患有高血压、冠心病的患者来说，建议少吃猪肉、牛肉等肉类食物；年轻人也不应该过多贪恋这些肉类食物，以免吃得太多而加重消化系统负担，影响夜间睡眠。那么，怎样吃晚餐才有利于健康呢？

首先，晚餐要早吃。一般在临睡前 4 个小时进食是最合适的。如果你晚上需要熬夜或者是睡得较晚的话，不妨喝一些低脂牛奶、酸奶，或者吃一些低糖的新鲜水果，像苹果、梨、草莓、猕猴桃等，用以补充能量。因为这些食物容易消化。

其次，晚餐要适量。像脂肪类、蛋白质类的食物适当少吃，多吃一些粗纤维的食物，如芹菜、香菇、豆角、笋、茭白等。因为它们有助于吸附油脂，促进食物残渣的排泄。

一个人晚上吃主食 100～150 克，加上肉或鱼 50 克，再加上蔬菜 200 克是比较合理的，其摄入热量大概相当于全日所需的 30％左右。如果做到这样的搭配，就达到了既科学又营养的目的。

糖尿病患者的饮食原则

糖尿病患者在保证饮食“总量控制、营养平衡”的基础上，还要遵循以下几种原则。

1. 减少热量吸收

多项医学研究表明，肥胖是糖尿病的单独致病危险因素，80％～90％的 2 型糖尿病患者在确诊前都有超重或肥胖的情况存在。因此，每顿以吃七八分饱为宜，通过控制饮食使能量吸收与能量消耗达到平衡，即人体

“收支”平衡，从而保持正常体重。

2. 膳食多样化

目前地球上没有哪种食物能包含人体所需的全部营养素。因此，为了保证人体的营养需要，就必须按照各种营养素的比例要求，适当摄取各类食物。倡导每日膳食多样化，以五谷为主，以荤食为辅，搭配蔬菜水果等。

3. 清淡少油

尽量不吃高脂、高盐食物，这非常有利于控制体重、血糖、血压及血脂。同时应注意，在日常生活中采用蒸、煮、烧、氽等多种烹调方法，对油煎、油炸、腌制的烹调方法也得严格限制。

4. 细嚼慢咽

进食速度不宜过快，每次就餐时间限制在 30 分钟左右为宜。

此外，糖尿病患者一般不要限水，但必须戒烟限酒。

限制高盐饮食的原因

医师们通常把限制饮食特别是含糖量高的食物，作为糖尿病的防治重点来指导患者，却很少注意到限制盐的摄入量。现代医学研究表明，过多摄入盐，具有增强淀粉酶活性、促进淀粉消化、促进小肠吸收游离葡萄糖的作用，可引起血糖浓度增高，进而加重病情。因此，糖尿病患者应限制高盐饮食。

如果糖尿病患者长期摄入过多的盐，则会诱发高血压病，并且会加速和加重糖尿病大血管并发症的发展。此外，盐还能刺激食欲，增加饮食量。因此，必须实行低盐膳食，将每日食盐摄入量控制在 5 克以下。限盐还应包括含盐的调味品，如黄酱、酱油等。一些面食也含钠，如 250 克馒头所含的钠相当于 2 克食盐。

医学家、营养学家反复提醒人们：少吃盐、吃得淡点，再淡点。但是这也带来一个难题，即低盐饮食很不下饭，影响食欲。尤其对糖尿病患者来说，限制糖的摄入可以理解，再限制盐的摄入，可能难以接受。可喜的是，目前市面已有专业研制的低钠盐，是防治高血压病及糖尿病性高血压的食盐代用品，可代替普通的食盐进入人们的一日三餐。

应对饥饿的饮食疗法

糖尿病患者因为病情的缘故，容易感到饥饿，但是如果盲目进食，就会导致血糖升高，体内环境会变得更差，这样就会形成恶性循环。所以，糖尿病患者在感觉饥饿的时候，要科学合理地安排饮食，才能控制血糖，保持身体的健康稳定。

1. 少量多餐

糖尿病患者要限制每日摄入的总能量，所以能吃的食物比较有限。为了防止出现饥饿的情况，应该将食物多分配几餐，如白天隔3～4小时进餐一次，睡前1～2小时进餐一次，这样既能避免血糖过高，又能避免出现饥饿的现象。

2. 主食不能吃得太少

主食是能量的主要来源，如果吃得太少，就没有足够的能量供应一天的活动，也就容易感到饥饿。

3. 减少细粮、增加粗粮

在日常饮食中增加粗粮的比例，如荞麦面、绿豆、玉米等，其中含有丰富的膳食纤维，能增加饱腹感。

4. 多吃蔬菜

蔬菜含热量低，而且含有丰富的膳食纤维，能够增加饱腹感。

5. 注意荤素搭配

糖尿病患者的身体素质本来就差，所以不能单吃一类食物，应该荤素搭配，这样才能保证营养均衡。适量摄入动物脂肪能延缓胃的排空速度，进而延缓饥饿感。

食物降糖没有科学依据

针对“某某食物能降低血糖，给糖尿病患者带来福音！”之类的话语，专家认为，到目前为止，还没有科学的证据表明哪种食物能降低血糖。

专家解释说，食物如果含有能量，就会升高血糖，只是升高的力度和速度不同。但至今没有发现哪种食物能降低血糖，只能说“某种食物升高血糖的指数较低”。市面上宣传的所谓“能降低血糖的食物”或“食物中含有某些降糖成分”，目前都没有在临床上获得有力的研究证据支持，效果值得商榷。而对动物的研究结果不能简单地推广到人体，在健康人群中获得的数据也不能直接用在糖尿病患者身上，个体病例也不具代表性。

有些所谓“能降低血糖的食物”中，竟然加入了降糖药物。专家告诉人们，这不仅是对患者的欺骗，更重要的是存在很大的危险性。如果患者在口服降糖药的同时，还在吃这些加了降血糖药物的“食物”，患者往往就会出现低血糖反应，严重的还会发生昏迷甚至死亡。

专家坦言：医学界确实有待于对食物做更深入的研究，尤其是食物对血糖非药物治疗的调整功效，这对糖尿病的控制非常有意义。

首选食物来补钙

对于中老年人来说，糖尿病患者除了典型的“三多一少”症状外，经常还伴有一“松”，就是骨质疏松症。为了防止糖尿病引发骨质疏松症，患者首先要对糖尿病进行积极控制，其次就是一旦患有骨质疏松症时，就应该及时补充钙和维生素 D，并且还要适当进行户外活动等。

糖尿病患者补钙最好以食补为主，药补为辅。食补的最佳选择之一就是牛奶，但需要注意的是，糖尿病患者要尽量少进食饱和脂肪，所以在选择牛奶时最好选择脱脂牛奶或低脂牛奶。

在日常生活中，很多人补钙都选择熬骨头汤，但是我们平常熬制的骨头汤的含钙量并不高，对补钙意义不大。如果在熬骨头汤时加一些醋，可以增加骨头汤中的钙含量。醋酸与钙形成的醋酸钙水溶性较高，有利于人体吸收利用。

当食补不够充分时，可以选择服用钙片，也可以在医生的指导下服用维生素 D、双磷酸盐等。

教你如何选择甜味剂

《食品添加剂》手册中是这样描述甜味剂的：甜味剂就是指赋予食品或饲料甜味，提高食品品质，满足人们对食品需求的食品添加剂。

目前，甜味剂的应用比较广泛，因为它的口感甜、热量低，对于血糖无明显影响，因此非常适合糖尿病患者。

很多糖尿病患者患病之前非常喜欢吃甜食，患病之后却不敢吃甜食，长时间控制饮食让患者感到痛苦，觉得生活中丧失了很多乐趣。因此，科学家们研发出了甜味剂，能够让糖尿病患者吃到带有甜味的食物，同时避免由于吃糖导致血糖升高。

甜味剂虽然味甜，但是热量低，对血糖没有明显影响，属于非糖物质。食用甜味剂时，糖尿病患者的血糖不会出现波动，也不会增加热量摄入。因此，甜味剂不仅适合糖尿病患者，也适合肥胖者。但是甜味剂的种类很多，糖尿病患者该如何选择呢？

接下来就为糖尿病患者介绍几种可用的甜味剂：

1. 甜叶菊苷

该物质是从天然植物里面提取出来的一种甜味剂，甜度要高于蔗糖 300 倍，热量低，食用之后不会增加热量摄入，也不会诱发血糖波动。

2. 木糖醇

木糖醇味甜，吸收率低，在体内的代谢过程不需要胰岛素的参与，食用木糖醇后血糖上升的速度远远低于食用葡萄糖后引发的血糖升高。木糖醇的肠道吸收率不足20%，食用过多会导致腹泻。

3. 果糖

果糖属于营养性甜味剂，甜度略高于蔗糖。少量使用能够满足糖尿病患者对甜味的需求，同时不会对血糖产生太大影响。但是进食果糖过多会影响血糖。

4. 舒卡糖

舒卡糖是一种新型甜味剂，甜度是蔗糖的600倍，为糖在加工过程时添加氯后形成的产物，在人体中不会被消化，性质也很稳定，所以可以用在高温甚至烘烤食品上。

5. 阿斯巴甜

商品名是纽特糖，属于蛋白糖，为苯丙氨酸、天门冬氨酸缩合之后的产物，为一种新型甜味剂。它的甜度要高出蔗糖150倍，所含热量和蔗糖相同，但是因为它的甜度非常高，按照正常的食用量产生的热量可以被忽略掉，因此，此糖对血糖的影响是非常小的。

此糖属于肽类，遇热之后会分解成氨基酸，丧失其甜味，因此，烹调时应当在烹饪完成之后，也就是出锅的时候添加，需要经过高温加热的食物不适合使用这种甜味剂。

牢记"少吃"，控制血糖

饮食控制是糖尿病治疗的基础，一些轻微的糖尿病患者单纯靠饮食控制就可以把血糖降到正常的水平；但控制不是禁止，即使是高糖、高脂、高热量的食物，也可以食用，但绝不能过量。一天吃50~100克（1~2两）米饭、150~300克（3~6两）肉、3~4匙油、6克盐，是比较适合糖尿病患者的摄入量。如果吃不饱，则可在总热量基本不变的基础上，以瓜果、青菜等补充，然后适当增加运动量，加大身体消耗。

想要有效控制血糖，“少吃”这两个字必须牢记。糖尿病专家认为，除了少吃高糖、高热量、高脂肪、高蛋白的食物外，对高“升糖指数”的食物也要严格控制。所谓“升糖指数”，是指食物进入人体2个小时内血糖升高的相对速度。如糯米就比大米的升糖指数要高，用同量的大米做成稀饭和米饭，稀饭的“升糖指数”又相对高一些。燕麦和荞麦的升糖指数则比较低。因此，糖尿病患者在饮食上要掌握好“度”。

“食物交换份”是什么

食物交换份法是目前国际通用的糖尿病饮食控制方法，它是将食物按照来源、性质进行分类。同类食物在一定重量内，所含蛋白质、脂肪、糖类和能量相近；不同类食物所提供的能量也大致相等。

这种方法虽然不是十分精确，但简便易行，能够增加糖尿病患者的饮食选择，使食谱设计简单化。在不超出全天总热量、保证营养的情况下，糖尿病患者可以灵活运用，根据饮食习惯、经济条件、季节等具体情况选择食物，使膳食丰富多样。

“食物交换份”是营养学上的一个概念。凡能产生90千卡（1千卡=4.184千焦）热量的食物即为一个“食物交换份”，也就是说，每个“食物交换份”的食物所含的热量都是90千卡。它将食物按照来源、性质分成谷薯、菜果、肉蛋和油脂四大类。为了便于了解和控制总热量，同类食物在一定重量内，所含的蛋白质、脂肪、糖类和热量相似，四类食品中每份所含热量均约为90千卡，在原则范围内灵活运用，可以互相替代。

简单地说，一个“食物交换份”的食物相当于25克米面、500克绿叶蔬菜、200克水果、125毫升牛奶、50克瘦肉、50克鸡蛋、10克油等。此外，同一类当中的不同种食物可以按照“食物交换份”相互交换而热量保持不变。

例如，在谷薯类当中，50克大米可以和50克白面、50克玉米面、50克干粉条及6~8块苏打饼干相互交换；在肉蛋类当中，50克瘦猪肉可以和1个鸡蛋、110克鱼虾、100克豆腐干、250克豆腐相互交换。不同类食物当中营养素结构相似时，也可以互换，如25克燕麦片可以和200克橘子互换。

糖尿病患者为什么要补充微量元素

微量元素又称痕量元素，是人体每日必不可少的营养物质，其中微量元素镁、锌、铬对胰岛素的生物合成及体内能量代谢起重要作用，影响糖尿病的发生和发展。

铬是胰岛素的辅助因子，又叫葡萄糖耐量因子。铬与胰岛素两者相互作用，使血糖变成能量贮存起来。在代谢过程中铬主要从泌尿道排出，为了补偿这种损失，一般靠饮水和从食物中摄取。含铬丰富的食物有糙米、麦皮、玉米、萝卜、鱼、贝、虾、蛋、牛肉等，糖尿病患者可酌情选用，以促进康复。

镁是人体合成卵磷脂的激活剂，卵磷脂能促进胆固醇的排出。人体一旦缺镁，卵磷脂合成会减少，成为动脉粥样硬化发生的隐患。

锌是组成体内各种酶的成分，它与蛋白质和核酸代谢有关。锌缺乏时氨基酸合成蛋白质的速度减慢，氮利用率降低。患糖尿病时，蛋白质代谢紊乱，锌被过多地利用和消耗，故糖尿病患者应适当补充微量元素锌，以利于蛋白质的正常代谢。含锌丰富的食物主要为动物性食品。

食物为什么要低温烹饪

同样的食材，用不同的烹调方法做出来的菜肴的味道、营养价值也不同。而不同的烹调方法做出来的不同食物对糖尿病患者也会产生不同的作用。

按照中国人的饮食习惯，在做饭时讲究爆炒、油炸等高温烹饪。可是，据国际科学家的一项最新研究显示，低温、持续时间较短的烹饪方法，对健康反而更加有益。因为长时间的高温烹饪极易产生大量的终末糖基化产物。糖尿病患者常见的多种并发症，多与体内终末糖基化产物过多有关。同时，由于终末糖基化产物在人体中天然存在，而糖尿病患者本身由于血糖较高，其体内各组织中形成的终末糖基化产物更是明显高于常人。高温烹饪显然对糖尿病患者极为不利。

因此，糖尿病患者最好选择低温烹饪的方式，以防止出现并发症。另外，糖尿病患者也不宜食用烧烤类食物，以免加重病情。

只吃菜不吃饭易患糖尿病

现在很多人都喊出了“减肥”的口号，加入了“减肥”一族，似乎减肥是一种时尚，现今最普遍的减肥方法就是只吃菜不吃饭。其实这种减肥方法是很不科学的，极容易引发糖尿病。

人们认为吃饭的时候只吃菜不吃饭就能减少脂肪和热量的摄入，然而事实却恰恰相反。如果只吃菜而不吃饭，那么人体就会摄入菜中大量的油和蛋白质，其所含的热量甚至会超过米饭中淀粉的热量，造成热量超标、营养过剩。

举个很简单的例子：普通的 1 克食用油中含有的热量大约是 9 卡（1 卡 = 4.186 焦），而 1 克蛋白质含有的热量大约是 4 卡。这样相比之下，1 克米饭含有的热量也就只有 4 卡而已。因此，如果只吃菜、不吃饭，那么就很容易导致饮食中的油和蛋白质增多，导致摄入的热量猛增，从而容易患糖尿病。

消瘦型糖尿病患者科学的饮食原则

只要是糖尿病患者，如果不注意控制饮食的话，都会导致血糖失控，消瘦型糖尿病患者也不例外，也需要适当控制饮食。只不过消瘦型糖尿病患者因为体质的关系，在总热量控制上可以适当放松，但这并不意味着消瘦型糖尿病患者可以轻易调整饮食方案，否则容易导致糖尿病肾病、高血压等并发症。

消瘦型糖尿病患者要放松饮食控制的话需要有一个前提，那就是在稳定控制血糖、血压和血脂的前提下，可以适当增加饮食，特别是增加蛋白质的摄入量，能帮助患者的体重恢复到标准范围。

一旦患者恢复到标准体重，也要恢复饮食控制，不能继续增加食物的总热量。

糖尿病并发高脂血症的饮食建议

糖尿病并发高脂血症的患者，首先应坚持糖尿病饮食治疗原则，控制总热量，达到或维持理想体重，防止肥胖。其次必须将血糖控制在理想范围，戒烟、禁酒，坚持低脂饮食。保持每天膳食中脂肪总量不超过 50 克（包括普通食物中所含的脂肪），每天烹调用植物油不超过 25 克，同时要注意避免看不见的脂肪（肉类、蛋类、奶制品、动物内脏、豆制品及坚果类等食物）的过多摄入。适量限制食物胆固醇的摄入量，每天胆固醇的摄入量不超过 300 毫克。采用蒸、煮、炖、熬、汆、凉拌等少油的烹调的方法，不用或少用油炸、油煎方法。此外，过多地摄入酒精、糖类也可使血脂水平升高。

用海鱼、豆制品代替部分陆地动物性蛋白质可降低血脂。增加富含膳食纤维和富含维生素 C 的食物的摄入。某些食物如洋葱、大蒜、香菇、木耳、海带、紫菜、魔芋等都有一定的降脂作用，糖尿病并发高脂血症患者可适量食用。

无糖食品真的无糖吗

无糖食品是指没有加入蔗糖的食品，但并不代表是真的“无糖”，因为目前市场上所谓的无糖食品中原有的糖类成分依然存在。比如无糖奶粉只是未混有蔗糖，而奶粉中原有的乳糖并没有减少，乳糖经消化后仍可分解成葡萄糖和半乳糖。

另外，大多数无糖食品都是用粮食做成的，而粮食的主要成分就是淀粉，它在体内可以分解成葡萄糖。例如，无糖蛋糕和无糖汤圆等也只是没有放入蔗糖的蛋糕和汤圆而已，其所含的面粉经消化后，依然会分解成葡萄糖。

因此，糖尿病患者在食用无糖食品时也不能没有节制，要知道食物本身所含成分的热量是不变的，任何食品都应计算在每天的摄入热量中，更何况我们所食用的无糖食品并不是真正的“无糖”。

糖尿病患者不要一看到“无糖”两个字就认为是不含糖类的食品，应当仔细看看食物中的成分，因为奶中的乳糖、食物中的淀粉，最终都将转变成葡萄糖，所以说无糖食品不能真正用来治疗糖尿病，至于有些商人将这种无糖食品改称为“降糖”食品，这完全是虚假欺骗行为。

另外，糖尿病患者在选用无糖食品时，还要关注其中加入的甜味剂的种类，必要时可以咨询医生哪些甜味剂是有益无害的。

膳食纤维的重要性

膳食纤维对糖尿病患者来说是一种不可缺少的物质，它被称为“第七营养素”，在人体中发挥着重要的作用，这些作用可表现为以下几个方面。

1. 膳食纤维能够帮助消化

膳食纤维能够促进肠道蠕动，帮助消化，缩短食物残渣在肠道中停留的时间，并且能够帮助软化大便，防止便秘的出现。

2. 膳食纤维能够降低胆固醇水平

膳食纤维进入肠道后可以减少肠道对胆固醇的吸收，促进胆汁排泄，降低胆固醇含量。

3. 膳食纤维有解毒作用

膳食纤维在肠道中能起到升高渗透压的作用，稀释有害物质，还能和肠道中一些有害物质结合，最终排出体外。而且膳食纤维能够促进肠道蠕动，从而减少了有害物质接触肠道的时间。

4. 膳食纤维能够帮助调节血糖

膳食纤维进入人体后会吸水膨胀，和其他食物混合在一起，且不容易被消化吸收，因此能延缓葡萄糖的吸收速率，减轻胰岛的工作量，也就能有效防止餐后血糖升高。

干饭和稀饭对血糖的影响一样吗

有人认为糖尿病患者在饮食方面吃干饭或稀饭都是一样的，其实不然，它们对血糖的影响是有很大区别的。

临床证实，糖尿病患者进食等量大米做成的干饭和稀饭对餐后血糖的影响是不同的。吃越稀、越烂的食物，人体消化吸收就越快，产生热量也快，血糖就容易升高。这是为什么呢？

这是因为煮烂的稀饭易被肠道消化吸收，胃排空时间比较短，故餐后血糖上升得较快、较高。而干饭消化、吸收及排空较慢，所以餐后血糖上升得较缓、较低。糖尿病患者早餐后、午餐前的血糖是较难控制的时段，如果早餐坚持吃干饭，将有利于这个阶段的血糖控制，进而控制全天血糖。所以，血糖控制不佳的糖尿病患者应尽量少喝稀饭。

口服降糖药时的饮食注意事项

口服降糖药能帮助糖尿病患者降低血糖，但是如果患者没有在相应时间进餐的话，就会导致血糖过低，引起低血糖危象，所以服药后要注意科学饮食，而服用不同类的降糖药物后在饮食方面要注意的事项也有所不同。

1. 使用磺脲类降糖药的饮食注意事项

磺脲类降糖药的作用比较快，所以患者在服药 30 分钟后必须进餐，否则容易出现低血糖。如果饮食比较规律的话，可以在餐前服用，防止餐后血糖升高。

2. 使用双胍类降糖药的饮食注意事项

双胍类降糖药可能会引起胃肠道不适等不良反应，如腹胀、腹痛等，导致食欲下降，所以最好在就餐时或餐后服用。患者应注意补充营养，多吃一些蔬菜水果等。

3. 使用葡萄糖苷酶抑制剂类降糖药的饮食注意事项

葡萄糖苷酶抑制剂类降糖药会抑制糖分解，缓解糖吸收，所以患者应该在服药之后马上进餐，但是不要摄入过多脂肪、胆固醇类食物。

灵活加餐有必要吗

灵活加餐是一门大学问，对糖尿病患者尤其是皮下注射胰岛素的患者是很重要的，它可以避免糖尿病患者的低血糖反应。适当而科学的加餐能使病情趋于稳定或减少药物的用量，从而有效预防血糖出现大幅度的回落。

临床上经常可以观察到一些注射胰岛素的患者晚上睡觉前尿糖呈阴性，早晨起床时空腹尿糖反而呈阳性。进一步检测发现，他们中除少数患者属黎明现象外，多数属于夜间低血糖造成的晨起高血糖。对于这种现象，患者可以采取在晚间加餐的方法，除了主食之外，最好搭配一些含优质蛋白质的食物，如鸡蛋、瘦肉、鱼虾等，因为这些食物所含的蛋白质转化成葡萄糖的速度较其他食物缓慢而持久，患者的清晨空腹尿糖就可以转阴。

还有一些糖尿病患者，病情极不稳定，常伴有心悸、手颤、多汗、饥饿等低血糖反应，当出现这些反应时应立即吃 1 块糖或 50 克馒头，以缓解症状。同时，发作前如能少量加餐，就可保证血糖维持在相对稳定的状态，避免低血糖的发生。

注射胰岛素时的饮食注意事项

糖尿病患者注射胰岛素是为了更好地控制血糖，但是在注射胰岛素的前提下，千万不能忽视饮食方面的注意事项。

胰岛素的作用时间有长短之分，所以患者注射胰岛素后的饮食也要根据胰岛素的作用时间来安排，或者根据固定的就餐时间安排注射胰岛素的时间。

使用短效胰岛素和中效胰岛素的患者应该在注射之后 15～30 分钟进餐；使用混合胰岛素的患者应该根据自己的实际情况安排就餐；使用长效胰岛素的患者，进餐时间应在注射 1 小时后，这样才能保证胰岛素的作用时间。

饮食规律不能随意更改，患者可以根据个人饮食习惯调整注射时间。

妊娠糖尿病患者合理饮食很重要

妊娠糖尿病患者的营养素供给量在保证满足母体和胎儿生长发育的同时，还要维持孕妇体重的合理增长。所以，合理饮食对妊娠糖尿病患者是很重要的。糖尿病孕妇在饮食调整上分为 3 个阶段：

第一阶段为怀孕 1～3 个月，常常出现妊娠反应，其饮食基本与孕前相似，但应遵循糖尿病的饮食原则。

第二阶段即怀孕 4～6 个月，胎儿生长发育较快，每日要增加热量摄入 836.8 千卡（1 千卡＝4.184 千焦），蛋白质 15 克。糖摄入量不能太少，主食一天不少于 300 克，配合注射胰岛素，应少量多餐，分 5～6 次进食。要勤查血糖，注意防止产生酮体。

第三阶段即怀孕 7～9 个月，每日蛋白质摄入量较孕前增加 15～25 克，主食不少于 300 克，分 5～6 次进餐（包括睡前加餐）。整个怀孕过程中，体重增加量以 6～8 千克最适宜。

第二节 饮食中的宜与忌

“三宜”健康食谱

糖尿病患者作为特殊的人群，在饮食方面要格外注意，要清楚地了解自己能吃的食物有哪些，以便更好地控制病情。为此，营养学专家专门开出了“三宜”健康食谱。

1. 宜吃豆类及豆制品

豆类食品富含蛋白质、矿物质和维生素，且豆油含不饱和脂肪酸，能发挥降低血清胆固醇及三酰甘油的功效。

2. 宜吃五谷杂粮

如莜麦面、荞麦面、燕麦面、玉米面等富含维生素B、多种微量元素及食物纤维的主食，长期食用可起到降低血糖、血脂的作用。

3. 宜吃苦瓜、洋葱、香菇、柚子、南瓜

这些食物降低血糖的效果明显，是糖尿病患者最理想的食物，如能长期服用一些蜂胶，对降血糖和预防并发症会尤为有效。

宜多吃膳食纤维类食物

膳食纤维对人体很有益处，可降低胆固醇的含量。它是人类消化酶所不能分解的糖类类和本质素，可以说含有的大部分是多糖，但在结构上和能被人体吸收的淀粉有明显的差异，主张在糖尿病患者的饮食中增加含膳食纤维

丰富的食物，包括蔬菜、粗粮、杂粮，如魔芋、荞麦、燕麦等。

麸皮是最理想、最经济、最方便的高纤维食品。麸皮含纤维素18%左右，还含有丰富的蛋白质、维生素、矿物质等营养素。以麸皮为主要成分的系列食品是糖尿病患者最理想的高纤维食品，应多食用。

一般来说，糖尿病患者最好保证每天的膳食纤维摄入量在25～30克，但过多的膳食纤维不利于蛋白质和微量元素的吸收，保持适量摄入即可。

糖尿病患者宜多喝牛奶

糖尿病不仅引起体内糖类、蛋白质和脂肪代谢紊乱，也间接影响钙等微量营养素的代谢。高血糖状态使得尿量增加，部分钙、磷也随着含糖高渗尿液一同被带出体外。为了保护血液中钙的浓度稳定，身体只能动用骨骼、牙齿中储存的钙以补充不足。

因此，糖尿病患者更容易出现骨质疏松。高血糖使体内红细胞里的钙增多，变得僵硬，通过毛细血管时阻力增大，引起微血管病变；血管壁平滑肌细胞内的钙增多，再加上脂质代谢紊乱容易诱发动脉粥样硬化。此外，缺钙还导致胰岛素分泌减少及机体对胰岛素的敏感性下降，从而加重病情。糖尿病患者在饮食中注意补充钙营养素，有利于控制血糖稳定、防治骨质疏松和改善症状。

糖尿病患者宜少食多餐

糖尿病饮食控制原则之一，就是少食多餐。少食多餐确实对血糖控制十分有利，有时候患者对血糖控制不满意，医生就建议患者将每天2～3餐改为4～5餐，虽然没有调整药物，患者的血糖却从此正常了。少食的意思是每餐少吃点，这样就不至于使餐后胰岛负担过重，血糖也不至于升得太高，也就是说避免了餐后高血糖。多餐则是在两餐之间，加上一次缓冲餐，这样既可以避免药物作用高峰时出现低血糖，也可避免一天的饮食总量过少，影响人的体力和体质。

糖尿病患者的血糖升高，大多是因为体内的胰岛素作用不足导致的，如果一次进食量过大，就容易出现血糖升高的现象，而患者体内的胰岛并不能够及时分泌胰岛素来促进血糖指数下降；还有部分患者的胰岛分泌会出现推迟现象，胰岛分泌的高峰是在用餐后血糖高峰下降之后出现的，因此会发生低血糖的现象。

这两种情况对糖尿病患者的身体健康极为不利。因此，为了减轻每顿饭对血糖和胰岛造成的压力，提倡糖尿病患者应当少食多餐，既能够满足人体一天所需要的热量和营养，又能够有效调控血糖，减缓病情的发展，不仅可以避免并发症的发生，还能够减轻体内胰岛 β 细胞的负担。因此，即使病情控制得比较好的患者，也一定要在饮食上坚持少食多餐。

在少食多餐的前提下，最好每餐吃不超过 100 克主食，如每天需主食 300 克以上时，最好采用每日 4 ~ 5 餐甚至 6 餐的方法。有人吃早餐时不加主食，说“不是控制饮食吗？我不吃早点，少吃一顿成不成？”，结果中午或晚上饥饿难忍，把早上省下来的又全都吃回去了，反而吃得很多，这不是一种好的饮食习惯。我们要求少食多餐，如果一个人每天应该吃 350 克主食，那就最好分成 4 餐或 5 餐食用。加餐也可以用水果、鸡蛋、豆制品等对血糖影响较小的副食来代替主食。

糖尿病患者的禁忌食物

因为糖尿病的特殊性，其患者需要在饮食安排上大费心思，有些食物会对病情产生不利影响，患者需要注意和避免。下面就为大家列举了一些禁忌食物作为参考。

1. 糖

这里所说的糖并不是所有的糖，而是指蔗糖和葡萄糖，不包含果糖。果糖是可以吃的，因为果糖在人体中的分解不需要胰岛素的参与，不会给胰岛带来负担。蜂蜜对一般人来说虽然是一种很好的补品，但是对糖尿病患者来说，它的主要成分是果糖和葡萄糖，所以还应慎重食用。

2. 盐

盐是日常生活中的必需品之一，但是患上糖尿病之后，患者可能更易罹患高血压。高盐容易使血压上升，加重高血压的病情，而血压的升高又会诱发血糖升高，导致糖尿病病情加重，所以糖尿病患者一定要控制盐的摄入量。

3. 辛辣食物

糖尿病的典型症状说明患者以阴虚为本，体内有燥热，而辛辣食物，如辣椒、芥末等容易耗伤阴液，加重患者的燥热，会对病情产生不利影响，所以糖尿病患者应该忌食辛辣食物。

4. 油脂

糖尿病患者不要吃含油脂高的食物，如油炸食物等，患者对它们应该敬而远之。

5. 高淀粉

摄入高淀粉食物会使血糖升高，所以糖尿病患者不能进食过多，以免引起血糖波动。同时，患者也要注意，各种食物都应该按照计划的分量食用，不能随便吃，以防对病情造成不利影响。

6. 脂肪和蛋白质

糖尿病患者由于胰岛素分泌不足，导致糖、蛋白质、脂肪代谢发生紊乱，容易诱发动脉粥样硬化和心脑血管疾病，所以患者要控制蛋白质和脂肪类食物的摄入量，避免引发高脂血症、动脉粥样硬化等病症。糖尿病对肾脏有一定损害，过量摄入蛋白质会加重肾脏负担，所以患者要控制蛋白质的摄入量。

“三不宜”禁忌食谱

对糖尿病患者来说，米饭不可吃饱，水果不能吃多，甜品基本不可食用，那还有哪些食物是忌口的呢？营养专家为糖尿病患者开出了“三不宜”禁忌食谱。

（1）不宜饮酒，因为酒精能使血糖出现波动，空腹大量饮酒时，可导致严重的低血糖，而且醉酒往往能掩盖低血糖的症状，不易被患者感知，非常危险。

（2）不宜吃各种糖、蜜饯、水果罐头、汽水、果汁、果酱、冰淇淋、甜饼干、甜面包及糖制糕点等，因为这些食品含糖量很高，食用后容易造成高血糖。

（3）不宜吃含高胆固醇的食物及动物脂肪，如动物的脑、肝、心、肺、肾、蛋黄、肥肉、黄油、动物油等，这些食物容易导致血脂升高，易出现动脉粥样硬化的症状。

宜吃的主食有哪些

糖尿病患者要合理、科学地搭配主食。根块类食物（如土豆）和葡萄糖，可使餐后血糖快速升高，是高血糖指数食物，应注意减少该类食物的摄入量；豆类（特别是大豆制品，如豆面、豆浆、豆粉等）为低血糖指数食物，对餐后血糖的影响较小；谷物类食物（包括荞麦粉、玉米面、燕麦片、全麦面包、全麦饼干）及蔗糖为中等血糖指数食物。

有研究发现：食物的血糖指数高低大多与餐后所引起的胰岛素升高的幅度呈正相关，为避免糖尿病患者高胰岛素血症和糖尿病并发症的发生，糖尿病患者应尽量避免进食高血糖指数的食物，坚持长期食用低血糖指数的食物，可以明显地缓解患者餐后高血糖现象，减少患者全天内血糖波动和尿糖的排出量，降低空腹血糖和血脂，改善糖耐量曲线，有利于控制病情。

此外，餐后血糖升高的幅度和时间与食物的性状、烹调方式也有一定的关系，我们提倡食用粗加工食品，易于稳定血糖。

忌吃的主食有哪些

粮谷类是养育人体之主食，是人体必需的糖类与热量的主要来源，主食吃得好，能降低血糖，促进人体健康；吃不好就会起反作用。以下就介绍几种关于糖尿病患者忌吃的主食。

1. 面包

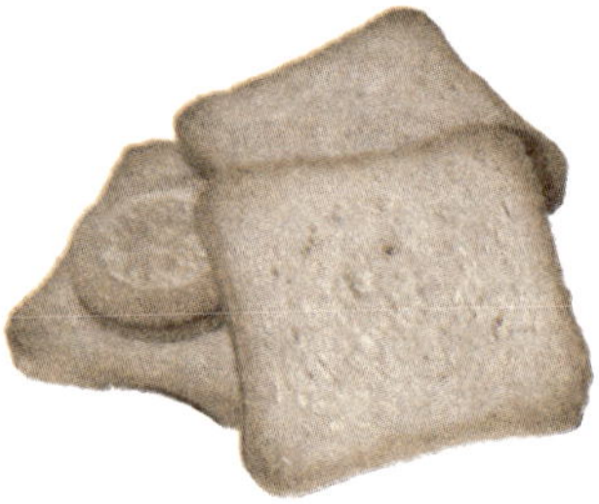

面包中添加了大量的砂糖、油脂，再加上面包大多是用精白面制作而成的，升糖指数比较高。面粉经过发酵后容易被消化吸收，易引起餐后血糖升高。

2. 油条

油条属于高热量、高糖类、低维生素食物，糖尿病患者食用后，不但能使血糖上升，而且容易使身体发胖。因此，糖尿病患者应忌食。

3. 油饼

油饼含热量较高，且主要成分为淀粉，多吃不利于血糖的控制。在制作油饼的过程中一般会加入很多油脂，多吃油饼不仅会使血糖升高，还易引发心血管并发症。

4. 饼干

饼干通常分有糖饼干和无糖饼干两种。有糖饼干含热量高，且富含淀粉，食用后极易导致血糖升高，且其含水分较少，进食后口渴多饮症状还会加重，故应尽量不吃。无糖饼干如咸味饼干，相对来说可以少量进食。

5. 蛋糕

蛋糕本身也是用粮食做的，其主要成分——淀粉，经消化分解后都会变成大量的葡萄糖，即使是“无糖蛋糕”，也应有节制地食用。

6. 方便面

方便面是典型的高热量、高脂肪、低维生素食物，糖尿病患者食用后极易发生高血糖，并容易诱发心血管疾病。

忌吃的蔬菜有哪些

虽然大部分蔬菜都有利于糖尿病患者的健康，但也有一些蔬菜是不适宜糖尿病患者食用的。就让我们一起来看看是哪些蔬菜吧！

1. 甜菜

甜菜含糖量较高，糖尿病患者食用后血糖会明显升高，故应尽量不吃，且甜菜含热量较高，糖尿病患者应控制每日从食物中摄取的热量，科学进食。

2. 香椿

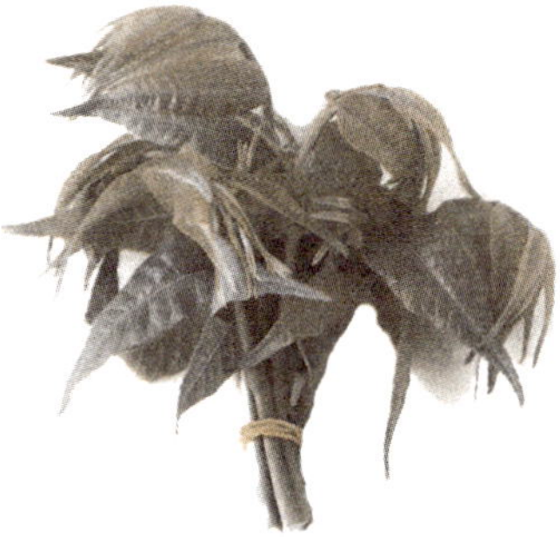

香椿助阳，阴虚的人吃了之后容易加重肝火，尤其是像糖尿病患者这样属于阴虚燥热体质的人，吃香椿反而加重病情。

3. 芋头

芋头的主要成分是淀粉，含糖量较高，煮食后所含热量及糖分均会升高，易使血糖升高。因此，不建议糖尿病患者多吃芋头。

4. 雪里蕻

雪里蕻性温，久食易积温成热，糖尿病患者多属阴虚火旺的体质，故不宜多食。雪里蕻经常被腌制成咸菜食用，含盐较多，糖尿病患者为防高血压要限制食盐摄入，故不宜食用。

5. 菱角

菱角的含钾量极高，糖尿病肾病患者极易出现高钾血症，一旦出现，将诱发心律失常和肝昏迷。所以有肾病的糖尿病患者不宜食用。

忌吃的水果有哪些

1. 柿子

柿子含糖量高，主要是葡萄糖和果糖，在肠道中能被直接而快速地吸收，使血糖迅速升高。因此，糖尿病患者尤其是血糖控制欠佳的人不宜食用。

2. 甘蔗

甘蔗的含糖量极为丰富，其中蔗糖、葡萄糖及果糖的含量高达12%，食用后易使血糖迅速升高，故糖尿病患者最好忌食。

3. 荔枝

荔枝性温热，极易助热上火，加重糖尿病患者的内热症状。荔枝含丰富的葡萄糖、果糖、蔗糖，其葡萄糖含量占含糖总量的66%，因此，糖尿病患者应忌食。

4. 葡萄

葡萄的含糖量较高，以葡萄糖为主，而糖尿病患者的胰岛素分泌不足，使葡萄糖在体内的利用减少，吃了葡萄后会致使血糖迅速升高。

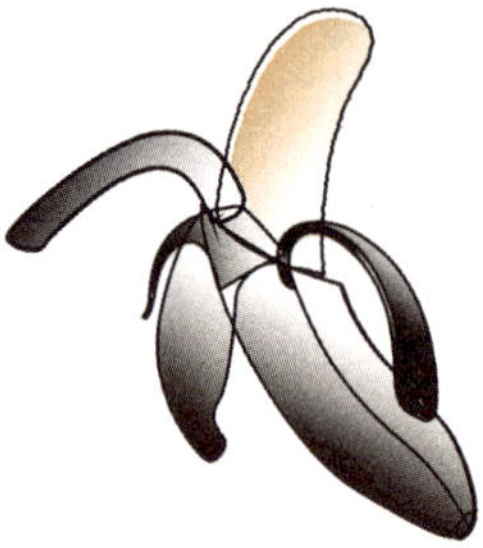

5. 香蕉

香蕉的含糖量较高，主要是葡萄糖和果糖，食用后血糖会迅速升高。患有糖尿病肾病的人，肾脏排泄钾的能力下降，往往并发高钾血症，而香蕉含钾丰富，食用后会加重病情。糖尿病患者在胃酸过多、消化不良或腹泻时，都不宜吃香蕉。

除上述水果，糖尿病患者少吃或慎吃的水果还有杨梅、甜瓜、金橘、桂圆等。

忌吃的肉类有哪些

1. 腊肉

腊肉的脂肪含量很高，并且以不饱和脂肪为主，对糖尿病患者的心血管极为不利。腊肉又是高盐食品，糖尿病患者食用后会增加肾脏负担，对于并发肾病或高脂血症的患者来说必须忌食。

2. 猪蹄

猪蹄富含胶原蛋白，是很好的延缓衰老的美容食品。但因其所含热量和脂肪都偏高，因此糖尿病患者还是少吃为宜。

3. 猪肝

猪肝含有丰富的胆固醇，食用后会使血液中胆固醇的含量升高，加重脂质代谢紊乱。猪肝还含有丰富的磷和钾，会加重已经并发肾病的糖尿病患者的病情，故应忌食。

4. 鸡心

鸡心含有对人体有益的镁、磷等矿物质，有养心、补虚之功效。但鸡心的胆固醇和脂肪含量偏高，过量摄入会加重糖尿病患者的脂类代谢紊乱，促进脂肪转化为血糖，从而使血糖升高，所以糖尿病患者应少吃鸡心。

除上述这些外，糖尿病患者忌吃的肉类还有猪肚、香肠，水产类的河虾、鲍鱼等，这些都对健康不利，糖尿病患者要少吃或不吃。

进食时忌狼吞虎咽

糖尿病患者吃饭要细嚼慢咽，不要狼吞虎咽。食物在口腔内反复咀嚼时，可以刺激唾液的分泌，唾液含有多种消化酶，而且能延长食物的咀嚼时间，还可以反射性地刺激胃液的分泌。细嚼慢咽还可使食物充分地与唾液混合。这样食物到了胃肠道才能更好地被消化吸收。

由于细嚼慢咽可以延长进餐时间，即使减少食量也可达到饱腹感；反之，会影响食物营养成分的充分吸收。因为糖尿病患者摄入的食物量常常是经过计算而来，其有效营养成分应该得到充分的消化吸收和利用，所以，咀嚼程度的不同，可以影响其营养成分的吸收。

有实验证明，粗嚼者比细嚼者要少吸收蛋白质 13％、脂肪 12％，并且食欲也比较旺盛。咀嚼 5 分钟后，食欲才能下降。这一现象与大脑中负责食欲的部位有关，当它接受从舌头等部位传来的相同刺激过多时就会变得迟钝，从而不再嘴馋，故咀嚼的时间必须长一些才能达到食欲下降的目的。否则短时间的咀嚼，如狼吞虎咽只能使人胃口大开，极易造成食物超量才产生饱腹感，使热量顷刻间过剩，而且加重胃和胰腺等脏器的负担，时间久了，容易导致一些疾病的发生。

食欲特别好的糖尿病患者不妨进餐时先吃些含脂肪少、体积大的低热量菜肴，如拌菠菜、熬白菜、炒豆芽、炒芹菜等，借以充饥，然后再吃主食。

忌用肉食代替主食

有的糖尿病患者怕血糖升高，所以不吃主食或吃得很少，而以肉食代替主食，这种饮食方法是错误的。

（1）肉食所含的蛋白质和脂肪最终分别有 58％和 10％转变为葡萄糖，不但会使血糖升高，而且在分解脂肪和蛋白质的过程中，还会产生有害于身体的酸性物质。

（2）每天糖类食物的摄入量少于 125 克，而摄入很多肉食，就会引起饥饿性酮症。

（3）每克肉食含有的热量大于每克糖类的热量，吃较多肉食的结果往往会超过总热量而使身体发胖，使胰岛素敏感性下降，反而需要增加胰岛素的用量。

（4）吃较多的肉食会使血脂升高，加速动脉硬化和心血管并发症的产生。

糖尿病患者忌饮咖啡

医学研究指出，咖啡因会干扰人体对血糖的控制能力，从而使糖尿病患者的病情恶化。

医学实验发现，糖尿病患者体内的葡萄糖以及胰岛素含量提高与进餐时咖啡因的摄入量有着很密切的关系。医生们因此便有了足够的理由去说服那些糖尿病患者，从他们的食谱中减少或删除咖啡因的摄入。

著名物理学教授詹姆斯·雷恩和他的助手们对14名有喝咖啡习惯的糖尿病患者进行了调查，并通过控制其饮食的方法进行了认真的研究。首先进行药物处理，验血后即让他们服食咖啡因胶囊，之后还对其进行更多次数的验血，最后为每个人提供一些液体食物作为补充。

结果表明，在患者没有进食之前，咖啡因对葡萄糖和胰岛素的影响是微不足道的；可当患者服用液体食物之后，咖啡因的摄入就使这些糖尿病患者体内的葡萄糖含量增加了21%，胰岛素增加了48%。

对糖尿病的临床治疗，实际上就是为了维持人体血液内的葡萄糖含量在一定水平。而咖啡因则降低了机体对食物的新陈代谢功能。因此，咖啡被列入糖尿病患者应忌食的食物行列。

糖尿病患者忌食蜂蜜

蜂蜜是由工蜂采集花蜜酿制而成的，高品质的蜂蜜是极佳的绿色食品；蜂王浆有明显的医疗保健作用。两者均具有补中润燥、缓急解毒的作用，其食疗保健效果较好，治疗一些慢性病如高血压、胃及十二指肠溃疡、习惯性便秘等确有一定疗效。那么糖尿病患者能否吃蜂蜜呢？

据研究表明，蜂蜜的营养成分非常丰富，每百克蜂蜜中含糖类75.6克，蛋白质0.4克，脂肪19克，水分20克，还含有人体所需要的矿物质元素（钾、钠、钙、镁）及维生素和蜂胶、蜡、色素等。可见，蜂蜜中的主要成分是糖类，且含量极高。继续深入分析，每百克蜂蜜糖类中葡萄糖约为35克，果糖40克左右，蔗糖约2克，糊精约1克。

蜂蜜中含量最高的葡萄糖和果糖均为单糖，进入肠道后可直接被吸收入血液，使血糖升高，蔗糖和糊精略经水解后即可被吸收，蜂蜜的升血糖作用特别明显。从这一点来看，糖尿病患者不能服用蜂蜜。另外，任何一种保健食物，均需一定量和一定时间才会体现其保健效用。

据文献报道，高血压、胃及十二指肠溃疡患者每天需服用蜂蜜50克以上，历经3个月才会显效。若糖尿病患者长期、大量地服用蜂蜜，血糖一天内将会出现大起大落，而血糖的不稳定对病情的控制极为有害，即便蜂蜜有某些保健功效，最终也会起到负面作用。

服中药期间的饮食禁忌

服中药时的饮食禁忌，也就是服药期间不可同吃某些食物。例如，地黄、何首乌忌葱、蒜、萝卜；薄荷忌鳖肉；茯苓忌醋；鳖甲忌苋菜。

此外，服中药期间，凡是生冷、黏腻、腥臭等不易消化及有特殊刺激性的食物，都应避免食用。高热患者还应忌油。

糖尿病患者忌食“凉饭”

有的糖尿病患者在吃饭时喜欢把米饭放凉后再吃，认为这样可以减慢食物在体内的消化速度，从而减缓血糖升高。其实这是一种不健康的饮食方法。

不管是热饭还是凉饭，都不能改变食物中含有的抗性淀粉，外界的加工也不能改变其含量。而食物在常温冷却的情况下不会发生多少变化，其抗性淀粉的含量也不会因此而减少，将食物放凉并没有多大意义。食物只有处在4℃以下的低温环境，其中的淀粉才会发生老化的现象。这种老化是指淀粉的分子链卷曲，脱水并且缩小，如此就减少了与淀粉酶的接触面，从而降低消化率，以此来减慢血糖升高的速度。但是，4℃以下的存放环境相当于将食物存放在冰箱里，这样的食物一般人是难以接受的。

所以，糖尿病患者不宜吃“凉饭”，否则对胃肠健康不利，对血糖的控制也不利。

第三节 四季蔬菜，控制血糖从这里开始

冬瓜——肥胖症的克星

冬瓜是肥胖症的克星，是一种减肥佳蔬。

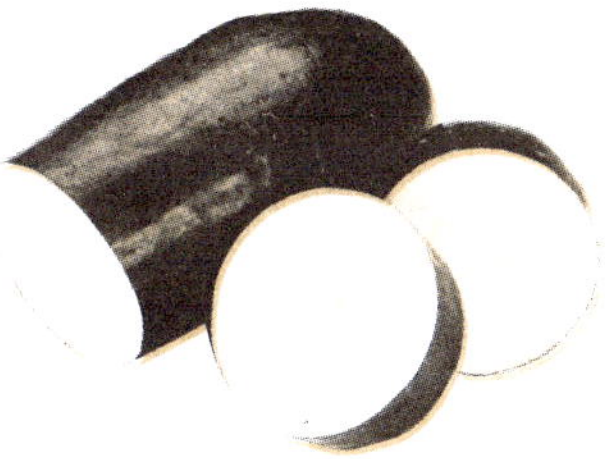

冬瓜含有减肥作用物质——葫芦巴碱和丙醇二酸，丙醇二酸能抑制糖类转化为脂肪，而起减肥作用。

冬瓜本身不含脂肪，是一种低热量、含糖量极低的高钾、钠蔬菜，食之能将体内脂肪转化为热量而减肥。

因此，对于2型糖尿病伴肥胖的患者来说，食用冬瓜既能减肥，又能降脂，不失为糖尿病患者的首选佳蔬。

莴笋——胰岛素的激活剂

莴笋含有较丰富的烟酸，烟酸是胰岛素激活剂，长久食用对防治糖尿病有益。莴笋可刺激胃肠蠕动，对糖尿病引起的胃轻瘫以及便秘有辅助治疗作用。莴笋中所含的钾离子是钠离子的27倍，可促进排尿，降低血压。应注意的是：为了防止大量水溶性维生素的丢失，食用莴笋前要先洗后切；莴笋叶的营养价值比茎高，应茎叶同食；为了防止破坏莴笋中所含的抗坏血酸成分，最好不要用铜制器皿存放或者烹调。

韭菜——防治糖尿病并发症

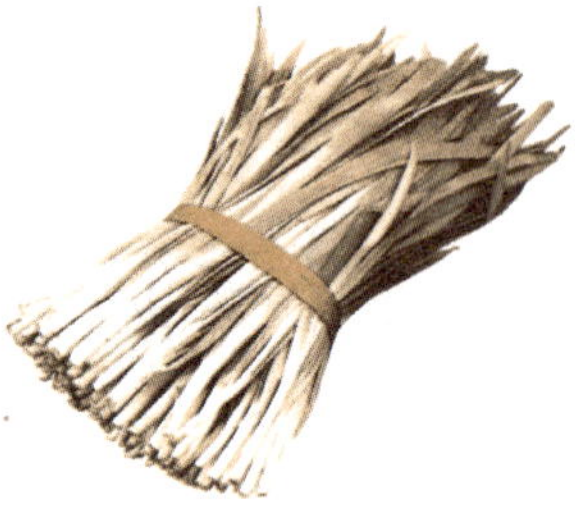

我国历代医家特别重视韭菜的药用保健价值，现代营养医学研究资料表明，韭菜含有粗纤维较多，并含维生素 B_1、维生素 B_2、维生素 C、维生素 E、胡萝卜素等，其中每 100 克韭菜胡萝卜素的含量高达 1 410 微克，折合维生素 235 微克；并含有丰富的钙、磷、镁、铁、锌、硒、锰等矿物质元素。而且韭菜是优质高钾食物，对高血压病有较好的防治作用。

现代医学研究显示，韭菜中所含的挥发油和硫化合物以及钙、磷、镁、锌等元素具有促进血液循环及降脂、降糖的作用，对糖尿病及其并发高血压、冠心病、高脂血症等均有较好的防治作用。

茄子——降低胆固醇

茄子富含多种维生素及矿物质，但其脂肪含量较低，茄子中的膳食纤维还有降低胆固醇的功效，适合患糖尿病的人食用。

茄子中的维生素 P 可增强毛细血管的弹性，防止微血管破裂出血，有防治糖尿病并发微小血管病变的作用。另外，茄子还可以有效预防糖尿病引起的视网膜出血。

但是提醒大家注意一点，茄子性寒，腹泻及消化不良者慎食。油炸茄子会造成维生素 P 大量损失，挂糊上浆后炸制能减少损失。

马齿苋——辅助治疗糖尿病

马齿苋是一种治疗糖尿病的良药。中医古籍中即有记载，马齿苋有治疗消渴的作用。马齿苋含有高浓度的去甲肾上腺素和二羟基苯乙胺。进一步研究发现，马齿苋中的去甲肾上腺素能促进胰岛β细胞分泌胰岛素，调节人体糖代谢，从而降低血糖水平。用马齿苋加清水煮熟后食用，对糖尿病患者有显著疗效。因此马齿苋是糖尿病患者理想的食物之一。

洋葱——“菜中皇后”

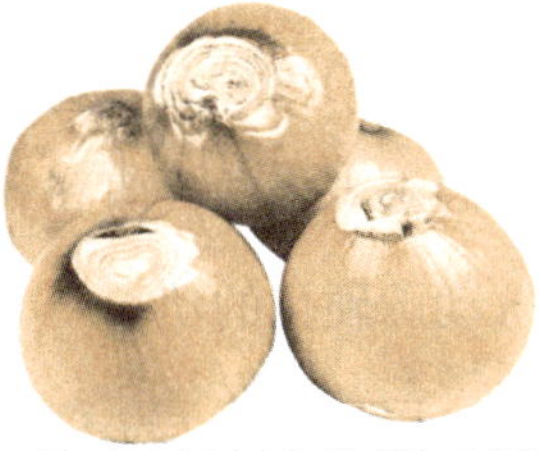

洋葱又叫“葱头”，在欧美国家，有“菜中皇后”的美称。洋葱原产于伊朗，后传入中国，故称之为“洋葱”。

最新研究表明，洋葱具有较好的降血糖作用。因为洋葱含有降血糖药物——“甲苯磺丁脲”的类物质，能选择性地作用于胰岛β细胞，促进胰岛素分泌，恢复胰岛的代偿功能，从而降低血糖。另据美国最新科研报道，洋葱提取物可使血糖显著降低。应用洋葱的乙醇提取物可使空腹血糖明显降低，其机制是洋葱能促进组织细胞更好地利用葡萄糖。

综上所述，洋葱对人体有重要的保护作用，能降血脂、降血压、降血糖，对高脂血症、脂肪肝、冠心病、高血压病、糖尿病有良好的防治作用，不愧为上述疾病患者餐桌上的“佳蔬良药”。对于中老年2型糖尿病患者，洋葱不仅可以降血糖、防治糖尿病，而且还具有防治糖尿病并发症，如高脂血症、肥胖症、脂肪肝、高血压病、冠心病的作用。

海带——促进糖、脂代谢

海带，性寒、味咸、无毒，具有软坚、散结、行水、化瘀的功效。

海带，有海草等异名，其植株生活在海水中，柔韧而长，像一条长长的带子。海带不仅可食用，而且有很高的药用价值。现代营养医学研究资料表明，海带所含碘、钙、铁极高，还含磷、钴、氟、钾、锌等矿物质元素，并含有大量粗纤维和多糖类成分，如藻胶酸、昆布素、甘露醇以及岩藻甾醇、黑麦草内酯、戊聚糖、半乳糖、半乳糖醛酸、阿拉伯糖、木糖、洋芫荽糖等。海带中有一种名为褐藻酸钠的成分，可以使糖尿病患者对胰岛素的敏感性提高，空腹血糖下降，糖的耐受量得以改善。

现代医学研究发现，每100克干品海带含碘量高达24毫克，而一般成人每日有0.15毫克左右的碘即可满足需要。近年来医学研究提示，有机碘有类激素样作用，能提高人体内生物活性物质的功能，可促进胰岛素及肾上腺皮质激素的分泌，提高脂蛋白酶的活性，促进葡萄糖和脂肪酸在肝脏、脂肪、肌肉组织内的代谢和利用，从而发挥其降血糖、降血脂的作用，并有降血压、抗动脉硬化的功效。

而且，每100克海带含人体可利用的结合钙达348毫克。医学研究结果表明，钙元素与糖尿病并发症关系密切。国外专家曾详细报道了糖尿病并发骨质疏松症的病例，并收集到了糖尿病可引起体内矿物质代谢紊乱、骨骼中矿物质成分减少的证据。在患糖尿病2~3年后，骨中钙的减少变得明显，病程短于5年的糖尿病患者的骨质疏松症可以和长期糖尿病患者一样严重。因此，专家们呼吁，在治疗糖尿病时，应及时补充钙及适量的维生素D。对各类糖尿病患者来说，经常食用海带或用海带烹制而成的药膳、菜肴是大有裨益的。但有一点要注意，中医认为，海带性寒而滑，脾胃虚寒而便溏不实者不宜食用。

芹菜——辅助降糖又减肥

经大量医学研究证实，芹菜中含有的芹菜碱有降压安神作用。芹菜还有加速脂肪分解的作用。芹菜含有刺激体内脂肪消耗的化学物质，再加上其富含粗纤维，故而有较好的减肥效果。因此，对2型糖尿病（伴肥胖）患者而言，多吃芹菜必有益处。

中医学认为，旱芹性凉，味甘、苦，入肝、肾经，有清热、平肝、利水、健胃、降血压、降血脂等功效。

清代王士雄《随息居饮食谱》曰：“芹菜，甘凉清胃、涤热祛风，补口齿、咽喉，明目。”《本草推陈》记载：“旱芹治肝阳头昏，面红耳赤，头重脚轻，步行飘摇等症。”经常食用旱芹，不仅有助于降血糖，还兼有防治糖尿病并发症的作用。

空心菜——控制血糖水平

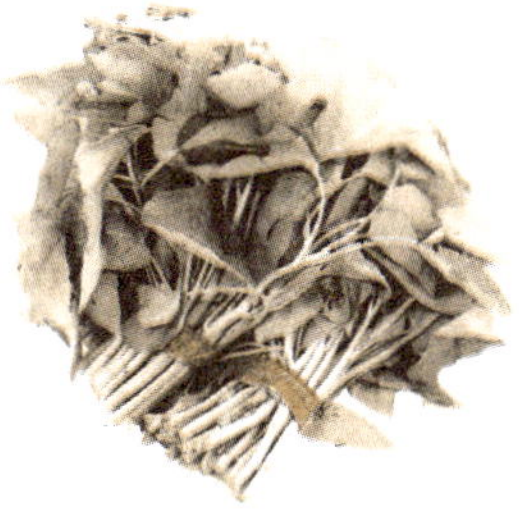

空心菜富含维生素、微量元素，所含有的钙、钾、维生素 C、胡萝卜素、维生素 B_2 等营养物质比普通蔬菜高很多。从中医角度上讲，空心菜微寒、甘，具有清热凉血、利尿除湿之功，对于热痢、痔疮、便秘、便血、湿疹等均有一定的疗效。而紫色空心菜含有一种叫作“植物胰岛素”的成分，这种成分能够帮助 2 型糖尿病患者控制血糖。

空心菜本身属于碱性食物，食用后能够降低肠道酸度，避免肠道中菌群失调，并且有非常好的防癌功效，糖尿病患者可以根据自身情况适量食用。

在炒空心菜的时候可以加入适量蒜末，蒜中所含的营养物质能够降血脂、预防冠心病、动脉硬化等作用，还能够有效防止血栓形成，上述疾病皆与糖尿病有一定的关系，因此，在空心菜中调入适量蒜末能够在一定程度上控制糖尿病的发展。

在选购空心菜的时候，应当挑选茎叶比较完整、鲜嫩，没有长须根的。

空心菜与鸡爪同食是非常好的，因为空心菜含有大量的膳食纤维，而鸡爪含有大量胶原蛋白，二者同食，能够很好地利尿消肿。

苦瓜——抑制高血糖

苦瓜富含类胰岛素物质，能够将血液里的葡萄糖转化成热量，降低血糖，因此被称为植物胰岛素，长期食用苦瓜能够减轻人体胰岛β细胞负担。

苦瓜富含维生素C，能够预防维生素C缺乏症，防止动脉硬化，保护心脏。苦瓜含有的苦瓜素被誉为“脂肪杀手”，可以降低血脂。此外，苦瓜还可以治疗痢疾、疮肿、结膜炎等。

很多女性朋友都知道，苦瓜具有一定的减肥功效。因此，糖尿病患者经常食用苦瓜，可以控制体重，对于糖尿病患者来说是非常有好处的。

将新鲜苦瓜切成片状，晒干，糖尿病患者可将其用开水冲泡，代茶饮用。

苦瓜和茄子搭配食用是非常好的，因为苦瓜具有清心明目、益气壮阳之功，茄子具有止痛活血、清热消肿之功，为糖尿病并发心血管疾病患者最佳的饮品。苦瓜和青椒搭配食用非常好，因为青椒富含维生素C、铁、辣椒素，和富含维生素C的苦瓜搭配，是非常好的抗衰老菜肴。

菜花——调节血糖水平

菜花味道鲜美，非常受大众欢迎，含有丰富的矿物质铬，铬可以有效调节血糖，改善糖耐量和血脂，所以，糖尿病患者应当经常食用菜花，对于病情的控制非常有好处。

菜花为含有类黄酮最多的蔬菜之一。类黄酮除了能够预防感染，还可阻止胆固醇氧化，防止血小板凝结成块，因此能够降低心脏病和中风发生的危险。天气炎热，口干烦渴，消化不良，食欲不振，大便干结的人宜食；少年儿童常吃菜花能够增强抵抗力，促进生长发育，维护牙齿、骨骼、身体的健康；癌症患者经常食用，有一定的抗癌功效；肥胖者食用可减肥；糖尿病患者食用可稳定血糖。

菜花含有的营养丰富，营养成分全面，包括蛋白质、糖、脂肪、维生素C、胡萝卜素、矿物质等。

菜花含有的化学成分会对钙的吸收产生影响，因此，为了充分吸收营养，最好不要将菜花和牛奶等富含钙质的食物一同食用。菜花不宜煮得过烂，吃的时候要多嚼一会，这样对于营养成分的吸收才有帮助。

在选购菜花时，应当注意选择个体周正，花球坚实，色白粒细，表面没有污迹和虫咬处，这样做出来的菜肴质地细嫩、味道甜美、易消化。

将菜花与玉米搭配食用是非常适宜的，具有健脾益胃、补虚、帮助消化、延缓衰老等功效。

萝卜——有益身体健康

萝卜为十字花科植物莱菔的新鲜根茎。中医学认为，萝卜味辛、甘，性凉，归肺、胃经，有除燥生津、利尿止渴、降脂化痰、消食解毒之功效。现代医学研究认为，萝卜含甲硫醇、香豆酸、多种氨基酸及维生素 A、维生素 C、维生素 B_2 等营养物质，还含有钙、铁、磷、锰等多种矿物质。

萝卜还含有促进脂肪代谢的物质，有明显的减肥作用。所以，对于中老年 2 型糖尿病患者来说，经常服食萝卜对身体健康大有好处。

蔬菜类调养食谱

茼蒿炒萝卜

原料 白萝卜 200 克，茼蒿 100 克，食用油、盐、味精各适量。

制作 将白萝卜切成条，茼蒿切成段。将白萝卜放入热油锅中，等萝卜条炒至七成熟时加入茼蒿，再加适量食盐、味精煸炒几下，熟透后即可。

功效 健脾补中，行气消食。适用于肥胖型糖尿病脾虚气滞的患者食用。

芹菜煮豆腐

原料 芹菜 100 克，豆腐 250 克，植物油、葱花、姜末、精盐、味精、五香粉、湿淀粉、芝麻油各适量。

制作将芹菜去根、叶洗净，下沸水锅中焯一下，捞出切成小段（每段长约1厘米），盛入碗中备用。将豆腐漂洗干净，切成1厘米见方的小块待用。炒锅置火上，加植物油，中火烧至六成热，加葱花、姜末煸炒出香，放入豆腐块，边煎边散开，加适量清汤，煨煮5分钟后加芹菜小段，改用小火继续煨煮15分钟，加精盐、味精、五香粉，拌匀，用湿淀粉勾薄芡，淋入芝麻油即成。

功效宽中益气，清热降压，降血糖。主治燥热伤肺型糖尿病，对糖尿病并发高血压病的中老年患者尤为适宜。

粉皮拌黄瓜

原料干粉皮、黄瓜各100克，精盐、蒜蓉、醋、芝麻油、麻酱各适量。

制作将黄瓜洗净，切丝；粉皮放入盆内用热水泡软，切条；麻酱加凉水调开，待用。将粉皮、黄瓜放入盆内，加入麻酱、精盐、蒜蓉、醋、芝麻油，拌匀即成。

功效清热利尿，生津降糖。主治胃燥津伤型糖尿病。

油焖香菇

原料干香菇12朵，花生油、精盐、味精、白糖、酱油、淀粉各适量。

制作将干香菇用温水泡发，然后去蒂洗净。将花生油烧至六成热，放入香菇，爆香后加入精盐、糖、酱油，再加适量水，加盖后改用小火焖至水分将干时，用淀粉勾芡，放入味精，混匀，起锅即成。

功效有阻止血管硬化和降低血压、血糖的作用。适用于肾炎、高血糖病及血管硬化、贫血等症。

凉拌芦笋

原料 芦笋150克，葱花、姜末、精盐、味精、芝麻油各适量。

制作 将芦笋洗净后切丝，放入沸水中焯3～5分钟，捞出晾干，放入盘中，加入各种调味料，拌匀即成。佐餐食用。

功效 益气补虚，宁心止渴。适合于各类糖尿病患者食用，尤其适合糖尿病并发高血压、视网膜损害、肥胖病等患者食用。

多味茄泥

原料 嫩茄子100克，大蒜泥、香菜末、醋、酱油、食盐、味精、花椒粉各少许，芝麻油3毫升。

制作 将茄子去皮，切条，撒上少许食盐，放清水中泡去茄褐色，捞出沥干。将茄条放蒸锅内用大火蒸熟，取出晾凉。将酱油、醋、花椒粉、葱末、蒜泥、食盐、味精、芝麻油放入碗内兑汁，浇在茄条上面拌匀即成。

功效 理气，化痰，降脂。用于糖尿病、高脂血症。

姜汁菠菜

原料 菠菜300克，生姜30克，精盐4克，酱油20克，芝麻油3克，味精、醋、花椒油各适量。

制作 将菠菜清洗干净，切成寸段；生姜洗净后捣出姜汁，待用。将菠菜放入沸水中略煮2分钟即可盛出，沥干水分，装在盘中，加入调料拌匀即成。

功效 通肠胃，生津血，降血压，解酒毒。适用于老年体弱、高血压病、糖尿病、便秘以及乙醇中毒等。

红烧冬瓜

原料冬瓜750克，花生油30克，酱油25克，水淀粉40克，精盐、味精、料酒、葱丝、姜末、蒜末各少许，芝麻油10克。

制作将冬瓜削皮去瓤，洗净沥水，切成1.5厘米厚的块，放开水锅内焯一下捞出，沥干水分。将酱油、精盐、味精、水淀粉、料酒、葱丝、姜末、蒜末放入碗内，兑成调味汁。炒锅上火，放入花生油，烧热，倒入调味汁炒匀，放入冬瓜炒匀，加入芝麻油翻炒均匀，盛入盘内即成。

功效有清热利水、消肿解毒、下气消痰、润肺生津等作用。适用于糖尿病肥胖者食用。

炝黑木耳

原料黑木耳60克，芝麻油5毫升，调味品少量。

制作将水发好的黑木耳洗净，撕成小片，入沸水中稍烫，捞出，沥水装盘，与姜末拌匀并加入精盐、味精、胡椒粉调成咸鲜并略带辣味。芝麻油烧热后投入数粒花椒炸出香味时，趁热浇入盘中，稍后拌匀即成。

功效有降糖降脂、增强免疫力的功效。适用于糖尿病、高脂血症等患者食用。

海带冬瓜汤

原料冬瓜150克，水浸海带50克，芝麻油3毫升，肉汤、姜片、葱段各少量，食盐、鸡精各少许。

制作将冬瓜洗净去皮切成片，海带浸泡后洗净切丝备用。汤锅内加入肉汤适量，倒入姜片、葱段、海带丝，用旺火煮开。再用小火煮至海带丝八成熟，放入冬瓜，煮至瓜熟，加入芝麻油、鸡精及盐。

功效解毒生津，利尿降糖。适用于水肿、慢性肾炎、糖尿病肾病。

苦瓜茶

原 料 新鲜苦瓜 1 个，茶叶 50 克。

制 作 将鲜苦瓜在上 1/3 处截断，去瓤，纳入茶叶后，用竹签插合，并以细线扎紧，挂通风处阴干。苦瓜干后，外部用洁净纱布以温开水擦净，连同茶叶切碎，混合均匀。每次取 10 克，放入有盖的杯子中，用沸水冲泡，加盖，30 分钟后即可饮用。

功 效 清热利尿，明目减肥，降血糖。适用于各类糖尿病，对青少年、中老年糖尿病并发肥胖症、视网膜病变、皮肤症者有很好的疗效。

芹菜葛根茶

原 料 芹菜 200 克，葛根 15 克，天花粉、麦门冬各 10 克。

制 作 将葛根、天花粉、麦门冬分别洗净，晒干或烘干，共研成粗末，一分为二，装入棉纸袋中，挂线封口备用。将芹菜的根、茎、叶洗净后切碎。或切成粗末状，放入砂锅，加足量（约 2 500 毫升）清水，大火煮沸后改用小火煨煮 30 分钟，用洁净纱布过滤，收取汁液，一分为二，装入瓶中，待用。

功 效 清热除烦，生津止渴，降血糖。适用于胃燥津伤型糖尿病，对糖尿病伴发高血压病的中老年患者尤为适宜。

第四节 瓜果佳品，降糖和美味两不误

桑葚——增强免疫力

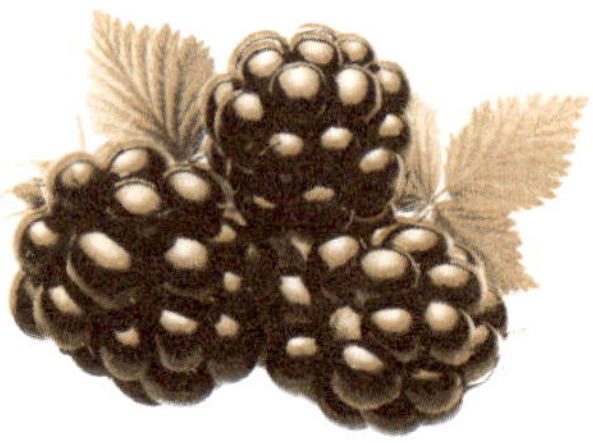

桑葚具有增强免疫力、促进造血细胞生长、降低血糖血脂等保健功能。桑葚具有促进免疫力的作用，对脾脏有增重作用，对溶血性反应有增强作用，可防止人体动脉硬化，骨骼关节硬化，促进新陈代谢，并对治疗糖尿病、高血压病具有辅助疗效。

桑葚可改善皮肤血液供应，营养肌肤，使皮肤白嫩，并且能延缓衰老。是中老年人健体美颜、抗衰老的佳品。常食桑葚可明目，并缓解眼睛疲劳干涩的症状。

先将桑葚放入壶中，冲入热开水，闷泡 5～8 分钟；再加入菊花，闷泡出香味后即可饮用。因桑葚有较高的含糖量，所以老年糖尿病患者不宜过量食用，并应扣除相同能量的主食。脾虚便溏者不宜吃桑葚。

猕猴桃——调节糖代谢

猕猴桃，又称阳桃、木子、猕猴梨、藤梨与毛木果等，原产于中国湖北宜昌市夷陵区雾渡河镇。它一般是椭圆形的，味甘、酸，性凉，能清热止渴，和胃降逆，利尿通淋。

猕猴桃中的肌醇对调节糖代谢很有好处。由于猕猴桃含热量很低，属于含膳食纤维丰富的低脂肪水果，因此非常适合糖尿病患者食用。

猕猴桃所富含的肌醇及氨基酸可抑制抑郁症，补充脑部所消耗的营养；猕猴桃含丰富的维生素 C，可强化人体免疫系统，促进伤口愈合和对铁质的吸收；猕猴桃具有低钠高钾的特色，可补充熬夜加班所失去的体力。

山楂——防治糖尿病并发症

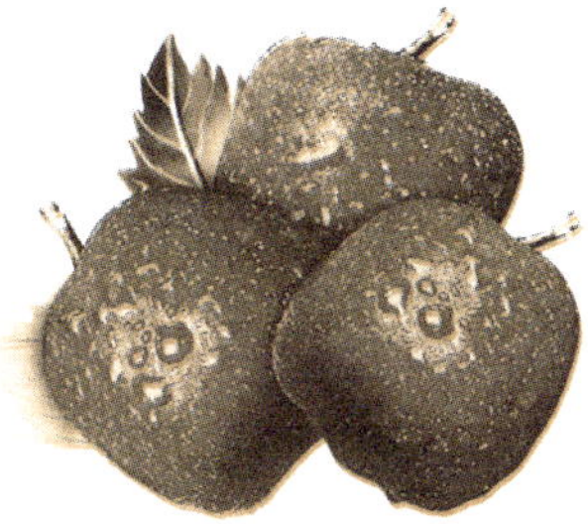

山楂有消食化积、散瘀止痛的作用。山楂含有黄酮类物质、有机酸、胆碱、乙酰胆碱、B 谷甾醇、胡萝卜素和大量维生素 C、钙、磷、铁、蛋白质、脂肪等。每 100 克山楂中含钙 85 毫克，居各类水果之首。

山楂无毒性，可以久服，但脾胃虚弱者慎服，空腹或久病体虚者禁服。糖尿病患者适量食用山楂，可以助消化，降血脂，还可防治糖尿病心脑血管并发症。所以，中老年糖尿病患者可适当吃一些山楂，而山楂粥最适合糖尿病并发高脂血症患者食用。

注意：胃酸过多、消化性溃疡、龋齿者及服用滋补药品期间忌食用山楂。

柚子——2 型糖尿病患者的理想食品

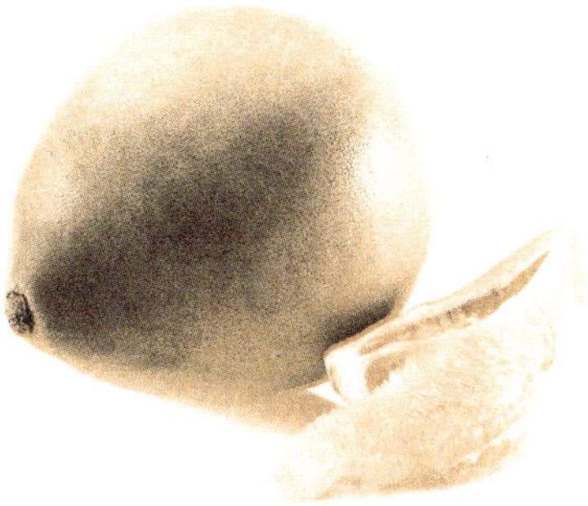

柚子，又名文旦、香栾、朱栾、内紫等，是芸香科植物柚的成熟果实。柚子成熟时呈淡黄色或橙色，果皮厚，果肉呈白色或红色，果味酸甜适口，于秋末采摘，是人们喜爱食用的水果之一。中医认为，柚子味甘、酸，性凉，有化痰止咳、润肠通便、生津止渴、理气开胃之功效。柚子的主要成分有柚皮苷、新橙皮苷、胡萝卜素、枸橼酸、维生素 C、维生素 P、钙、磷、铁、糖类、芳樟醇、挥发油等。

现代药理研究证明，柚子含大量维生素 C、维生素 P，有一定的降压作用。柚子含钾量高，是优质高钾的食品。新鲜柚子果汁含有类胰岛素样成分，有降血糖的功效。

柚子是 2 型糖尿病患者的理想食品，以食用新鲜者为佳。对于中老年 2 型糖尿病患者来说，经常食用柚子果汁，不仅有助于降低血糖、消除尿糖，而且还有助于防治糖尿病的并发症——动脉粥样硬化和高血压病。值得注意的是，柚子有滑肠致泻作用，凡便溏泻者慎用。

番石榴——间接降血糖

番石榴含有的黄酮苷，能促进胰岛素和靶细胞膜上专一受体结合的作用，可调整糖、脂代谢，有降糖、降压、降脂作用，糖尿病患者可常食。

番石榴的维生素 C 含量十分丰富，是水果中维生素 C 含量最高的，而维生素 C 可影响胰岛素分泌，提高机体对胰岛素的敏感性，从而降低血糖。

由于番石榴含有鞣质，过量食用易导致便秘，因此，患者要控制食用量。

菠萝——肥胖型糖尿病患者首选

菠萝原名凤梨，原产于巴西，16 世纪时传入中国。味甘、酸，性温，具有解暑止渴、消食止泻的功效。

菠萝含有丰富的膳食纤维，不仅可以促进排便、降低血糖水平及减少糖尿病患者对胰岛素和药物的依赖性，而且可增加饱腹感，从而有利于肥胖型的糖尿病患者减轻体重。

菠萝含有丰富的 B 族维生素，能有效滋养肌肤，防止皮肤干裂，滋润头发，同时也可以消除身体的紧张感和增强机体的免疫力；菠萝对肾炎水肿、高血压、支气管炎有疗效。而且在果汁中，还含有一种跟胃液相类似的酵素，可以分解蛋白，帮助消化。

西瓜——生津止渴养分多

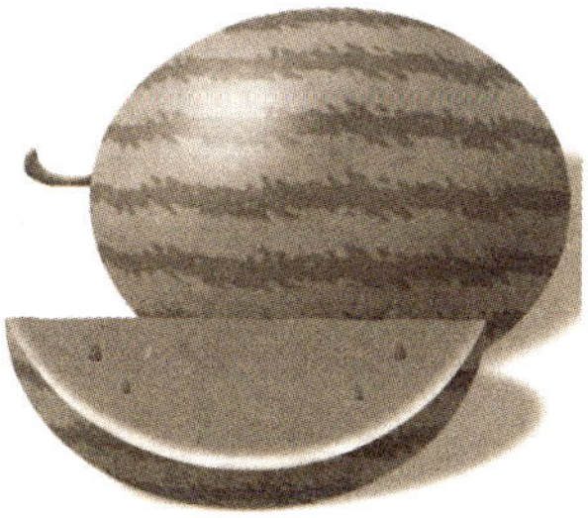

西瓜俗名夏瓜、寒瓜、水瓜等，为葫芦科植物西瓜的果瓤；西瓜皮为西瓜果皮，又称西瓜翠衣。西瓜性寒、味甘淡，归心、胃、膀胱经；西瓜皮性凉、味甘，无毒，归脾胃二经，有清热解毒、止渴、利尿等功效。西瓜含水量高达96.6%，果汁含苹果酸、磷酸、果糖、葡萄糖、钙、磷、铁、多种氨基酸和有机酸以及维生素A、B族维生素、维生素C等。

西瓜皮含有机酸、酶类、糖类及丰富的维生素C和蜡质等成分。中医临床已较广泛地将西瓜翠衣与其他药物联用治疗糖尿病口渴、尿浊症以及高血压病、肾炎等并发症，具有较好的疗效。

注意：不可过量食用西瓜，容易伤脾胃，引起腹痛或腹泻。糖尿病患者食用时应减掉相应的主食量，以免血糖升高。

苹果——减慢人体对糖分的吸收

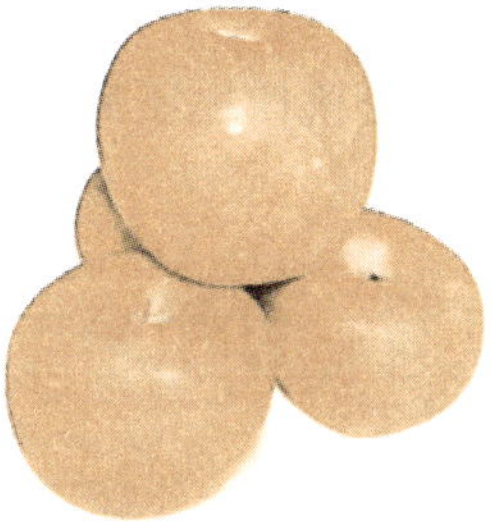

苹果的蛋白质及脂肪含量极低，而膳食纤维（其中含丰富的果胶）及苹果酸、奎宁酸、柠檬酸等含量丰富，果胶能预防胆固醇升高，降低血糖水平。因此，适量食用苹果，对防治糖尿病有一定的作用。

苹果能生津止渴，清热除烦。多食苹果可消除疲劳；苹果内的钾盐能使体内钠盐和过多盐分排出，有利于降低血压；苹果中的维生素C可加强胆固醇的转化，减少血液中胆固醇和三酰甘油的含量，可降低高血压、动脉硬化、冠心病的发病率。

苹果还富含食物纤维，能吸入大量水分，减慢人体对糖分的吸收，并刺激肠道蠕动，促进排便。因此，糖尿病患者适量吃些苹果，可以防治心脑血管并发症的发生。

注意：苹果忌与水产品同食，否则易导致便秘。吃苹果宜在饭后 2 小时或饭前 1 小时，否则易胀气。

樱桃——修复受损胰岛细胞

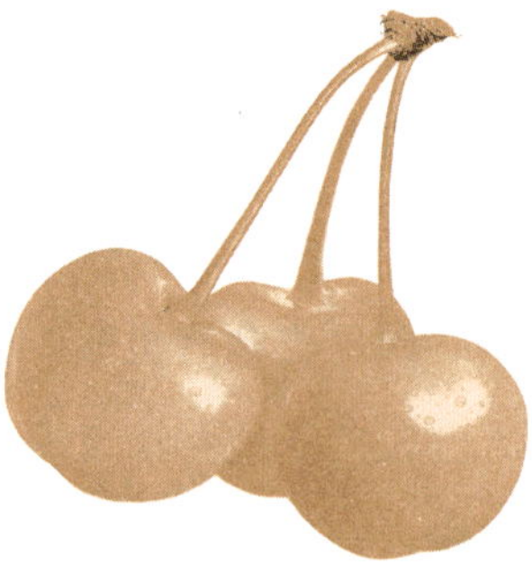

樱桃属于落叶灌木果树的果实，樱桃成熟时颜色鲜红，玲珑剔透，味美形娇，营养丰富，又有“含桃”的别称；其性温，味甘，微酸，入脾、肝经。

因为樱桃富含花色素苷，它能够增加人体内部的胰岛素含量及有效修复受损的胰岛细胞，所以利于糖尿病患者血糖的控制。

樱桃能促进血液生成，含铁量高，位于各种水果之首，所以具有抗贫血的作用。樱桃含有丰富的维生素 E，对于糖尿病患者而言，不仅有益于防治肾脏并发症，而且还能帮助糖尿病患者预防心血管系统的并发症。另外，樱桃性温热，兼具补中益气之功，能祛风除湿，对风湿腰腿疼痛有良效。

樱桃树根还具有很强的驱虫、杀虫作用，可驱杀蛔虫、蛲虫、绦虫等。

水果类调养食谱

乌梅茶

原料 乌梅 15 克，水适量。

制作 将乌梅洗净。将其放在茶杯内或茶壶内，用开水浸泡。加盖，闷15分钟即可饮用。

功效 敛肺止咳，生津止渴，涩肠止泻。适用于糖尿病患者食用。

菊花山楂茶

原料 菊花3克，山楂15克，决明子10克。

制作 将菊花、山楂洗净，决明子洗净捣碎，共放入热水瓶中，用沸水冲泡，盖严瓶盖，浸泡30分钟即成。

功效 本茶具有滋养肝肾之阴的功效。适用于糖尿病性视网膜病变之肝肾阴虚者。

桑葚黑豆汤

原料 桑葚、黑豆各30克。

制作 将桑葚和黑豆洗净后一同放入锅中，加入适量清水，用小火慢炖1小时，至豆熟即可。

功效 本汤具有滋养肝肾、生津止渴之功效。适用于肝肾阴虚型糖尿病患者。

石榴汁

原料 鲜石榴250克。

制作 将鲜石榴洗净、去皮，放入榨汁机中榨，去渣取汁。饭前分3次服。

功效 有助消化、抗胃溃疡、软化血管、降血脂和血糖、降低胆固醇的功效。适用于糖尿病患者食用。

木瓜汤

原料 鲜木瓜200克。

制作 将木瓜去皮，切成丁，放入瓦罐中，加入适量清水，以小火炖30分钟，待温服食，每日1次。

功效 本汤具有清热润肺的功效。适用于糖尿病肺热干咳、虚热烦闷等病症。

菠萝汁

原料 鲜菠萝果肉250克，食盐少许。

制作 先将菠萝果肉洗净，切成3厘米见方果丁，榨取果汁备用；取一大口杯，盛入凉开水100毫升，加入菠萝汁、食盐，搅匀后服用，每日2次。

功效 此汁具有清热解渴、除烦的功效。适用于糖尿病的虚热、烦渴之症。

猕猴桃银耳羹

原料 猕猴桃100克，银耳15克。

制作 将猕猴桃洗净，去皮、切片；银耳洗净、撕片，放入锅内，加水适量，煮至银耳熟烂，加入猕猴桃片，煮沸即可。

功效 此品具有润肺生津、滋阴养胃的功效。适用于糖尿病的烦热、消渴、食欲不振等症。

柚子汁

原料 柚子50克。

制作 将柚子去皮，果肉切成小块煎汤饮用。饮用时不要加糖，每日2次。

功效 有润肺清肠、补血健脾的功效。此汁对糖尿病患者有辅助疗效。

桑葚茉莉饮

原料桑葚、百合各 20 克，茉莉花 5 克。

制作将桑葚、百合浓煎候滚，倒入盛有茉莉花的容器中，加盖闷 10 分钟即可饮用。

功效本茶具有滋阴生血、养心安神、生津止渴之功效。适用于糖尿病性神经衰弱之阴虚血亏者。

参枣乌梅汤

原料党参 50 克，大枣 15 枚，乌梅 8 枚，冰糖适量。

制作将前三味加水 3 碗共煎，水沸 20 分钟后，下冰糖再煎 10 分钟至汤微黏稠即可。每次服 3 汤匙。

功效补益脾胃，生津止渴。用于治疗口渴、气短音低、乏力等，或用于体弱、手术后补养。

鲜李子汁

原料新鲜熟李子适量。

制作将李子去核，切碎，以纱布绞挤取汁。每日 3 次，每次饮 1 汤匙。

功效清肝，生津，利水。用于治疗消渴症。

第五节 五谷杂粮，餐桌主食“控糖有方”

糖尿病患者如何正确吃豆制品

豆制品是补钙佳品，对缓解由糖尿病引起的骨质疏松等问题很有帮助。同时，它还能够为人体提供优质蛋白，对人身体有益。但是，豆制品会对肾脏造成一定负担，所以糖尿病肾病患者不能多食。

豆浆不仅可以补充优质蛋白，而且因为它的升糖指数很低，对稳定血糖有一定作用，糖尿病患者可以经常饮用。

多吃粗粮，少吃“三白食品”

在食物加工的过程中，膳食纤维、矿物质和维生素等很容易丢失，不但容易引起血糖升高，还会导致能量代谢障碍。精细加工后的谷物口感细腻，容易被人接受，但营养价值却大大降低。

相关研究也发现，如果每天用糙米换掉三分之一的白米，那么患 2 型糖尿病的概率会降低 16%；如果用大麦、全麦等代替白米的话，那么患糖尿病的风险就会降低 36%；每周至少吃两次糙米的人和每月最多吃一次糙米的人相比较，前者比后者患 2 型糖尿病的概率要低 11%。

可以肯定地回答，糖尿病患者不宜只食用精白米、精白面，多吃些粗粮是有益的。因为粗粮含纤维素较多，纤维素能改变食物在胃肠道的传送时间，使糖的吸收减慢，从而降低餐后血糖，增加空腹血糖，改善糖耐量。

不仅如此，纤维素还能促进肠蠕动，降低胆固醇，防止便秘，对糖尿病的康复极为有利。粗粮中以荞麦、燕麦、玉米面为好。有人对荞麦进行了研究，发现荞麦的营养指数在80～92（面粉59、大米70），而且含有较丰富的微量元素，经常食用，既可补充营养，又可使血糖和尿糖降低，同时能降低胆固醇、血脂，有利于糖尿病的预防、治疗和康复。糖尿病患者可以单独食用粗粮制成的食品，也可以把几种粮食混在一起做成各种美味可口的食品食用。

玉米——胰岛素的加强剂

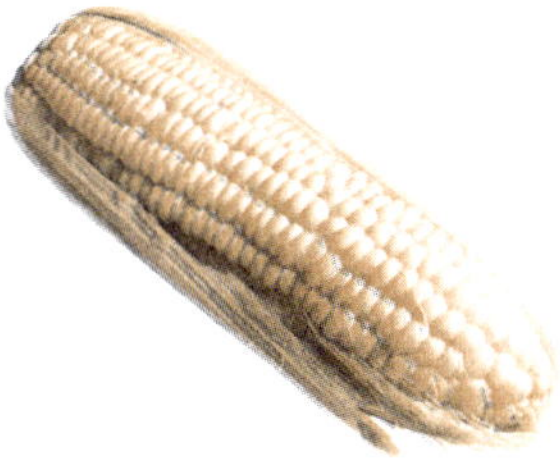

玉米营养丰富，是老年糖尿病患者很好的保健食品，尤其对糖尿病并发高血压病、高脂血症、便秘者很有好处。玉米中的铬对体内糖类的代谢有重要作用，能增加胰岛素的效能，促进机体利用葡萄糖，是胰岛素的加强剂；它还含有较为丰富的膳食纤维，升糖指数也较低，可以起到辅助控制血糖的作用。可直接煮食。

玉米还含有黄体素和玉米黄质，可预防老年人眼睛黄斑性病变的发生。玉米脂肪含有丰富的亚油酸、单不饱和脂肪酸、磷脂等，具有降低血清胆固醇、防治高血压、预防动脉硬化、预防脑细胞衰退的作用。玉米粉可煮粥、蒸糕、做窝头等，也可与粳米一起做成玉米粉粥每日食用，对防治糖尿病及其心血管并发症都有益。

长期单独食用玉米易导致癞皮病，宜与豆类混合食用。患糖尿病缺乏烟酸者可在玉米面中加苏打，可常食。不可食用发霉的玉米。

小米——调节血糖水平

小米含有维生素 B_1，对糖尿病患者的手、足和视觉神经均有保护作用。小米含丰富的钙、磷、镁等元素，有益于调节血糖水平。

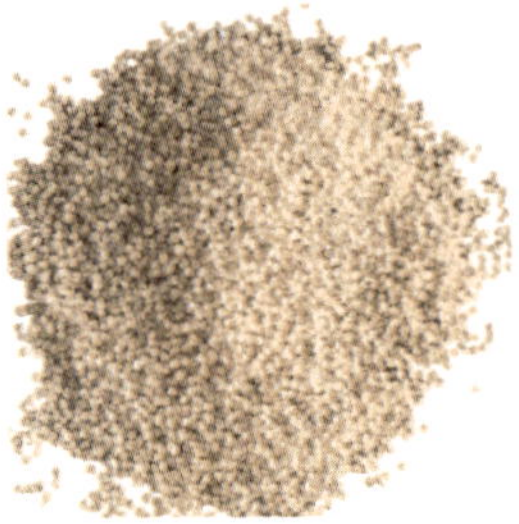

小米具有理气化痰、健脾养胃的作用。对食欲不振和大便秘结有一定的功效。小米属于五谷之一，能健脾益胃、消肿解毒，对病后体虚者有滋养的作用。另外小米中的脂肪含量较少，所以不易诱发肥胖，而且有助于控制糖尿病患者的病情，适宜糖尿病患者日常调理食用。

小米还具有防止反胃、呕吐、滋阴养血的功效。可以使产妇虚寒的体质得到调养，有助于她们恢复体力。

淘米时要注意，不要用手搓，忌长时间浸泡或用热水淘米。小米宜与大豆或肉类食物混合食用，这是由于小米所含的氨基酸中缺乏赖氨酸，而大豆的氨基酸富含赖氨酸，可以补充小米的不足。

薏米——修复胰岛 β 细胞

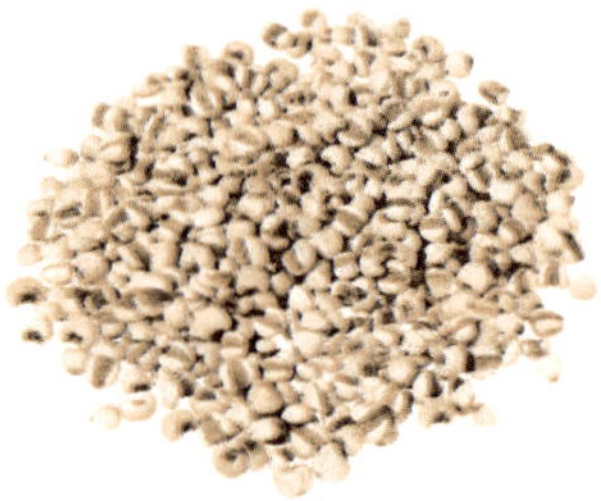

薏米，又名薏苡仁，适用于糖尿病脾虚腹泻、糖尿病肾病、尿少、水肿等症。现代医学研究表明，薏米含有淀粉、蛋白质、脂肪油、类脂、多种氨基酸、微量元素以及少量 B 族维生素。另外还含有薏苡仁脂、薏苡仁素、多糖等特殊物质。

薏米中的微量元素硒，可修复胰岛 β 细胞并保护其免受损害，维持正常的胰岛分泌功能。薏米中的膳食纤维，可以防治糖尿病并发症。薏米含有可令血管扩张的物质，有益于高血压等糖尿病血管并发症患者。

总之，薏米具有调节免疫功能、抑制肿瘤生长、控制血糖的作用。

小麦——控糖降脂的优选主食

小麦性味甘、微寒，滋阴益气，清热止渴、通淋止泻、安神。其主治阴虚或气阴亏虚所致的心悸心烦、夜卧不宁、精神恍惚、烦热消渴、自汗盗汗、

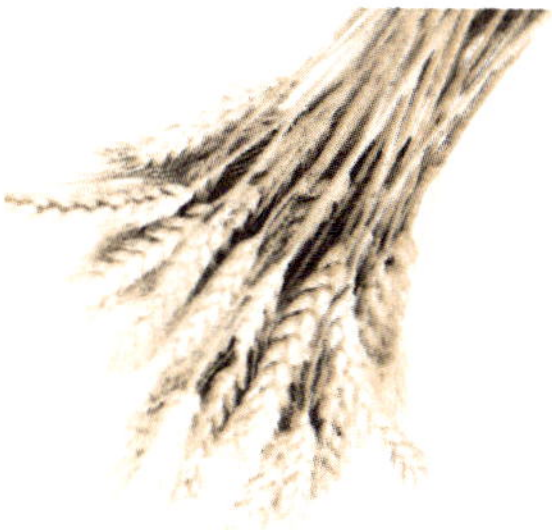

神疲气短、慢性泄泻等症。药用方面以浮小麦最为常用，即小麦的干瘪轻浮未成熟颖果或带稃的颖果。将入水中淘麦时漂浮在水面上的晒干入药，生用或炒用。浮小麦性味甘寒，有镇静、止盗汗虚汗、生津液、养心气的功效，常用于治疗虚热多汗、盗汗、口干舌燥、心烦失眠等症。

现代医学研究认为，小麦含淀粉、蛋白质、淀粉酶、蛋白酶、B 族维生素等成分。小麦所含的蛋白质主要为麦谷蛋白，在氨基酸的组成中，赖氨酸较少，因此生物价值也较低，而面粉的蛋白质生物价值又低于全粒小麦。如前所述，标准粉中的蛋白质、脂肪、维生素、矿物质、膳食纤维的含量又高于精白粉。小麦麸含有较多的 B 族维生素和丰富的膳食纤维，对末梢神经炎以及便秘有一定的治疗作用，并可降低餐后血糖，辅助降脂减肥。从某些方面看，麦麸可代替浮小麦在临床上应用，但功效较浮小麦差，需加大剂量。烤焦的麦面馍还可用于治疗腹泻和胃酸过多症。

燕麦——防止餐后血糖急剧上升

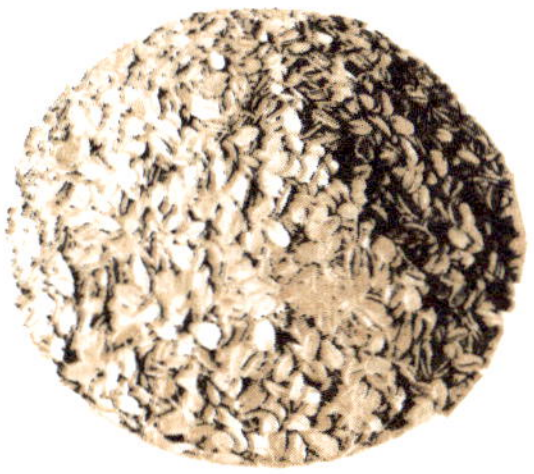

燕麦又名雀麦、野麦。裸燕麦的别名颇多，在我国华北地区称为莜麦；西北地区称为玉麦；西南地区称为燕麦，有时也称莜麦；东北地区称为铃铛麦。燕麦性平，味甘，归肝、脾、胃经，具有益肝和胃之功效，用于肝胃不和所致的食少、食欲缺乏、大便不畅等。

燕麦含有的膳食纤维可以增加胰岛素的敏感性，防止餐后血糖的急剧升高，这样机体只需分泌较少的胰岛素就能维持代谢。燕麦含有的抗氧化剂可以通过抑制黏性分子来有效减少血液中的胆固醇，预防糖尿病并发高脂血症及冠心病的发生。

荞麦——防治糖尿病并发症

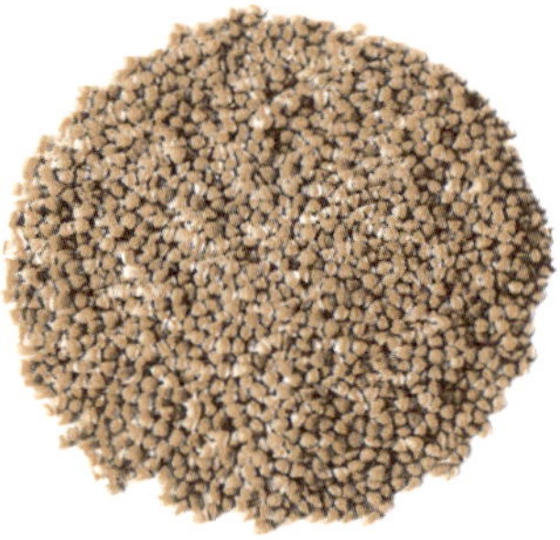

荞麦是一种杂粮。从营养价值来看，小麦面的指数为59，大米为70，而荞麦面则为80。荞麦含有脂肪2%~3%，脂肪含有9种脂肪酸，其中最多的是油酸和亚油酸。油酸在人体内可以合成花生四烯酸，它有降低血脂的作用，所以，经常食用荞麦可防治糖尿病性高血压、糖尿病性冠心病。

荞麦面中所含的矿物质高于任何其他天然食品，含量为精白米和小麦面粉的2~3倍。其中铁的含量为小麦面粉的3~20倍；镁的含量比大米、小麦面粉高1倍。镁能促进人体纤维蛋白溶解，使血管扩张，抑制凝血酶的生成，具有抗血栓的疗效。由此可见，常吃荞麦面亦可预防糖尿病性脑血栓的形成。

荞麦中含有的维生素B能使糖类转换成能量，可处理血液中的葡萄糖、丰富的水溶性食物纤维，使糖类在肠道中延迟吸收、抑制饭后血糖值的上升，它还含有防止肥胖的不溶性食物纤维和改善胰岛素的锌等。

现代临床医学研究表明，荞麦含有丰富的植物蛋白、矿物质、维生素和膳食纤维，荞麦粉及其制品具有降血糖、降低血脂、增强人体免疫力的作用，对糖尿病、高血压病、高脂血症、冠心病、脑卒中（中风）等患者都有辅助治疗作用。健康人长期食用荞麦可以防止糖尿病的发生。糖尿病患者长期服用荞麦，可以使血糖平稳，临床症状消失。

大豆——降脂降压的“绿色牛奶”

大豆营养成分全面而丰富，有“绿色牛奶”之称。对于糖尿病患者来说，大豆是其较理想的食物，这是因为大豆中所含的营养物质均有益于糖尿病患者。

大豆是植物性蛋白质的重要来源，不仅含量丰富，而且生物效价也

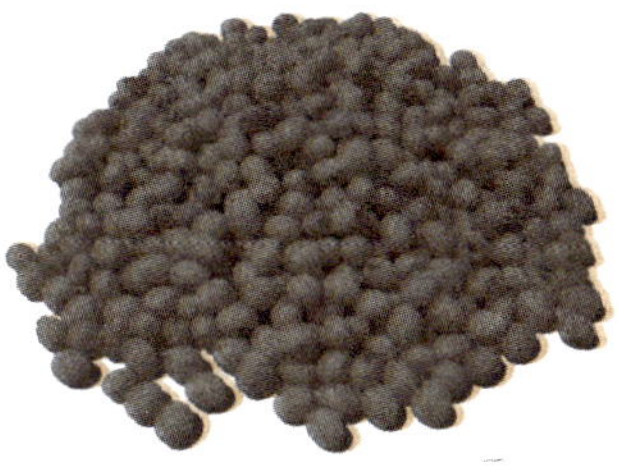

高，必需氨基酸种类齐全。研究显示，大豆蛋白质比动物蛋白质在增强肾功能方面更有效果。越来越多的营养师推荐将大豆纳入糖尿病患者的膳食中。

大豆中的铁含量较高，对缺铁性贫血有显著疗效。大豆对抗肿瘤、缓解便秘、提高免疫力、延缓衰老等有益。大豆磷脂还有健脑、增智等作用，是老年糖尿病患者良好的保健食品。

大豆对心血管有特殊作用，可以降低血清胆固醇，缓解动脉血管壁已遭受的损害。所含的皂角素能降低血液中胆固醇的含量。大豆的卵磷脂可去除附在血管壁上的胆固醇，防止肝脏内积存过多的脂肪。大豆还含有丰富的矿物质、微量元素与B族维生素。

由此可以看出，大豆对糖尿病患者的确有良好的保健作用，所以，大豆及其制品应该成为糖尿病患者的常用食品。

红豆——控制血糖，预防并发症

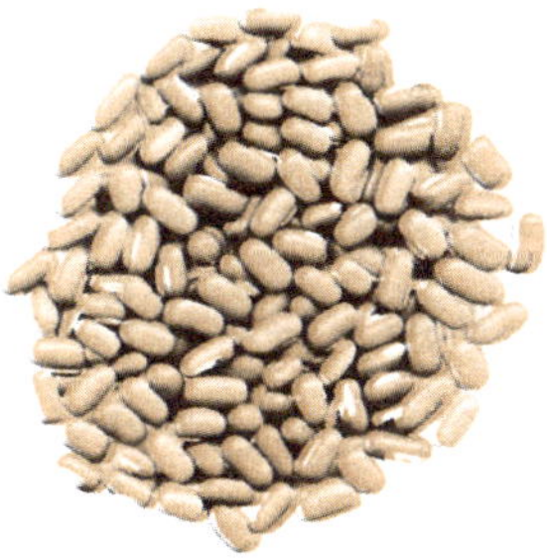

红豆，又叫赤豆、赤小豆、红饭豆等，中医认为，红豆味甘、微寒，归心、脾、小肠经，有清热解毒、利水除湿之功效。现代医学研究证明，红豆营养丰富，富含维生素E及钾、镁、磷、锌、硒等矿物质类，钾因子大于390，是典型的高钾食物。红豆含膳食纤维高，含热量偏低，具有辅助降血糖、降血脂、降血压的作用。

糖尿病患者经常喝一些红豆粥，不仅有助于稳定血糖，而且对糖尿病并发高血压病、高脂血症等也有防治作用。

绿豆——降脂保肝的低脂肪食品

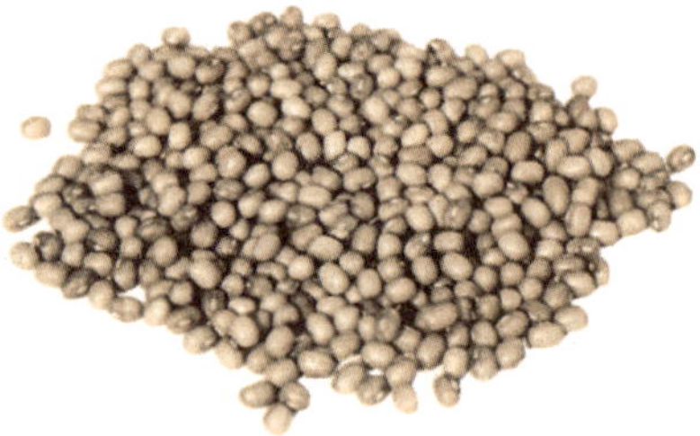

绿豆中脂肪含量较低，含有丰富的膳食纤维，还含有多种矿物质及丰富的维生素。绿豆有清热解暑、消肿、利小便、解毒、止渴的功效，可降脂、保肝、预防动脉硬化。

虽然绿豆淀粉含有相当数量的低聚糖，但这些低聚糖很难被人体消化吸收，所以绿豆提供的热量值比其他谷物稍低，适宜肥胖者食用。

绿豆对糖尿病、高血压病等患者大有益处，尤其对糖尿病伴有水肿者有辅助治疗作用，是老年糖尿病患者很好的保健食品。

绿豆可煎汤、煮食等，但绿豆不宜煮得过烂，以免破坏有机酸和维生素，降低其清热解毒的功效。绿豆不宜冬季食用。另外，脾胃虚寒、腹泻者不宜食用绿豆。

黑芝麻——保护胰岛细胞的佳品

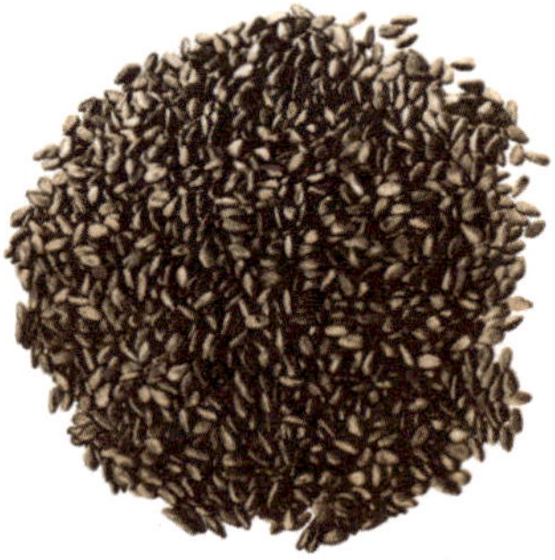

黑芝麻又称胡麻，现代营养医学研究资料表明，芝麻含脂肪油在61.7%左右，且多为不饱和脂肪酸，其中包括亚油酸、棕榈酸、花生酸等，还含芝麻素、芝麻林素、芝麻酚、卵磷脂、多缩戊糖以及钙、磷、铁和多种维生素（维生素 E、维生素 A、维生素 D、维生素 B_2、叶酸）等。

现代医学研究结果证明，黑芝麻含有丰富的维生素 E，维生素 E 有清除生物膜内产生的自由基的功能，从而可阻止生物膜被氧化。给予大剂量维生素 E 口服，可保护胰岛细胞，并有助于缓解神经系统症状。临床研究发现，黑芝麻对肠燥津虚、血虚引起的便秘有辅助治疗的作用，并对糖

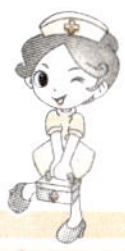

尿病患者自主神经功能失调引起的便秘也很有效。另外，黑芝麻可增加肝脏及肌肉中糖原的含量，故有降低血糖的作用。

五谷杂粮类调养食谱

粳米百合粥

原料 粳米150克，百合15克。

制作 将百合洗净；粳米淘洗干净。往锅内倒入适量清水，放入粳米、百合，用大火烧开，撇去浮沫，改用小火熬煮成粥。

功效 本品有清热止渴、益气健脾等作用，糖尿病患者常食能使血糖下降。

玉米炖薏米

原料 鲜玉米100克，薏米20克。

制作 将玉米放入锅中加适量水，大火煮开，加入洗净的薏米，小火煮约2小时，待粥黏稠即可。

功效 利水消肿、健脾去湿。此粥热量低，适合糖尿病患者作为主食。

黑米粥

原料 黑米30克，粳米70克，银耳（干）20克。

制作 将银耳泡软后摘去蒂；红枣去核。先将黑米与粳米一起放入清水中淘洗干净，加清水适量，煮约1小时后，加入银耳继续煮约30分钟即可。

功效 本品有益气养血的功效。适合糖尿病孕妇食用。

红豆玉米粥

原料 红豆25克，鲜玉米粒40克，盐2克。

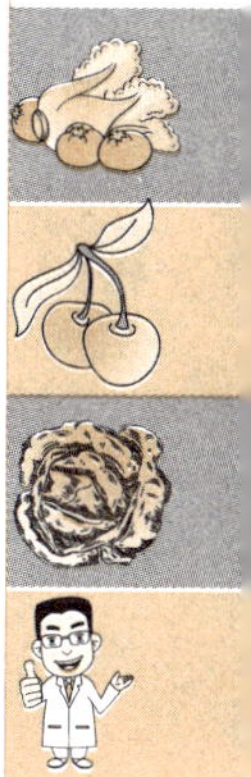

制　作将红豆和玉米粒入锅，加适量水，大火煮沸后，改小火煮至烂熟，加入盐调味即可。

功　效此粥有补中健胃、除湿利水的功效，糖尿病水肿者食用更佳。

绿豆南瓜汤

原　料老南瓜500克，绿豆100克，盐适量。

制　作将绿豆洗净，用盐拌匀腌5分钟；南瓜去皮洗净，切成块。锅中加适量水，将绿豆淘洗后下冷水锅，用大火烧沸后改小火煮20分钟左右。当绿豆皮开裂时，下南瓜块煮至软熟。加盐调味后煮2分钟即可。

功　效本品有清暑益气、止渴利尿之功效。适合糖尿病患者食用。

小米黄豆粥

原　料小米300克，黄豆200克。

制　作将小米、黄豆淘洗干净，分别放入两个碗中，用清水泡发，春、夏季泡3～4小时，秋、冬季泡7～8小时。将泡好的小米磨碎、过筛，放入盆中沉淀，沥水备用；黄豆磨好后，去渣。将锅中的水烧开，豆浆下锅，水开后用开水将小米调匀，倒入锅中，用勺不停地搅拌，以免粘底。粥的稠稀可用开水调节。开锅后立即退火，以免有煳味。

功　效益气养血，健脾利水。适合糖尿病患者食用。

小麦粥

原　料小麦30～60克，粳米60克，大枣5枚，或加小米30克。

制　作将小麦洗净后，加水煮熟，捞去小麦取汁，再入粳米、大枣同煮成粥。或先将小麦捣碎，同大枣、小米共煮为粥。

功　效养心安神，补脾胃，止虚汗，降糖。适用于神疲心悸、怔忡不安、失眠、妇女脏躁、脾虚泄泻、自汗、盗汗。糖尿病伴自主神经功能紊乱者尤宜。

杞子麦片粥

原料 大麦片100克，枸杞子15克。

制作 将大麦片加开水调开后稍煮，加入枸杞子后再煮熟。

功效 健脾和胃，滋补肝肾，益精明目，降糖降脂，增强免疫功能。适用于糖尿病、高脂血症、高血压、脂肪肝、慢性胃炎、白细胞减少。

菠菜粳米粥

原料 菠菜200克，粳米100克，精盐、芝麻油各少许。

制作 将菠菜、粳米淘洗干净。在锅内放入清水，下入粳米，用大火煮沸后，加入菠菜稍煮，再调入精盐、芝麻油成粥即可。

功效 养血，润燥。适用于贫血、大便秘结及高血压等症。

玉米面菠菜面条粥

原料 玉米面80克，面条50克，菠菜100克，盐适量。

制作 将菠菜择洗净，放入锅中焯水，捞出，沥干，切段。锅中加水烧沸，加入玉米面，再开锅后下面条，煮熟后再加菠菜，用盐调味即可。

功效 本品有补益肾精之功效。适用于各型糖尿病兼高脂血症患者。

莲子薏米粥

原料 薏米、莲子各15克，胡萝卜、大米各50克。

制作 将胡萝卜洗净，切块；莲子、薏米、大米淘洗干净。将以上食材一同放入锅内，加入清水，大火煮沸，再转小火熬煮至粥黏稠即可。

功效 本品有祛湿健脾、降糖止渴之功效。适用于糖尿病患者。

绿豆饭

原 料大米 60 克，绿豆 15 克。

制 作将绿豆挑去杂质，洗净，用清水浸泡 6 小时；将大米淘洗干净，用清水浸泡半小时。将大米和绿豆倒入电饭锅内，加适量清水蒸熟即可。

功 效本品有补中益气之功效。适用于糖尿病患者。

第六节 肉蛋奶类，适当加荤促进血糖平稳

糖尿病患者对肉食蛋类的选择

糖尿病患者要注意营养均衡，适当地选择一些肉类和蛋类，为人体提供蛋白质和矿物质等营养物质。

鸡肉和鱼虾等食物中的脂肪含量比较低，但是因为有些海产品很容易引起过敏反应，所以糖尿病患者可以多吃一些鸡肉，而猪肉、牛肉、羊肉的脂肪含量比较高，患者不宜多吃。鸡蛋属于高蛋白食物，其蛋黄含有较多的胆固醇，建议患者每天可以吃一个鸡蛋，而蛋黄可以不吃。

兔肉——滋阴养颜的“美容肉”

据科学测定，100 克兔肉含脂肪 2.2 克，蛋白质 19.7 克，糖类 0.9 克。兔肉性味甘凉，含有丰富的蛋白质、矿物质、维生素 A、维生素 B_1、维生素 B_2 等成分，具有补脾益气、滋阴养颜的功效，可长期食用，国外称之为“美容肉”。同时，兔肉具有一定的减肥轻身作用，是肥胖者的理想食品。

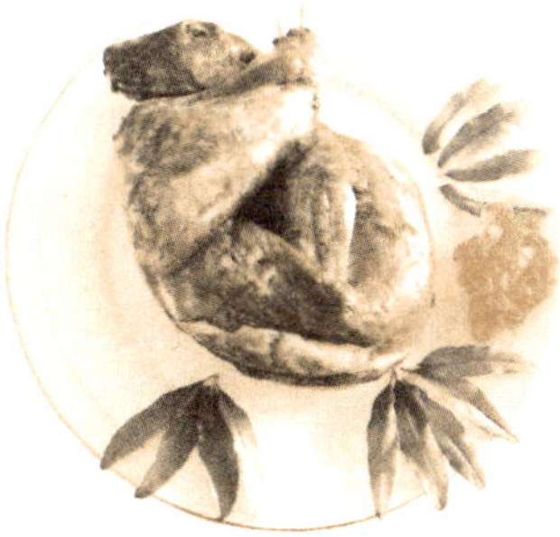

兔肉富含大脑和其他器官发育不可缺少的卵磷脂及烟酸，有健脑益智的作用。经常食用可保护血管壁，阻止血栓形成，对老年糖尿病并发心血管疾病有良好的保健作用。

兔肉有很多食用方法，但以清炖为佳，需要注意兔肉不宜与小白菜、鸡肉、鸭肉同食。兔脑能催生、滑胎，孕妇忌食。

鸭肉——利水消肿

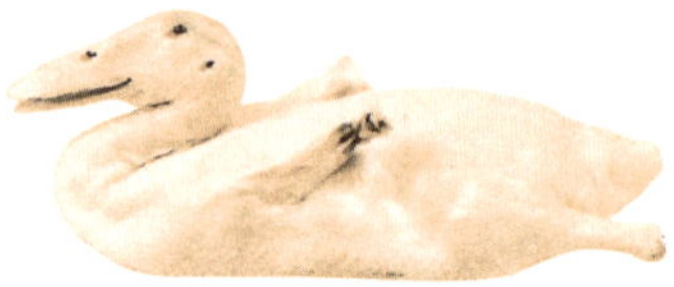

鸭肉中的脂肪酸易于消化。所含 B 族维生素和维生素 E 较其他肉类多，能有效抵抗脚气病、神经炎和多种炎症，还能抗衰老。鸭肉含有丰富的烟酸，烟酸是构成人体内两种重要辅酶的成分之一，对心肌梗死等有保护作用。

鸭肉性寒，适用于体内有热、上火的人食用；对于体质虚弱、食欲不振、发低热、大便干燥者，食之更佳。鸭肉不宜与鳖肉、杨梅、木耳、核桃同食。

牛肉——“肉中娇子”

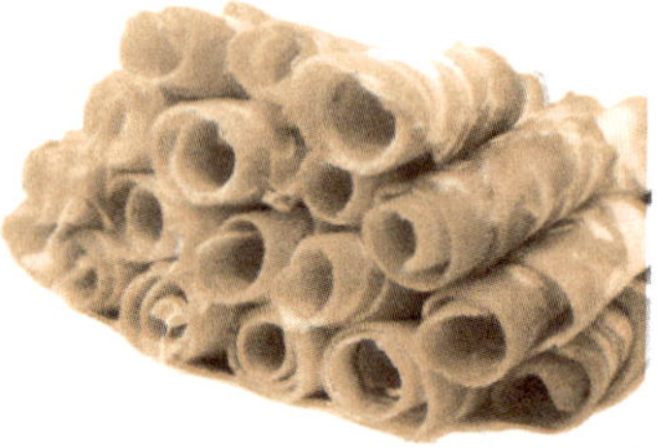

牛肉含有丰富的蛋白质，氨基酸组成比猪肉更接近人体需要，所以能够提高机体抗病能力。每 100 克牛肉含有热量 523 千焦（125 千卡），蛋白质 19.9 克，脂肪 4.2 克，维生素 A 7 微克，维生素 PP 56 毫克（烟酸），钙 23 毫克，磷 168 毫克，钾 216 毫克，钠 842 毫克，镁 20 毫克，铁 33 毫克，锌 473 毫克，此外还含有铜、硒、锰等微量元素，是一种营养丰富的优质食品，素有“肉中骄子”的美誉。

牛肉非常适合生长发育及手术后、病后调养的人食用。牛肉中的胆固醇含量较低，但蛋白质和铁的含量丰富，适宜动脉硬化以及糖尿病患者适量食用。

鸽肉——调节人体血糖

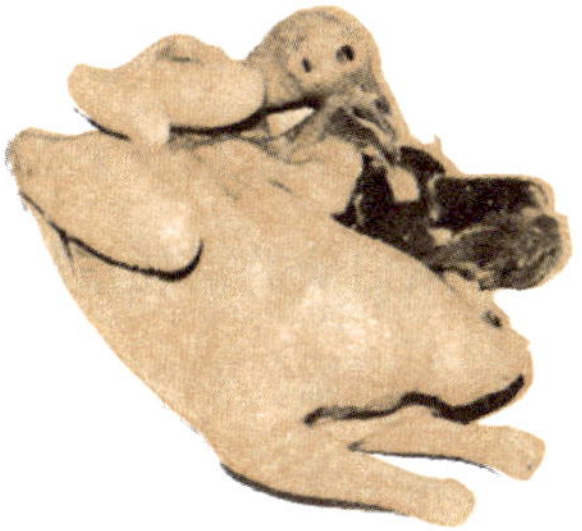

鸽肉的食用方法一般以清蒸或煲汤为佳，这样能最大限度地保存其营养成分。

鸽肉肉质细嫩，味道鲜美，是一种低脂肪、高蛋白的上等滋补佳品。科学测定，鸽肉的蛋白质含量高达24.49％，而脂肪含量仅为0.73％。此外，鸽肉还含有维生素A、维生素B_1、维生素B_2、维生素E及铬、锌、镁等微量元素。中医学认为，鸽肉性味甘、咸、平，有滋肾益气、祛风解毒之作用，特别适用于治疗老年人因肾精不足所致的消渴、衰老等症。

鸽肉中的饱和脂肪酸含量较少，且胆固醇含量较少。鸽肉有益气补血、清热解毒、生津止渴等功效，还可降低血压，调整人体血糖。

乳鸽有增强体质、恢复体力、促进伤口愈合、防癌抗癌等多种功效。尤其对糖尿病并发高脂血症、高血压病、冠心病及老年糖尿病患者有益。

鹌鹑——动物中的滋补佳品

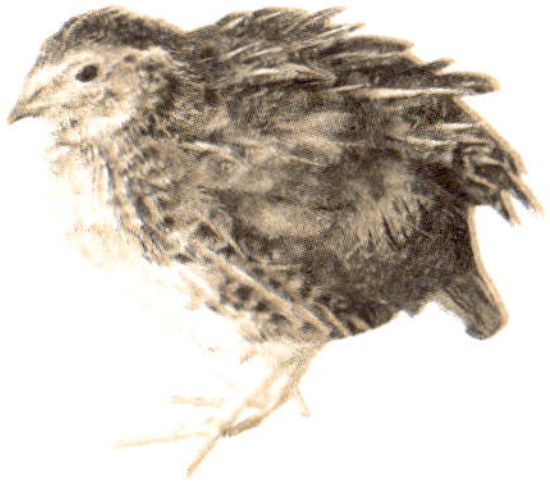

鹌鹑属于候鸟，其性平，味甘，归脾、胃、大肠经，有补五脏、益中气、利水消肿等功效，对气虚性糖尿病有辅助治疗作用。每100克鹌鹑肉含蛋白质22.2克，还含多种人体必需氨基酸、卵磷脂、矿物质、多种维生素和少量激素，其肉质细嫩、营养丰富，易于吸收，是典型的高蛋白、低脂肪、低胆固醇的滋补佳品，有“动物人参”之称。

鹌鹑蛋，其性平、味甘，有补益气血、强身健脑、补五脏等功效，对糖尿病及高血压病、肺结核病等患者有滋补调治作用。鹌鹑蛋所含卵磷脂、脑磷脂、胱氨酸、赖氨酸、维生素及铁、钙、磷等均明显高于鸡蛋，而胆固醇含量较鸡蛋低1/3。

鸡肉——补充蛋白质

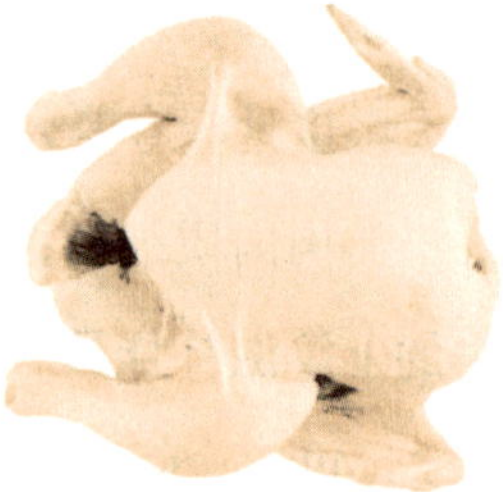

鸡肉富含优质蛋白质，且容易消化吸收，是糖尿病患者良好的蛋白质来源。为什么这样说呢？因为糖尿病患者蛋白质的消耗量较正常人有所增加，所以需要适当补充蛋白质，鸡肉就是良好的补充源之一。此外，鸡肉含营养丰富，对糖尿病患者有很好的滋补作用，尤其适合身体瘦弱的糖尿病患者食用。

鳝鱼——富含降糖药物成分

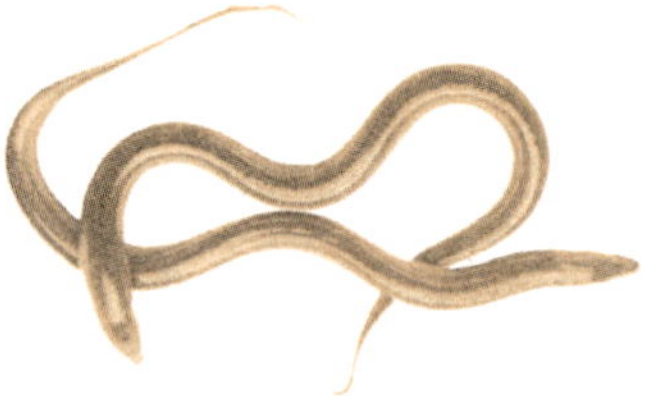

鳝鱼又名黄鳝、长鱼，其性温，味甘，归肝、脾、肾三经，有补益气血、温阳健脾、滋补肝肾、祛风通络之功效。黄鳝属高蛋白低脂肪的补益食品，每100克鳝鱼肉含水分80克、蛋白质18.8克、灰分1克、磷150毫克、钙38毫克、铁1.6毫克、维生素A 50微克、硒34.56微克，还含镁、钾、锌、铜、锰等矿物质。日本营养学家熊本正一发现黄鳝对糖尿病有良好的治疗作用，黄鳝体内含有两种能显著降低血糖的黄鳝素（即黄鳝素A和黄鳝素B），可以用于治疗糖尿病。

日本已将黄鳝素A和黄鳝素B作为主要原料，生产出一种降糖新药——“糖尿清”，正用于治疗糖尿病。此外，还有报道，从黄鳝中提取出一种含有天然蛋白质的成分，给实验家兔喂服后，对糖代谢有双向调节作用。

这种有效活性成分对家兔正常血糖无明显影响，但对家兔静脉注射葡萄糖引起的高血糖有明显降低作用，且可持续1～4小时，较大剂量或连续应用并不导致低血糖，还对胰岛素所致的低血糖有拮抗作用。另有研究报道，富硒地区人群的糖尿病慢性并发症，特别是心血管并发症的死亡率明显低于低硒区的人群，补硒对胰岛β细胞有保护作用。故糖尿病患者经常食用黄鳝及其药膳，将有助于降血糖和改善其临床症状。但是要注意：凡病属虚热者不宜食，有瘙痒性皮肤病者慎用。

鲫鱼——辅助降血压和降血糖

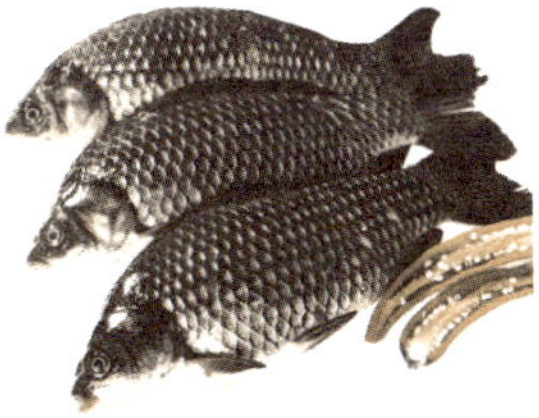

鲫鱼是淡水鱼中分布最广、适应能力最强的上等鱼。它肉味鲜美，肉质细嫩，营养价值极高。经常食用鲫鱼，可以补充营养，增强抗病能力，同时，还能减少肥胖，辅助降血压和降血糖，使人延年益寿。《本草经疏》中说："鲫鱼与病无碍，诸鱼中唯此可常食。"

鲫鱼所含的蛋白质属优质、氨基酸种类齐全，容易被消化吸收，经常食用可补充营养，增强抗病能力，并对糖尿病并发肝肾疾病、心脑血管疾病患者有益。

此外，鲫鱼还有健脾利湿、和中开胃、活血通络、温中下气的功效，对糖尿病患者有很好的滋补食疗作用。鲫鱼可红烧、干烧、清蒸、氽汤等，其中清蒸或煮汤产生的营养效果极佳；而鲫鱼与豆腐搭配炖汤，产生的营养最容易被人体吸收。

鲫鱼为发物，皮肤病患者不宜食，食之易诱发或加重病情。鲫鱼含胆固醇较高，所以，中老年高脂血症患者不宜多吃。

蛋类——优质蛋白质的重要来源

鸡蛋是蛋白质的一种来源，每个鸡蛋平均提供294千焦热量、不到1克的糖类、4.5克的脂肪和1克的饱和脂肪，且含有维生素、矿物质和胆固醇。

人们普遍认为含胆固醇的鸡蛋对心脏的健康是有害的，实际上并非如此。对大多数人来说，膳食中的胆固醇对血液中的胆固醇影响很小。饱和脂肪对血中的胆固醇有较明显的影响。每个人对膳食中的胆固醇的反应都是不同的，并且这种反应和遗传有关。大约有20%的人对膳食中的胆固醇反应很小或没有反应，有50%的人对膳食中的胆固醇反应不大，其余30%的人是有反应者，特别是对高胆固醇食品很敏感。

是否对胆固醇敏感很难测定，因此只能在吃鸡蛋或吃其他高胆固醇食品时多加小心。但千万不要取消食谱中的蛋类食品，要明智地食用蛋类，即在1个星期之内最多吃4个鸡蛋。

鸭蛋性味凉、甘咸，补气养血、滋阴清热，主治肺阴亏虚所致的干咳少痰、咽喉干痛、声音嘶哑及胃阴亏虚所致的口渴引饮、干呕呃逆、大便干结、牙龈疼痛等。

鸭蛋的营养成分及营养价值与鸡蛋相近，熟食有滋养补虚作用，常人食用可强壮身体。但鸭蛋略有腥味，故很少用做菜肴。鸭蛋的蛋白质较易于腐败，所以多用来制成变质的蛋品，如咸蛋、皮蛋等，供人们食用，不仅别具风味，而且可以保持长久的时间，深受人们欢迎。皮蛋又名松花蛋，中医理论认为，其性寒，味辛、涩、甘、咸，能泻热、醒酒、去大肠火、治痢疾，能散能敛。

将鲜鸭蛋制成皮蛋后，其品质变化很大，主要为：蛋白质变为碱性，凝成胶状；与盐发生化学反应，使皮蛋成为黑色；蛋白质部分水解，游离的氨基酸增加；脂肪因水解可减少10%；膦酸酯分解产生磷酸，使皮蛋具有特别风味；由于碱和盐的渗入，皮蛋的矿物质略有增加；蛋白质的碱性化，故可中和胃酸，对胃酸过多者有效；碱的作用，可使维生素类受到破坏，维生素A被破坏50%，维生素B_1几乎被全部破坏，维生素B_2可损失大部分；皮蛋在成熟过程中，蛋白质中有松花状的氨基酸结晶，蛋黄又变成别有风味的糖心。因此，皮蛋是一种很有食用价值的食品。

鸭蛋作为养生保健食品，其医疗用途较多。可治津液亏损、肺燥咳嗽、痰少咽干。将鸭蛋与银耳、冰糖炖汤服，滋阴清热效果甚佳。用鸭蛋、猪肉同煮调味，可补气养血，治疗气血不足、身体虚弱。

奶类——具有超高的营养价值

奶制品对人体也有很大的益处，但在早餐时，最好不要空腹喝牛奶，要先吃一些面包或者馒头之类的主食，否则牛奶中的蛋白质就会被浪费掉，起不到应有的作用。奶制品中的酸奶营养价值更高，不仅容易被消化吸收，而且还能抑制病原菌和某些酶的活性，具有很高的营养价值。

人们通常说的奶主要分为三大类：牛奶、羊奶和马奶。

（1）牛奶是动物性食物中唯一的碱性食物，对糖尿病患者来说是一个非常好的选择。糖尿病患者由于代谢紊乱，体内可产生一些酸性物质，而牛奶是碱性食物，所以具有使体液保持酸碱平衡的作用。糖尿病患者应注意摄入一定量的碱性食物，牛奶就是其中的一种。

糖尿病患者经常饮用牛奶，有助于健康。高血糖、尿糖和渗透性利尿，会使患者体内大量钙质从尿中排出，从而导致血钙降低，而低血钙又会促使甲状旁腺发生继发性功能亢进，进而导致血钙降低。

（2）羊奶俗名羊乳，性温味甘，有益气补虚、养血润燥、润肺止咳等功效。《食疗本草》曰：“羊乳补肺、肾气、亦主消渴。”《药性论》曰：“羊乳，润心肺，治消渴。”羊奶中蛋白质、脂肪、钙质等成分均高于牛奶，且易吸收，其含糖量也仅有4.8%，故适用于消渴者。

此外，羊奶也适用于久病体弱者，为孕妇、产妇、儿童、老年人的滋补饮品。

（3）马奶俗名马乳，性凉味甘，有补血润燥、清热止渴功效。《唐本草》曰：“马乳止渴疗热。”清代王孟英曰：“马乳功同牛乳而性凉不腻，补血润燥、善清胆胃之热，利头目，止消渴。”故马奶适宜糖尿病患者常饮。

肉蛋奶类调养食谱

宫保虾仁

原料 虾仁50克，青椒1/2粒，沙拉笋1粒，辣椒干8条，油花生12

粒，蒜5粒，水1杯，辣豆瓣酱、芝麻油各适量。

制作将蒜头、青椒和沙拉笋各切小片，葱切小段，辣椒干用水浸软，调味料拌匀备用。用沸水把虾仁烫10秒后取出。用芝麻油爆香蒜头和沙拉笋后加入调味料，用小火炒香后加入1小杯水。放入虾仁、青椒、葱段和辣椒干后改用大火收汁，最后放入花生拌匀即可。

功效有祛风通络、降糖、增强免疫力的功效。主治气短乏力，下气虚寒等。

葱烧海参

原料水发海参70克，葱段20克，油10毫升，酱油少许，食盐、味精、料酒各适量。

制作将海参切成长条，放在热水中烫一下，捞出。将葱段放入烧热的油锅中烧黄，捞出，加入海参、酱油、食盐、料酒、味精烧开，用小火煨10分钟，旺火收汁，放入葱段片刻即可。

功效补肾养血润燥，降糖降压。适用于心血管硬化、高脂血症患者。

爆牛肉

原料牛里脊肉200克，葱15克，姜末、蒜片各2克，青蒜、料酒、醋各5克，酱油25克，淀粉10克，植物油100克（实耗约20克）。

制作剔去牛里脊肉上的薄膜，切成3厘米的薄片，加入酱油10克，淀粉及少量清水调拌好待用。将葱、青蒜等洗净切成2厘米长的斜段，姜切成碎末，蒜切成薄片。炒勺烧热后，倒入植物油，旺火加热，烧到冒烟时，倒入调好的肉片，旺火爆炒20秒，边炒边用锅铲翻搅，以防肉片粘连，炒好放入漏勺中沥去油。再烧热炒勺，倒入油少许，旺火加热后，放入姜、葱、蒜炒成微黄色，再将爆好的肉片倒入，同时放入酱油、料酒、醋、水少许，旺火快炒几下，撒上青蒜段即成。

功效补脾胃，益气血。适用于脾胃阴虚，消渴多饮等症。

党参炖母鸡

原料当归、党参各40克，母鸡1只（约1 000克），姜、葱、料酒、精盐各少许。

制作将母鸡宰杀后，去掉毛和内脏，洗净。再将洗净的当归、党参放入鸡腹内，置砂锅中，加入葱、姜、精盐、料酒等，再加入一些清水，用大火烧开后，改小火煨炖，等到鸡肉烂熟、骨肉分离即成。

功效补血益气。对气虚、血虚、体质虚弱的糖尿病患者有较好的改善作用。

肉片焖扁豆

原料扁豆120克，瘦猪肉40克，植物油、蒜片、姜末、葱丝各适量。

制作将猪肉洗净切片；扁豆择好后洗净。油烧热，先炒肉片，翻炒几下后，放入姜、葱同炒，肉片变色即起锅。用余油炒扁豆，稍加温水，盖上锅盖焖熟。放入肉片，大火快炒几下即成。

功效健脾和中，消暑解毒，除烦止渴。适用于糖尿病患者。

红烧龟肉

原料乌龟1只（重约700克），鸡汤400克，水发竹笋60克，猪油35克，酱油20克，葱段15克，姜片10克，蒜片5克，花椒、精盐各3克，味精2克，大料1粒。

制作将乌龟放入沸水锅内烫煮后，用刀将龟肉剔出，宰去头、四肢和粗皮，去掉肚、肠，把龟肉洗净，切成小块，放入沸水中焯去血污。竹笋切成马耳朵形。将炒锅置于大火上，放入猪油烧至六成热，放入龟肉炒干水分，加入精盐、糖、花椒、酱油、葱、姜、蒜片炒出香味，加入鸡汤烧开，捞去泡沫，加入竹笋、大料，用小火慢烧，烧至龟肉软烂，拣去葱、姜、大料、花椒，待汤汁浓时，加入味精即可。

功效 滋阴清热润燥。适用于糖尿病属肺肾阴虚者食用。

海带排骨

原料 海带100克，猪排骨250克，葱、姜、盐各适量。

制作 将海带用温水泡发洗净，切成丝状备用。将排骨洗净切块，放入锅中，加葱、姜，加水适量，共煮沸，撇去浮沫，煮20分钟，加入海带及盐，煮沸10分钟即可。

功效 本菜具有益肾滋阴之功效。适用于肾虚型糖尿病并发骨质疏松症者。

肉炒黄瓜丁

原料 猪肉50克，黄瓜200克，食用油15克，酱油、料酒各10克，葱、姜各3克，精盐、面粉各5克。

制作 将猪肉切成丁，用面粉、酱油、料酒调汁拌好，黄瓜切丁。放油烧热后，先下肉丁，放入姜、葱，用旺火急炒，再放入黄瓜丁和肉丁一同煸炒，调入精盐，待熟即成。

功效 健脾和中，清暑化湿。适用于糖尿病患者。

山药桂圆炖甲鱼

原料 山药片30克，桂圆肉20克，甲鱼1只（约重500克）。

制作 先将甲鱼宰杀，洗净去肠杂，连甲带肉加水适量，与山药、桂圆肉清炖至烂熟。

功效 滋阴清热，健脾安神，消痞散结，降糖。适用于阴虚低热、病后阴虚。临床用于慢性肝炎、肝硬化、肝脾肿大、糖尿病。

烩鸡丝

原料 鸡脯肉100克，冬笋50克，姜末4克，植物油100克（实耗15克），淀粉10克，肉汤300克，蛋清1个，盐8克。

制作 将鸡肉切成薄片，再切成丝，用蛋清和5克淀粉拌匀。将冬笋切成细丝。油锅烧热后，旺火煸炒鸡丝，炒至发白起出，沥去油。另在砂锅中放入鸡汤、冬笋丝、姜末，调入适量盐后煮开，加入剩下的一半淀粉和炒好的鸡丝，煮开后盛入汤碗中即成。

功效 行气降糖，生津止渴。适宜于三消型糖尿病患者，体弱多尿、阴虚盗汗者食用更佳。

清汤鱼丸

原料 鱼肉50克，高汤150毫升，蛋清1/2个，食盐、料酒各适量，姜片、味精各少许。

制作 将鱼肉剔去鱼刺，剁成泥。在鱼肉中倒入蛋清、料酒，加适量清水，用筷子向一个方向搅拌，并逐渐加入清水（约10毫升）和少许食盐，搅至黏稠有力为止。汤锅内倒入清水和高汤，放姜片煮开，用手将鱼肉挤成鱼丸，加入食盐、味精，稍煮即可。

功效 补脾暖胃、补益气血。适用于食少消瘦、倦怠乏力及体弱气虚。临床用于风寒头痛、糖尿病。

青椒墨鱼丝

原料 墨鱼肉40克，嫩青椒100克，蒜、姜、葱末各少许，花椒油3毫升，精盐、味精、料酒各适量。

制作 将青椒洗净，切细丝。将墨鱼肉洗净，切细丝。然后分别将墨鱼丝、青椒丝倒入水锅中烫熟后捞出，放进冷开水中浸凉，沥干装盘。洒上细切的蒜、姜、葱末，浇上用精盐、味精、料酒等调和的咸鲜味汁。最后再趁热淋入炸好的花椒油，略闷，吃时拌匀即可。

功效 活血化瘀，理气止痛。用于糖尿病并发慢性前列腺炎。

鳝鱼汤

原料 鳝鱼2条，北沙参、百合各10克，盐、味精、生姜少许。

制作 将鳝鱼头钉住，剖腹刮去脊骨洗净，切成小段，放入锅内，加生姜，大火烧开，加入沙参、百合，改用小火煮半小时后加入味精、盐调味即成。

功效 本汤具有润肺清热之功效。适用于阴虚火旺型糖尿病并发肺结核者。

冬瓜鲤鱼汤

原料 冬瓜100克，鲤鱼500克，精盐、葱白各10克。

制作 将鲤鱼收拾干净，冬瓜切块，一同煮熟。食用前放入葱白和少许精盐。

功效 健脾利水消肿。适用于肾病水肿、心脏病水肿及糖尿病。

第五章

只有心情好，降糖才会有奇效

研究表明，糖尿病病情的稳定与否，与患者的心理因素有很大的关系。不良心理状态会影响患者的正常生活，同时也会影响病情。如果处理不当，可能会使病情恶化。所以，在糖尿病的治疗过程中，调整患者的心态，使患者保持愉快的心情，才能降低血糖，保证病情的稳定。

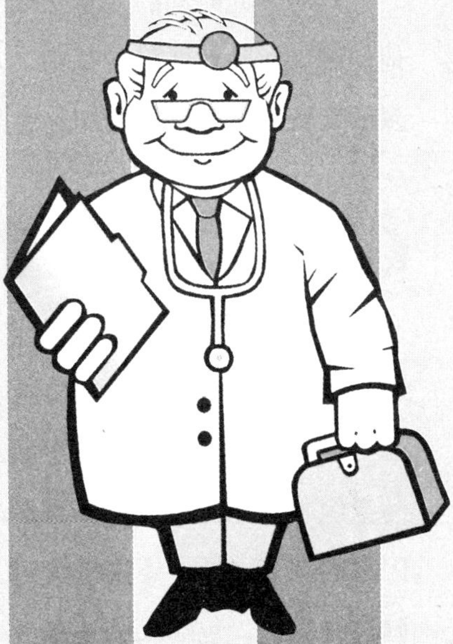

第一节 养病先养“心”，心态好血糖才会少

心理因素对糖尿病患儿的影响

情绪大幅度波动可致使血糖迅速上升，严重者可导致体内酮体的出现和增高。因为糖尿病目前还不能被彻底治愈，需要长期的治疗，甚至要改掉多年来形成的生活习惯，这都使糖尿病患者产生巨大的心理负担。

糖尿病病情常因某些外界因素影响而发生较大波动，从而影响了糖尿病患者对疾病后果的正确认识和对未来的忧虑。这些因素对儿童、青少年患者的心理影响尤为显著，由于这个年龄段的糖尿病病情波动大，药物治疗的控制也更严格，增加了他们与同龄人之间的差距，从而出现心理问题。

同时，此时期的儿童正处于逐渐摆脱对父母依赖的时期，但是糖尿病使他们难以解除对父母的依赖，就会产生子女与父母之间的诸多矛盾，父母过多的责备和不理解只能加重患儿的糖尿病病情。

不良情绪可诱发或加重糖尿病

科学研究发现，不良情绪和精神因素也是糖尿病的一个重要致病因素。不良情绪可以成为糖尿病的诱发因素。

糖尿病的基本病理在于胰岛素的分泌绝对不足或相对不足。胰岛素是胰岛组织中β细胞分泌的一种激素，它分泌的多少除了受内分泌激素和血糖等因素的调节之外，还直接受自主神经功能的影响。自主神经是最高中枢的大脑边缘系统，包括大脑边缘叶、脑干、杏仁核、下丘脑等。人的情绪主要受

大脑边缘系统的调节，大脑边缘系统同时又调节内分泌和自主神经的功能，因而心理因素可通过大脑边缘系统和自主神经影响胰岛素的分泌。当人处于紧张、焦虑、恐惧或受惊吓等应激状态时，交感神经的兴奋将直接作用于胰岛β细胞受体，抑制胰岛素的分泌。同时，交感神经还将作用于肾上腺髓质，使肾上腺素的分泌增加，间接地抑制胰岛素的分泌和释放。如果这种不良心理因素长时期存在，则可能引起胰岛β细胞的功能障碍，使胰岛素分泌不足的倾向最终被固定下来，进而引起糖尿病。

但是，并不是所有人都会因不良情绪和精神因素而诱发糖尿病，不良情绪因素对胰岛素分泌的影响主要限于中老年人。主要是因为该年龄段者的内分泌功能减退，胰岛β细胞数量逐渐减少，功能下降，因此不良情绪最容易使中老年人发生糖尿病。也不是说一般的情绪不良就能引起糖尿病，只有强烈的刺激反复、持久作用于机体，同时机体的胰岛细胞及影响血糖的其他内分泌腺对上述刺激又特别敏感时，才可能诱发糖尿病。

所以，作为易感人群的中老年糖尿病患者，应当认识到不良情绪对健康的危害，把控制不良情绪作为预防糖尿病和其他疾病的一个重要手段；对糖尿病患者来说，在控制饮食、接受药物治疗以及进行适量运动的基础上，更应忌怒、戒愤、远忧、以乐为本，注意保持良好的心理状态和稳定的情绪，努力提高中枢神经系统的平衡能力，这对控制糖尿病的发展，预防并发症和争取早日康复具有重要意义；作为医生，在诊治糖尿病患者时，也要采取有针对性的病因治疗，把精神调理和心理治疗作为控制患者血糖升高的一个重要手段。

调整心态，让悲伤和孤独远离自己

一般来讲，糖尿病知识缺乏或治疗不当，都会引起糖尿病患者的悲伤情绪和孤独感，为了更多地了解糖尿病知识，并打消因患糖尿病而产生的孤独感，最好的方法是让他们与同样患糖尿病的病友交谈。现在有很多地区成立了糖尿病病友俱乐部组织。在这些团体组织中，你会遇到糖尿病病友，可以一起学习患糖尿病后如何生活的知识。你可以采用新的更有益于健康的生活方式，并且会做得既容易又有趣。如此改变生活和学习的方式，对每个病友都有益，并为新的友谊奠定了基础。

在这些团体中，许多糖尿病病友聚集在一起，比较他们各自的自我康复记录、交流他们各自成功和失败的经验。当糖尿病病友经过这样一段时间的摸索和经验交流后，就能培养出解决许多糖尿病问题的能力。这能在很大程度上消除过去曾感受到的悲伤和孤独，也将使糖尿病病友在糖尿病治疗中与医生密切配合。

另外，糖尿病患者在悲伤和孤独时，也可以适当地哭一场，来发泄心中的不良情绪。心理学家曾做过一个调查，把一些成年人按照血糖的状况分为两组，即血糖正常者为一组，高血糖者为一组。然后，询问他们是否哭泣过。

调查的结果是，血糖正常者中，86％的人悲伤时都哭泣过。糖尿病患者中，绝大部分都是从不流泪的人。虽然不能因此断定血糖变化与哭泣有关，但在悲伤时哭一哭，对身体健康是有好处的。

悲伤和孤独的情绪，不仅会对人的精神产生很大压力，而且对生理会产生一系列不良影响。悲伤和孤独会使人的神经处于紧张状态，导致食欲减退，内分泌功能失调等。

另外，糖尿病患者还应多阅读一些关于糖尿病的医疗保健类书籍、小册子和杂志，或者通过自我监测血糖进行自我处理，了解得越多，你就会越有信心应付面临的任何问题。

满不在乎和过分在乎的态度都不可取

如何正确对待糖尿病是糖尿病心理治疗的核心内容，不能坚持正确对待糖尿病，病情的良好控制就无从谈起。多数糖尿病患者都能正确对待糖尿病，但也有些患者不能正确对待他们的病情。

有两种不良倾向是必须避免的：

一种是对糖尿病“满不在乎”，这种人根本不了解糖尿病及其危害的严重性，对糖尿病采取不承认、不检查、不治疗、听之任之的做法，这样的人势必会为这种态度付出沉重的代价；另一种是“过分在乎”，这种人对糖尿病的态度是：怨天尤人、悲观失望，或者是紧张焦虑、有病乱投医，致使病情得不到满意控制。

糖尿病患者对待糖尿病，应该采取“既来之，则安之”的态度，保持开朗、平静的心理。要采取“在战略上藐视，在战术上重视”的原则。对糖尿病不要害怕，不要惊慌失措，要有战胜疾病的坚定信念，有“与病共存，健康长寿”的信心。在具体防治措施上，又要一丝不苟，认真对待。

有人说糖尿病患者要永远记住自己是糖尿病患者，永远不忘乎所以；又不要总是想着自己是糖尿病患者，总是放不下，这是很符合辩证法的思维方式。

不良情绪的坏处有哪些

我们都知道，健康、良好的情绪能加速消除疲劳，而消极的情绪则只能导致人身心疲惫。现代医学研究证实，心理因素影响糖尿病的体内物质基础是肾上腺素。焦虑、脾气暴躁会造成血液中的肾上腺素含量较高，从而引发血糖升高，也使血小板功能亢进，造成小血管栓塞，从而发生各种并发症，给患者的生命造成威胁。

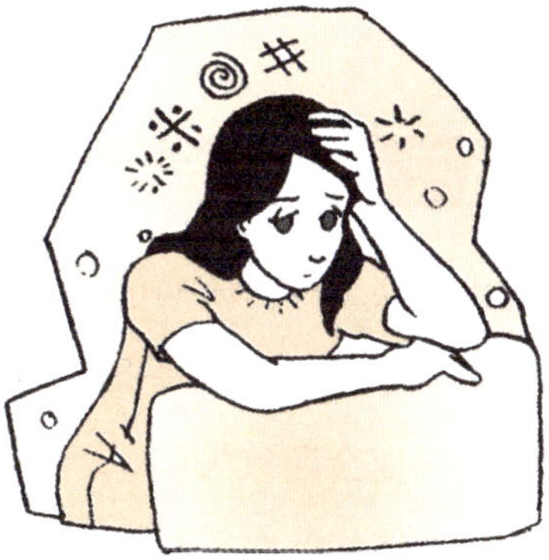

另外，情绪波动能够导致交感神经兴奋，加快肝脏中的糖原释放并进入血液，从而使血糖水平升高，最终造成糖尿病患者病情加重或降低治疗效果。

因此，糖尿病患者必须学会调理情绪，注意保持情绪稳定，在服用药物治疗的同时，必须加强心理治疗。研究表明，良好的情绪可降低紧张和焦虑意识，提高脑力劳动效率，同时还能增强抗疲劳能力。

糖尿病患者易出现的一些心理问题

糖尿病的治疗是持续的，漫长的，伴随一生的。接受这样的治疗，会给患者带来很大的心理压力。

(1) 急切心理。因为不了解糖尿病，患者有求治的迫切心情和希望治愈糖尿病的急切心理。

(2) 糖尿病目前尚没有彻底的根治方法，采用长期不间断的治疗，病情时常反复。许多患者在疾病的长期折磨下，生活、家庭、事业方面均有一定的损失，极易使患者产生或加重抑郁心理。疾病的长期折磨，也使患者易产生懈怠情绪。

(3) 也有部分患者在接受治疗后，疗效不理想，或因为血糖反复波动，导致这些患者表现为意志消沉，其焦虑心理随着病程的延长而增长。

恐惧心理会造成哪些危害

由于缺乏对糖尿病的足够认识，有许多患者得了糖尿病后，认为自己患上了不治之症，感到恐惧不安，尤其是了解到糖尿病危重急症的危害后，如视网膜病变会导致失明、糖尿病坏疽要截肢，以及容易引发心肌梗死、脑梗死，从而谈病色变，甚至一听见“糖”字就起鸡皮疙瘩，以致精神抑郁，噩梦不断，惶惶不可终日。这种恐惧心理，最终只能使病情加重。

恐惧症是一种心理性疾病，是自我暗示的结果，在必要的情况下，患者可以采取心理咨询，先从思想上解除精神枷锁和心理上的畏惧，这样才能保持乐观的心态。若再加强体育锻炼，增强体质，随着时间的推移和身体的健壮，就会从恐病症的阴影中解脱出来。也只有这样，才能树立与糖尿病病魔做长期斗争的决心。

抑郁症可能会引发糖尿病

1. 抑郁症表现

（1）心境低落或悲伤，失去从生活中寻找乐趣的信心。

（2）遇事优柔寡断。

（3）有自我封闭倾向，不善结交朋友。

（4）反复思索生存的有用性和无效性。

归纳起来就是“三少五无”，“三少”是指思维缓慢、情绪低落、行为减少；“五无”是指无趣、无助、无能、无望、无价值。抑郁症和糖尿病存在一定的关系，可以相互影响。

2. 糖尿病患者易患抑郁症的原因

（1）糖尿病是慢性终身性疾病，患者血糖的波动常常受到多种因素的影响，不能根治，因心理压力过大而导致抑郁症。

（2）有部分糖尿病患者伴有慢性并发症，进一步带来身心痛苦和生活不便。中枢神经系统的并发症使脑内 5 - 羟色胺水平下降，也可能与抑郁症有关。

（3）糖尿病的治疗往往要打破原有的生活规律和饮食习惯，限制患者的生活自由。

（4）患糖尿病后对生活的影响，以及经济负担等诸多方面的因素，均会导致抑郁症，而抑郁症又会加重糖尿病，形成恶性循环。

自责心理不能有

很多糖尿病患者在确诊患上糖尿病之后感到自责，由于患病而不能照顾家庭，长年治疗会耗费大量的金钱，因为导致家庭经济拮据而感到自责内疚，认为自己就是家庭的累赘。

家属和医生应当安慰患者，让患者明白糖尿病目前虽不能根治，但是通过合理地控制饮食、适当运动、科学用药、良好的情绪调养是能有效控制病情的，而且可以像健康人一样工作、学习、生活。在尽可能的条件下，协调社会各方面的关系帮患者解决实际困难，减轻患者的心理负担，鼓励患者调适自己的不良心态，提升其自我保护意识。

糖尿病的出现不但使患者的身体健康受损，更重要的是其心理状态也受到了严重影响，对糖尿病的发生、发展、疗效、预后都有重要作用，所以对糖尿病患者来说，心理疏导很重要。

暴怒对糖尿病患者的影响

糖尿病虽属终身性疾病，但多数患者经饮食控制、适量运动及合理用药是能将血糖降至较理想的范围内的。但也有些患者血糖忽高忽低，经常不稳定。究其原因，专家认为可能与其性格和心理因素有关，即情绪变化导致了血糖的波动。

在激素分泌过多时，肝糖原即转变成葡萄糖释放到血液中，以提高血中葡萄糖浓度；同时为保证机体在应急时对热量的需要，机体还会抑制胰岛素的分泌，这无疑会使血糖进一步上升。健康人在暴怒过后，胰岛素的分泌能迅速恢复正常，使上升的血糖降下来，但糖尿病患者的胰腺一时难以分泌出足量的胰岛素。因此，血糖就会维持在很高的水平。久而久之，糖尿病患者的病情就有可能恶化。

悲观会对糖尿病患者造成什么影响

随着医学的发展以及对糖尿病的病理生理学、遗传和治疗等方面大量观察资料的积累，人们越来越重视心理因素和社会因素对糖尿病的影响。临床观察发现，糖尿病患者常因精神紧张、焦急忧虑、发怒、恐惧、孤独、绝望、悲观、沮丧或激动而导致病情加重，甚至发生酮症酸中毒。这是由于情绪紧张使肾上腺素及肾上腺皮质激素分泌增加，交感神经兴奋性增强，且脂肪分解加速，产生大量酮体，而发生酮症。相反，当情绪紧张消除或使糖尿病患者感到安全和满足时，糖尿减少，胰岛素需要量也减少。因此，糖尿病患者保持思想乐观、情绪稳定，对糖尿病的控制是有利的。

当人处于心态失衡状态时，自主神经功能发生紊乱，内分泌失调，交感神经高度紧张和兴奋。机体为调节各种刺激，在大脑的调控下，肾上腺分泌更多的激素释放入血液中，满足大脑的兴奋度调节和肌肉的热量需要。另外，这些激素还可间接地抑制胰岛素的分泌、释放，以提高血液中葡萄糖的含量，满足机体应付紧急状态的需要。若是这种不良心理因素长期存在，很容易引起胰岛细胞功能障碍，从而使胰岛素分泌不足，进而诱发糖尿病。

1 型糖尿病，一旦被确诊，将终身控制饮食和依赖外源性的胰岛素治疗。对求学、创业、恋爱的渴望和对未来美好生活的憧憬，使这些青少年患者难以接受这一不可改变的事实，情绪低落、感情脆弱。

近年来，2 型糖尿病发病年龄提前，特别是有糖尿病家族史的肥胖儿，20 岁以前甚至就被冠以糖尿病患者的帽子。这些小患者家庭的饮食习惯往往不健康，患儿纠正生活习惯也较困难，常常有一种失望的情感，表现出对生活失去信心，整天沉浸在悲伤、愤怒的情绪之中，甚至迁怒于父母。

乐观对糖尿病患者的重要性

糖尿病患者保持良好的心理状态是非常重要的。对糖尿病患者来讲，首先要正确认识糖尿病，一不惧怕，二要重视学习。其次要掌握糖尿病防治的基本知识，了解糖尿病的发展演变规律，做到对病情自我监测，从而达到积极、主动配合治疗的目的。

糖尿病可导致心脑血管疾病、尿毒症、失明和截肢，这是糖尿病致残、致死的主要原因，很多糖尿病患者为此而产生恐惧心理。医学专家一再提醒，糖尿病如能早检查、早发现、及早得到合理治疗，就可使血糖、血脂、血压、体重等稳定在正常水平，缓解已经出现的脂肪肝、动脉硬化症状，使本来有可能发生的一些并发症晚出现、不出现，降低潜在危险。想要走出糖尿病的阴影，糖尿病患者就要学会科学合理地控制饮食，积极参加体育锻炼，相信科学，相信专家，严格遵照治疗原则。

预防糖尿病并发症的关键是严格控制血糖。患者对糖尿病的知识掌握得越多，自我保健做得就越好，血糖控制得越好，并发症就越少，寿命就越长。除医生以外，治疗的效果取决于患者对糖尿病的认识和自我保健，而不良的生活习惯，如饮食仍无节制、烟酒不拒、生活不规律等，都会对疾病的防治非常不利。

第二节 良好的情绪和高血糖说“Bye－Bye”

树立正确的疾病观

“生老病死”是大自然万事万物的发展规律，人类亦如此。中医认为“邪之所凑，其气必虚”。尤其是老年人，机体功能减退，更易患上各种各样的疾病，但患病后每个人的心态却大不相同。那么，患了糖尿病后应如何调整心态呢?

面对现实，泰然处之。既然已确诊为糖尿病，就应对它有个全面、正确的认识。有的人认为患了糖尿病就如同感冒发热一样，经过一段时间治疗就会痊愈，因而抱着过分乐观的态度；有的人则恰恰相反，过于悲观消沉，认为糖尿病无法根治，因此自暴自弃，产生抑郁、紧张、烦躁情绪。其实这些认识都是错误的。糖尿病是由多种因素诱发的，是以糖、蛋白质、脂肪代谢紊乱为特征的全身代谢性疾病。

糖尿病需要定期监测、终身治疗。非正规间断性的治疗是无益的，不积极治疗更是有害的。其实只要严格按照医嘱进行正规治疗，病情完全可以得到良好的控制，糖尿病患者也可以像正常人一样生活并且长寿。

豁达开朗，积极治疗。自行增减降糖药物或以为长年维持一个药量不变就可以一劳永逸式的治疗思想都是错误的。糖尿病患者需要定期监测有关指标，若病情有变化，则需要分析其产生的原因，进而从心理、饮食、运动、药物等方面加以调整，以期达到最佳疗效。有的患者觉得定期监测太麻烦，自己没有什么特别不适就不去医院复查，其实这是因小失大的表现。因为有些并发症是在悄悄地发展着的，只有通过全面系统的检查才能发现。经常定期监测有关指标，可以防微杜渐，防止或延缓并发症的发生和发展。

以兴趣爱好调整心态

患病之后，患者大多会因为病情产生一些压力，导致精神紧张，心理压力增大等。那么患者怎样才能调节自己的心态，让自己更轻松呢?

患者一般可以通过培养兴趣爱好来调整心态，放松身心。老年患者可以参加社区里的一些文艺活动，如唱歌、跳舞；如果喜欢安静一些的活动，可以选择琴棋书画、种花养草等活动，总之就是让自己的生活充实起来。

在众多兴趣爱好中，书画是其中非常重要的一项。通过练习书画、欣赏书画可以使心情愉悦。不仅如此，练习书画的时候，因为需要消耗一定的体力和精力，也能起到一定的运动锻炼效果。欣赏书画的时候，可以从中获得美的享受，让患者的心情变得舒畅，缓解患者的心理问题。

如果在患病期间患者能够培养自己的兴趣爱好，增强与病魔做斗争的信心，对调整患者的心态是有很大帮助的。

怎样保持健康的心理

被确诊为糖尿病之后，检查结果的确会给人带来一系列情感上的影响，如恐惧、悲伤等。患者可能要经过很长一段时间才能接受这样的现实，糖尿病虽然是一种严重的疾病，但它并不是死刑判决。糖尿病对患者来说，一方面是伴随终身的一种挑战，另一方面它也是患者必须承受的负担。

许多人试图掩盖自己的消极情绪。但实际上，悲伤、愤怒或失望等情绪有时也是人之本性。我们不可能只知道快乐而不知道忧伤。糖尿病患者应努力去了解自己的各种感觉，并接受它们。一旦患者超脱了各种消极的情绪之外并开始审视它们时，就能找出对付它们的策略，从而帮助自己度过这段最艰难的时光。

人在受到重大打击后的最初反应通常就是否认，拒绝接受现实。我们的大脑首先会让我们确信所发生的一切都不是真的，以便腾出时间来接受这个突如其来的打击。这种现象就是“否认”，即我们假定什么事也没有发生。否认是一种正常的本能反应，但长时间拒绝接受身患糖尿病这一现实，就会延误对疾病的治疗和保健。

有许多人在人生的关键时刻患上了糖尿病，这的确是不公平的。父母常常为孩子患上糖尿病而充满内疚，但父母不是引发糖尿病的原因。患者应该从自己身上或其他方面寻找原因，认识到糖尿病的现状：它既是一种严重的疾病，但也是能够治疗的疾病。治疗结果如何完全取决于患者自己的努力。

抗拒、愤怒与悲伤等情绪反应都是糖尿病患者的正常反应，就像生命的变化过程和糖尿病的变化过程一样，这些情绪反应也处在不断变化之中。患者要树立一种信心，相信自己有战胜疾病的能力。

糖尿病患者如何保持一个好心情

（1）选择一个空气清新、安静舒适的地方。

（2）选择一种自我感觉较舒适的姿势，站、坐、躺均可。

（3）先活动一下身上的大关节与肌肉，动作不需要规范或固定格式，只要求速度均匀、缓慢，直至关节放开，肌肉放松。

（4）暂时有意识地排除包括学习和工作在内的所有杂念。

（5）注意力集中，把意念归于某一对象或有意识地放松整个身体，从而达到一种清静的精神状态。

（6）保持呼吸自然、流畅，尽可能不用意识支配呼吸，并达到所谓的忘我的境界。此刻可以随心所欲地想象一些美好的事物，以调节身心平衡，战胜工作疲劳。

糖尿病患者如何自我放松

（1）小憩片刻。当劳累之后，不妨暂且将工作放下，趴在桌子上休息一会儿。

（2）做一下深呼吸，或者给朋友们打打电话聊聊天，吃点儿点心，修剪花草或者洗个澡等，都可以使精神得到放松，对消除疲劳十分有益。这样不仅不影响工作，还能大大提高工作效率。

（3）调换情绪。当你心情紧张的时候，可以试着打开录音机，欣赏几首美妙的歌曲，或者干脆自己高歌一曲，都是非常有效的舒展方法，会使人精神振奋。

（4）关上门静养片刻。什么事情也不要想，不要听电话，更不要因为这样会浪费时间而费心思。只有这样，大脑才能得到短暂的充分休息。

如何保持乐观心态及调节喜怒哀乐

（1）常知足、善处事：这是指既要对现实生活充满希望，又要对人宽厚、和善处事。

（2）善于思、随其俗：是指遇事既要善于思索，不慌不乱，适应客观规律的变化，又要不脱离社会现实，衣、食、住、行、劳、逸均入乡随俗而自乐。

（3）意志坚、苦为乐：就是说既要大脑清醒，信念坚定，方向明确，百折不挠，又要能以苦为乐，奋发进取。

（4）养精神、求虚静：就是说既要气和志舒无忧虑，又要少言少语少劳心；既精神，又心思清虚宁静而志无所乱。太极拳、书法、绘画等皆能做到怡神静心，舒和气机。

（5）适嗜欲、慎劳神：就是说既要使嗜好、欲望适当，保持乐观常在，又要避免焦躁不安引起的劳神伤气。

妊娠糖尿病患者的心理问题及调适辅导

对于孕妇来说，突然被确诊为妊娠糖尿病，往往缺少心理准备，会表现为恐惧和焦虑。妊娠糖尿病患者会担心胎儿出现畸形或某些并发症，所以他们的压力一般都很大。最常见的表现是情绪低落，不喜欢与人交往，遇事爱发火，而且考虑问题较悲观。对于孕妇出现的这些问题，需要进行哪些心理辅导呢？

1. 用转移法来调整情绪

妊娠糖尿病确实可能影响孩子，但是否出现重大疾病不是孕妇个人可以掌控的。孕妇不要在这方面焦虑，应把注意力转移到别的事情上，注意多活动、多锻炼。

2. 坚持治疗原发疾病

积极控制病情，将血糖控制在理想范围内。

3. 加强糖尿病教育

从正规渠道获取更多的相关知识，例如孩子患糖尿病的概率是多少。因为此时患者最关心的是疾病对孩子的影响，如果糖尿病知识普及了，患者懂得用科学知识武装自己，知道该注意什么，就会从焦虑中解脱出来。

家属要配合，允许孕妇患者发泄情绪。孕妇患妊娠糖尿病后，肯定会紧张害怕，有顾虑很正常。这时家人要给她说话的机会，让她把不良情绪发泄出来，并要抽时间听她诉说，等她发泄过后，家人要耐心开导。对患有妊娠糖尿病的孕妇来说，把焦虑情绪宣泄出来就是最好的疏导。

糖尿病产妇的心理调适

妇女在产后也应注意情绪控制。产后要多活动，及时投入到照顾孩子的活动中。孩子和母体分开后，需要培养教育，母亲的家务事也增加很多。如果所有的家务事都让别人来干，反而容易变得过于关心自己，造成抑郁、焦虑。所以糖尿病产妇应把自己奉献给家庭，全身心地投入到家务和对孩子的关注中，这就是非常好的情绪宣泄方法，而且还有利于母婴交流和家庭和睦。

如何对抗拒治疗的患者进行疏导

有此心态的1型糖尿病患者占25％，2型糖尿病患者占75％，均为患病时间长、并发症多且重，治疗效果不佳者。他们对治疗用药产生对立态度，认为无药可医，迟早都是死，自暴自弃，不配合治疗，对医护人员不信任，表现出冷漠、无动于衷的态度。

对于这类患者首先要用温和的语言、熟练的操作、丰富的医疗护理基础知识取得患者的信赖，主动与患者谈心，合理提供治疗信息，对病情变化、检查结果主动向其做科学的、保护性的解释，帮助患者重新树立治疗信心；用正确的人生观、社会观感染、影响患者，促使患者克服厌世的心理现象，从而积极地与疾病抗争。

保持情绪稳定是健康的基础

一般情况下，人的身心是相互影响、密切联系的统一体，健康的情绪能加速去除疲劳，而消极的情绪则只能加重身心疲惫。

糖尿病作为一种伴随终身的慢性病，由于其不可治愈性和疾病本身所带给患者的影响，往往会给患者带来很大的精神压力。医疗科研机构通过观察发现，糖尿病患者按照情绪状况可分为3种类型：第一种属于正常组，即患者情绪稳定，性格开朗；第二种属于亚神经症组，即患者情绪不是很稳定，思想顾虑较多；第三种属于神经症组，即患者情绪特别不稳定，过度焦虑，脾气暴躁。通过科学家们进一步的研究发现，第一组患者病情最轻，几乎没有眼底病变者出现，即使出现病变，症状也比较轻，且发展速度缓慢；第三组患者病情较重，大多并发眼底病变；第二组患者的情况则介于第一组和第三组之间。

由此看来，糖尿病患者必须学会调整情绪，注意维持情绪稳定，以保证病情的稳定和身体的健康。

怎样克服低落情绪

很多人患上糖尿病后，情绪都会变得很低落，而这种低落情绪会影响病情，给患者带来不利影响。所以，糖尿病患者要找到防止低落情绪的方法，让自己更好地跟病魔斗争。其中，克服低落情绪的主要方法有以下几种：

1. 主动学习新知识

关于糖尿病的知识很多，患者可以听一听糖尿病知识讲座，或者买一本关于糖尿病的书。在医院的时候多跟病友交流，学习他们的经验，也能帮助患者解除内心孤独无助的感觉。

2. 拓宽自己的兴趣范围

患者可以进行运动锻炼，学习一下太极拳，或者练习瑜伽，或者学一些轻松的舞蹈等，都有利于陶冶情操。

3. 不要放弃自己的学习和工作

坚持学习和工作说明患者在对抗疾病上有一定的信心，而且也能让患者对生活保持一定的希望。

4. 向身边的人倾诉

糖尿病病情并不容易控制，患者要注意其中的很多细节，稍有忽视都可能使病情反复，这时患者可能会怀疑治疗效果，感到心灰意冷。所以，患者此时需要找人倾诉自己的烦恼，让自己的负面情绪得到宣泄。

5. 养成良好的生活习惯

糖尿病患者要注意卫生，可防止皮肤、口腔等发生病变。此外，糖尿病患者可以在生活中多打扮一下自己，让靓丽的外表影响内在的心情。

如何发泄心中的不良情绪

糖尿病患者在初期时很容易产生各种不良情绪，这不仅会给身边的人带来影响，同时更不利于病情的恢复。所以，为了自身的健康，糖尿病患者要学会自我调节，合理发泄心中的不良情绪。在此，我们列举出一些发泄的方法，供大家参考。

1. 痛快地哭一场

哭可以很好地释放压力，如果遇到什么不高兴的事情，不妨痛哭一场。

2. 运动宣泄

如果感到抑郁，可以出去跑几圈，或者摆动双手，快步走几圈，都能使不愉快的心情得到发泄，改变消极状态。

3. 转移法

患者可以做一些自己觉得有意义的事情，如出门郊游；和朋友或家人到公园聊聊天，谈谈人生理想；也可以做家务等，在不知不觉中摆脱不良情绪。

4. 多鼓励自己

当自己成功完成一件事情的时候，即使是小事，也要给予自己一定的鼓励，因为这对一个患者来说并不简单；患者要鼓励自己看向更加阳光的一面，不要总想着疾病给自己带来的不幸。

5. 用趣味性的偏好疏导情绪

如果喜欢看电影，不妨找一部自己喜欢的电影观赏一下；如果喜欢看电视，不妨调到喜欢的频道，或者唱歌、跳舞，都是宣泄情绪的好方法。

自我暗示的重要作用

自我暗示是人通过自身语言、形象与想象等方式对自己施加影响，并逐渐强化的心理过程。自我暗示会导致自己的心境、思想、意志、情绪、兴趣、行为及生活过程都发生某些变化。积极的自我暗示，能在增强机体抵抗力方面发挥积极的作用。

大量临床医学调查显示，自我暗示疗法绝不是唯心主义，它具有心理医学的特性，是一种“一切向前看”的积极心态，是通过充分调动自身积极进取、奋发向上的精神来发挥生命潜能的一种有效的医学技术。糖尿病等慢性病患者应在心理医生的指导下努力学习并掌握它。

在生活中要做到：用药时要主观上认为它一定有效；用餐时要认为它肯定好吃；运动时要认为它必定会使身体越来越强壮；睡前时要认为自己绝对可以睡个好觉等。长此以往，患者的心理承受能力就会增强，糖尿病病情也会逐步好转。

放松心情，和高血糖说“Bye - Bye”

很多糖尿病患者因为担心治疗效果、严重的并发症等而产生紧张情绪，其实，这对病情是非常不利的。相反，放松心情、保持愉快的情绪才更有利于健康，才会让你远离“糖”的烦恼，暂时和它说“Bye - Bye”。那么，怎样放松心情、保持愉快的情绪呢？

1. 保持积极的思想

积极的思想能增进人的信心，而消极的思想会打击人的信心。拥有积极思想的患者会充满干劲，能更好地控制病情。

2. 学会与人沟通

默默地承受病情并不是一种很好的处理方式，反而会增加患者的心理压力。所以患者需要经常和家人、朋友进行沟通，聊一聊病情和治疗效果，聊一聊怎样做才能取得更好的效果等。这样不仅能缓解患者的紧张情绪，还能在沟通的过程中了解更多知识，对治疗更有帮助。

3. 学会休息

患者不要为了逃避病情而让自己忙碌起来，患病之后不仅身体要休息，精神也要放松。

4. 将工作有计划地完成

患者可以调节生活节奏，将工作分成不同的步骤，按照先后顺序完成，不要集中在一起，这样既能缓解紧张情绪，也容易从成功中获得喜悦。

5. 为自己定下生活目标

有的患者之所以会有消极思想，就是因为没有目标、没有追求。一旦有了目标，患者就可以向着这个目标前进，一方面可以自我约束，另一方面也可以将患者的注意力转移到其他事情上。

第三节 音乐疗法，聆听健康的旋律

一、音乐疗法的定义和作用

音乐是通过有组织的声音来表达思想感情，反映社会生活的一种艺术形式。音乐疗法是指利用音乐艺术以调节人的生理和心理，促使患者痊愈的一种治疗方法。古今中外都不乏此类记载，我国古代医书里就有关于音乐可以对人的性格、情绪、意志和行为等产生影响，运用音乐来治疗疾病等方面的论述，《黄帝内经》中就记述了针对不同疾病，分别运用宫、商、角、徵、羽等不同类别的音乐来对症配乐治疗疾病的经验，另外还有“对症下乐”和“以戏代药”的说法。

音乐治疗可影响人的生理功能，节奏明快的音乐具有兴奋作用，可使人变得精神振奋；节奏缓慢、旋律优雅的音乐具有降压、镇痛、镇静及调节情绪的作用。因此，音乐能调节人的生理活动及心理功能，用音乐治疗疾病的方法称为音乐疗法。

目前，音乐对人体健康的影响越来越受到人们重视。音乐疗法这种情绪的、精神的、能动的综合性力量将为促进人们的身心健康做出更大贡献。音乐疗法对治疗糖尿病起着特殊作用。因为听音乐能养心气，唱歌能正肺气，演奏音乐能调心气。激烈的竞争环境和快速的生活节奏使现代人患上了各种各样的身心疾病。

音乐疗法这种特殊的精神疗法，能让患者专心致志地投入到音乐活动中去，通过在人们生理、心理上引起共鸣，达到消除疲劳、放松紧张情绪、预防疾病、促进智力发育和强身健体的目的。对糖尿病患者来说，这是十分适合的医疗方法。音乐疗法的逐渐发展是大势所趋，它在医学体系中的地位不断提升，也是时代发展的必然趋势。

音乐疗法对糖尿病患者的重要性

通常而言，音乐能影响人的情绪。欢快、轻松的音乐使大脑及整个神经系统的功能得到改善；节奏明快的音乐能消除疲劳，振奋精神；旋律优美的音乐能安定情绪，增加注意力，增强患者的生活情趣，有利于身心健康的恢复，从而达到治疗疾病的目的。

对糖尿病患者采用音乐疗法也是治疗中不可缺少的重要环节之一。采用音乐疗法，可改变糖尿病患者的情绪，提高免疫功能，控制病情的发展。糖尿病患者易出现暴躁、悲哀、压抑、绝望、愤怒等恶劣情绪，大多预后较差；相反，保持良好乐观的情绪，可增强免疫功能，使病情趋于稳定或逐渐好转。故根据音乐治疗原理，应针对患者的具体情况，选择适当的曲目，促使患者早日康复。

音乐疗法的种类有哪些

音乐疗法在临床上可分为单纯音乐疗法、音乐电流疗法、音乐电针疗法。

1. 单纯音乐疗法

单纯音乐疗法是指仅仅通过听音乐而达到治疗疾病的目的，因此它与一般欣赏娱乐性音乐有着根本区别。它是根据患者所患疾病的不同而播放不同的音乐，从而使患者的身体功能产生不同的变化。单纯音乐疗法可用于治疗精神抑郁症、神经衰弱、心神不安、胃肠功能紊乱等。

选曲原则有以下三种：一种是根据患者的文化修养水平，对音乐的欣赏能力和个人爱好选曲；另一种是根据疾病的种类选曲，给予患者合适的音乐，以加强治病效果；还可以根据患者的情绪给予合适的音乐。如患者的情绪处于兴奋状态，就给予兴奋的音乐，以增强他的兴奋度，过一会儿，患者自然就会感到疲劳了，把握住这个时机，再给予具有镇静效果的乐曲，最终会达到让兴奋情绪平静下来的目的。如果患者的情绪处于郁闷状态，则应给予比较抑郁的小调。因为某种情绪在音乐的支配下达到顶峰时，会出现一个向相反情绪转化的时刻，这正是让患者感到舒适的时刻。

2. 音乐电流疗法

音乐电流疗法是指患者接受音乐治疗的同时，还接受电流治疗，音乐和电流治疗是保持同步的。其治疗方法是患者用耳机听音乐，电流则通过两个板状电极作用于患部。临床上常用于早期高血压、神经衰弱、神经痛、头痛、失眠、扭挫伤等疾患的治疗。

3. 音乐电针疗法

音乐电针疗法是指音乐疗法与针刺疗法的结合运用。在进行音乐电针治疗时，患者一边听音乐，一边接受音乐电针治疗。由于音乐电流具有活血止痛作用，从而加强了针刺的作用。此疗法主要用于治疗神经痛、肌肉萎缩等疾患及电针麻醉。

选曲对音乐疗法来说很重要

一般而言，不同曲调、旋律、节奏、响度的音乐，可对人体产生不同程度的兴奋、止痛、镇静和降压等作用。因此，用于治疗的乐曲，必须经过严格的筛选。音乐治疗的原理之一就是音乐可以改变人们的情绪和行为。音乐所引起的情绪随乐调、节奏、旋律、布局、谐声及音色等因素而有所差异。每个乐调都可表现一种特殊情绪，不同曲调、节奏、旋律、谐声所引起的生理效应是不同的。国外学者研究发现：快速和欢快的乐曲可以增加肌肉的力量；节奏徐缓、音调和谐的乐曲可以使呼吸变得平稳；旋律优美的歌曲或悦耳动听的器乐曲可以调节神经，使大脑得到休息，帮助人们消除疲劳。

综上所述，采用音乐疗法治疗糖尿病时配方选曲极为重要。音乐处方亦应根据疾病种类及患者的籍贯、民族、文化程度、欣赏水平、情趣爱好、性格因素等来确定，且不宜长时间单用一曲治疗，以免患者产生厌倦情绪，影响治疗效果，而应选择旋律、节奏等方面和谐、协调的多支乐曲来治疗。

舒缓音乐的养生保健作用

从中医理论来讲，在我国古代，人们已经把音乐当成一种重要的养生保健方法，古代乐曲中的宫、商、角、徵、羽和人体五脏、五窍（鼻、目、耳、舌、口）相对应。

明代张景岳在《类经附翼》中说："乐者音之所由生也，其本在人心之感于物。"这就是说，音乐首先感受于人心，而心在中医生理学中又主宰着人的神志，一曲活泼欢快的乐曲能使人精神振奋，激发情趣；一首优美雅静的乐谱能让人畅志抒怀，安定情绪；相反，一曲悲哀低沉的哀乐能催人泪下，悲切不已。这就是所谓外因通过内因来调节心理上的不平衡状态。

以音乐疗法治疗糖尿病时，所选取的音乐要柔和舒缓。如果选取激昂的音乐或重金属音乐，患者听后会觉得精神亢奋，这样就无法达到治病的效果，而且还会适得其反。

不仅要选择音乐类型，还要选取合适的时间段听音乐，如上午 7 点至 8 点、10 点半至 12 点，下午 5 点至 6 点半，晚上 8 点至 9 点。在听音乐的时候尽量放松身心，静坐或平躺在床上，感受音乐的"抚触"。

音乐疗法的注意事项有哪些

（1）实施音乐疗法过程中，应注意排除各种外界干扰，使患者全身心地沉浸在音乐所营造出的意境之中。

（2）注意根据病情选择适宜的乐曲，以患者不产生反感为宜。

（3）同一疾病的疗程内，乐曲应适当调整，避免患者感到乏味单调。

（4）每日进行2～3次音乐治疗，每次以半小时左右为宜。患者最好戴上耳机，以免受到外界干扰。

（5）治疗时需注意控制音量，一般应在50分贝左右，根据患者具体情况，可稍高或偏低。

特别需要注意的是，患者应本着自愿参加的原则接受音乐治疗，如果不愿意甚至厌恶接受音乐治疗，只会适得其反，也失去了音乐疗法本身的意义。其次，进行音乐治疗时必须因人而异，由于患者有着不同的阅历、个性特点、爱好和修养，在组织其接受音乐治疗时，必须综合考虑这些因素，选择比较合适的治疗方式。再次，治疗时必须遵循顺其自然的原则，听音乐本身是一种自然轻松的活动，它的疗效主要是在潜移默化中实现的。因此，不应用教条的、强硬的、做作的方式进行治疗，而应使治疗自然和谐地融入到音乐之中。

第四节 沐浴疗法，最具享受型的保健方式

日光浴疗法的定义和作用

日光浴疗法，也叫日光浴治疗，是指利用太阳的直接辐射进行锻炼和治疗；也可利用太阳的天空辐射、地面反辐射和地面辐射进行锻炼和治疗，如常在户外活动或打开窗户、促进通风等，则有益于人体健康，对糖尿病患者的治疗大有裨益。

日光浴疗法对糖尿病有较好的防治作用，其原因为：

（1）日光浴有较好的杀菌作用，可有效地防治糖尿病并发皮肤瘙痒、疖、痈等软组织感染。

（2）日光浴能使患者精神振奋，心胸宽广，有利于增强糖尿病患者战胜疾病的信心。

（3）日光浴能使深层的血管扩张，促进血液循环，能较好地防治糖尿病心脑血管并发症的发生。

（4）日光浴对糖尿病并发神经病变出现的疼痛、肢体麻木也有较好的疗效。

日光浴能有效防治糖尿病

很多糖尿病患者并没有进行日光浴的习惯，而且对于日光浴的好处也并不是很了解。其实，日光浴对糖尿病护理有众多好处，如日光浴能扩张深层血管，有利于血液循环，杀灭细菌，振奋精神等。那么，日光浴的具体治疗方法是什么呢？

（1）时间。最好选择上午 9 ~ 11 点，下午 3 ~ 5 点。

（2）地点。宜选择空气清新、污染较小的野外草地或公园进行，如能靠近江、河、湖、海等天然水源则更好，忌在空气浑浊和尘埃、煤烟较多的环境中进行日光浴。

（3）照射部位一般可分为局部照射和全身照射两种方法，前者为用白布单遮掩不照射部位而只照射患部。后者则指裸体置于阳光之下，又可分坐位（先照射背部和下肢，后照射腹部和上肢）与卧位（先俯卧，而后左侧卧位、仰卧位、右侧卧位）两种姿势。日光浴一般不照射头部。

温泉浴疗法的定义

温泉浴，也叫矿泉浴，它对糖尿病患者有较好的调治作用，根据其化学成分的不同，温泉种类有：氡泉、碳酸泉、重碳酸泉、铁泉、溴泉、硅酸盐泉、砷泉、氯化钠泉、碘泉、硫酸盐泉等。我国有丰富的矿泉资源，因此，古往今来各民族都广泛采用矿泉治疗，特别是温泉水浴治疗。如东汉张衡在《温泉赋》中曰："有疾历兮，温泉泊焉。"北魏郦道元《水经注》上有记载："大融山石山温汤，疗治百病。"

温泉浴治疗糖尿病的原理

1. 温度的刺激作用

温泉的水温在 25℃以上，34℃以下，称微温浴；水温为 34 ~ 39℃，为中温浴；高于 40℃则为高温浴。用于保健治疗的多为中温浴。因为这种温度对人体较为适宜，有利于毛细血管扩张，并促进人体血液循环。

2. 非特异性变调作用

有学者认为，单次温泉浴后可使血糖值上升；而反复温泉浴后，可使血糖值下降。

3. 物理刺激作用

矿泉水的浮力、静水压力、水的液体微粒运动，以及沐浴时的四肢活动、按抚、揉擦，可对人体起到按摩、收敛、消肿、止痛等作用。

4. 化学刺激作用

大多温泉水含有人体需要的化学成分如碳酸盐、硫酸盐等矿物质，以及硒、锌、锗、硅、锰等微量元素，这些化学成分对人体的刺激可产生有益的作用。

使用温泉浴的方法和注意事项

温泉浴以氡泉、重碳酸泉（即碳酸氢钠泉）为佳，水温以 37～38℃ 为宜，每次浸浴时间为 15～30 分钟，连续 3～4 周效果最好。如能坚持长期温泉疗养（温泉浴、温泉水浴，以及室内外每日步行至少 1 000 步），加上温泉疗养地的气候疗法，则可引起患者的器官、组织相互间的调整能力，提高机体对外来刺激的抵抗力和耐受性，强化内外环境的稳定性，重新调整机体的生物节律，促进患者康复。注意：在空腹及饱食后不宜进行矿泉浴，浴后要及时穿好衣服，谨防着凉感冒。

第六章

中医降血糖，安全放心又有效

中医治疗糖尿病的历史源远流长，它拥有一套独特的体系，注重使用天然的中草药，对人体施行调养，虽然见效慢，但是安全放心，很少有不良反应的发生，这对身体承受能力差的糖尿病患者来说是不错的辅助治疗方式。

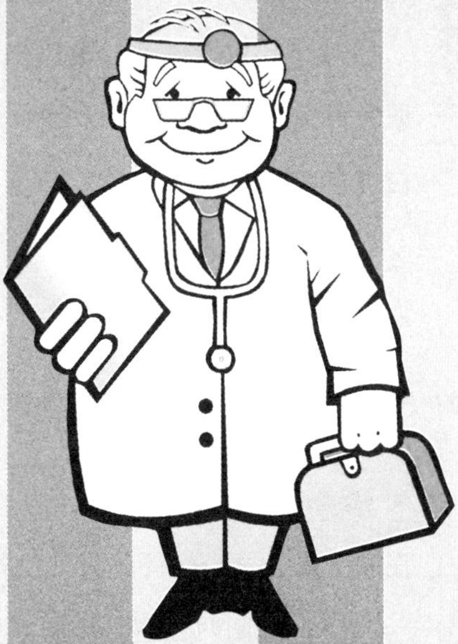

第一节 中医调养，控制病情保守又安全

中医辨证分型的治疗原则

对现代医学“病”的论治，是一个全新的课题，而不是用古方一套就可以解决的。既不能一方包治，又不能流散无穷。严格地讲，应叫疾病某一阶段的专方，而不应当叫专病专方，除非这种疾病极其简单，无明显的阶段变化。至于每一种疾病究竟是分哪几个阶段，每一个阶段应用哪个主方，每个主方主要有哪几种加减，则是需要做流行病学调查的。

我国中医学对糖尿病早已有认识，属“消渴病”的范畴，早在公元前2世纪《黄帝内经》中已有论述。中医辨证分型的治疗原则如下所述：

（1）肺胃燥热型。燥热伤津致烦渴多饮、消谷善饥，排尿频、数量多，尿色浑黄，身形渐瘦，舌红少苔，脉滑数。宜清热润燥，生津止渴。治疗用白虎加人参汤加减。

（2）肠燥津伤型。多食易饥，口渴多饮，大便燥结，舌红少津，脉实有力。宜清胃泻火，养阴增液。治疗用增液承气汤加减。

（3）脾胃气虚型。口渴多饮，多食与便溏并见；或饮食减少，精神不振，四肢乏力，舌淡苔白，脉细弱无力。治疗时用七味白术散加减。

（4）肝肾阴虚型。尿频量多，混浊如脂膏，腰膝酸软无力，头昏耳鸣，皮肤干燥，全身瘙痒，舌红少苔，脉细数。治疗用生地黄饮加减。

（5）阴阳两亏型。排尿频数，浑浊如膏，手足心热，咽干舌燥，脉沉细

无力。宜阴阳双补，生津止渴。治疗用金匮肾气丸加减。

（6）湿热中阻型。渴而多饮，多食善饥，舌苔黄腻，脉濡缓。治疗时用黄芩滑石汤加减。

中医对糖尿病的治法

近年来，广大中医药学家开展了应用中医药防治糖尿病及其并发症的实验研究，特别是在慢性并发症的预防和早期治疗上，中医药的辨证施治有一定优势，因此应当进一步深入研究，寻找行之有效的药方，为糖尿病的防治研究开辟新的途径。我们相信，中医治疗糖尿病及其并发症是大有希望的。

中医认为，糖尿病是阴虚为本，燥热为标。阴虚血少，燥热伤气。进而出现“阴虚血必滞”“气虚血必瘀”的现象。西医认为糖尿病患者是因糖代谢紊乱，血液呈浓、黏、凝、聚状态，其结果是导致毛细血管壁增厚，血液动力及血液成分发生改变，导致微循环障碍。这些都与上述的血滞、血瘀的瘀血状态十分相似。针对上述中医的病机、西医的病理，中医常常选用益气养阴、活血化瘀的治法，这是治疗糖尿病的主要方法。其他还有从毒论治的，如瘀毒、热毒、糖毒、脂毒等，临床也可适当使用。

传统中药的应用技巧

对传统的中药要巧用，有烦渴引饮症状者，石膏配知母；阴虚火旺，知母配黄柏；湿热下注，黄柏配苍术；气阴两虚，人参配麦冬。

在现有中药药理研究的基础上，开拓用药新思路，如黄芪，有补气升阳、利水消肿、益气固表、托毒生肌的作用。经药理学研究，黄芪有降糖作用，可用于气虚的糖尿病患者。糖尿病患者不仅血糖高，往往血脂也高，同时黄芪又有降脂作用。大部分糖尿病患者，尤其是老年糖尿病患者往往并发高血压，而黄芪还有降压作用。另外还有改善冠脉供血，保护心肌，改善肾功能，减少尿蛋白，调节免疫功能及防止皮肤感染的作用，等等，这就是一药多用。又如三七有化瘀止血、活血定痛的作用。药理研究发现三七对糖代谢有双向调节的作用，可用于糖尿病患者，具有降血脂、降血压、抗心肌缺血、抗心律失常的作用。还可用于冠心病，并能改善机体免疫功能，对防止感染也有一定的意义。另外，部分中药材如葛根、泽泻等，在糖尿病患者身上可发挥一药多用、综合作用的优势。

中医对所有糖尿病患者都适用吗

中医治疗糖尿病，应扬长避短，选择好适应证。就降糖作用而言，中药绝对没有西药快，但它注重整体调控，在改善症状等方面明显优于西药，适合 2 型糖尿病以及伴有慢性血管神经并发症的患者。但对 1 型患者来说中药就不适合，因为 1 型患者自身没有或仅有极少量的胰岛素产生，完全依赖外源的胰岛素来维持正常的生理需要，一旦中止胰岛素治疗则会出现酮症酸中毒而威胁生命。

目前为止还没有发现任何一种中药能代替胰岛素。我们认为当病情控制不好时，可以考虑将中药和西药合用，但应间隔半小时左右为宜。

如何科学使用中医药单方、验方

中医药的单方、验方是经过长期医疗实践总结出的防病治病的经验药方，有简单、便捷、廉价等优点，若使用恰当，可收到良好的效果。但糖尿病患者在选用单方、验方或其他成方时，一定要根据自己的病情在医生的指导下选用。在使用过程中，应随时检查血糖、尿糖的变化以观察验方是否有效。

在临床中，医生也遇到过少数患者过于依赖民间的单方、验方、偏方等，以致病情恶化的情况。例如，有一个 17 岁的女孩被确诊为 1 型糖尿病，听别人说山药炖猪胰子能根治糖尿病后，就自行停用胰岛素，两天后就出现酮症酸中毒昏迷而入院抢救。还有民间偏方认为南瓜能防治糖尿病，许多患者误以为可无所顾忌地吃，结果导致血糖上升。

中医认为，山药可滋阴，而糖尿病患者多为阴虚体质，因而山药可用于防治糖尿病，但山药和南瓜含有大量糖类，淀粉含量占20％左右，作为副食是可以的，千万不可作为主食来食用，否则将会使血糖升高，甚至诱发糖尿病急性并发症，造成严重后果。

第二节 穴位按摩，从指尖传出的健康

按摩疗法的定义和常用手法

按摩是运用一定的按摩手法，在人体适当部位进行固定的刺激，通过反射方式传递信息，影响人体神经系统功能，从而调节人体内分泌，达到增强体质、消除疲劳、延年益寿的目的。其作用原理与各种按摩手法有着紧密联系，具体依据则是中医的经络学说。

现代医学研究实践也证明，各种按摩手法是通过发挥物理作用在机体上引起了一系列反应，按摩人体以后，血液循环得到改善，大小循环系统畅通，血流量丰富，人体各器官组织的新陈代谢加速，病痛得到缓解，而且按摩还具有调节大脑皮质的功能，可使大脑神经产生冲动，进而达到兴奋或抑制神经作用。

常用的按摩手法有揉、擦、按、滚、振、平推等。

常用穴位有胃俞、胰俞、肾俞、肝俞、脾俞、气海、三阴交、大椎、曲池、关元、涌泉等。

按摩疗法的特点

按摩治疗糖尿病的特点如下：

（1）经济简便。按摩不需要特殊医疗设备，也不受时间、地点、天气条件的限制，用双手就可以随时随地进行防病治病。

(2)安全可靠,易学易用，一般无副作用。在医疗防治疾病过程中，大多数治疗方法都有一定的副作用，如大部分化学药品都有毒副作用，手术治疗损伤机体，针刺治疗要忍受皮肉之苦，而按摩仅用双手在体表操作，无任何副作用，有病治病，无病强身，完全符合当今医学界推崇的“无创伤医学”和“自然疗法”的要求。

(3)保健强身。按摩疗法不仅对糖尿病及其他多种疾病（涉及内、外、妇、儿及五官各科疾病，如气管炎、肺气肿、肩周炎、骨质疏松症、子宫下垂、面瘫、帕金森病、卒中后遗症等）均有一定疗效，而且还是一种理想的祛病强身、延年益寿的自然疗法。因为有上述优点和特点，按摩已成为广大群众喜爱的养身方式，即对正常人有保健效果，对患者而言则有良好的治疗效果。

推拿疗法的作用

中医推拿疗法是根据中医学辨证论治和经络学说，通过按摩手法循经取穴，在患者体表特定部位和穴位上施加刺激，通过经络的传导，调节经络和脏腑功能，从而达到治疗疾病目的的一种治疗手段，它是中医学的一个重要组成部分。

推拿疗法的主要作用是行气活血，疏通经络，还可引起人体血液成分改变和代谢功能变化，改善机体的功能。不仅能够治疗功能性疾病，对某些器质性疾病，如糖尿病、高血压病、胆囊炎、偏瘫等疾病也有一定的治疗作用。经络遍布于人体全身，内属于脏腑，外络于肢节，沟通和连接人体所有的脏腑和器官，通过气血在经络中的运行，使人体成为一个有机整体，人体各种功能得以完善、健全和正常发挥。

推拿手法作用于体表局部，在局部通经络、行气血、濡筋骨，并且由于气血能够循着人体经络流注于全身各处，故能影响内脏及全身其他部位。医疗实践证明，中医推拿对 2 型糖尿病有一定的治疗作用。

推拿穴位有哪些

经常推拿穴位可以辅助降糖，是中医降糖的一种疗法。这些穴位具体都有哪些，应如何推拿呢？

1. 按经取穴

常用膈俞、胰俞、肝俞、胆俞、脾俞、胃俞、肾俞及腹、手、足胰腺代表区。

2. 辨证取穴

上消取肺俞、太渊、胰俞、廉泉；中消取胃俞、脾俞、胰俞、内庭、三阴交；下消取肾俞、太溪、胰俞、然谷、行间。随症加减：渴甚者加金津、玉液；善饥嘈杂者加中脘、足三里；头晕、视物模糊加太阳、光明；阳虚胃寒者加命门、关元。对其他症状可选用相应穴位。

糖尿病患者适合的推拿手法

1. 按法

用手指或手掌在适当部位进行按压。可用手按、掌按、单手按或双手按。

2. 摩法

以手指指腹或手掌不同的部位，于选定部位上做灵活轻巧的环形摩擦。

3. 推法

以手指、掌、拳等不同手势，着力于患者一定的部位或穴位，做直线前推。

4. 拿法

用拇指腹与其他指腹或全手，扣捏在所选部位或穴位上，收拢如钳，以对合之力提拿。

5. 捏法

以手指挤捏皮肤、肌肉、筋膜。

6. 揉法

以手指指腹或手掌紧贴于选定部位或穴位，作圆旋回环和游移性操作。

7. 擦法

以手掌、指面贴于皮肤，轻轻疾速往返擦之。

8. 点法

以拇指、食指腹夹住中指，扶持中指挺立，用中指端于所取部位或穴位上用力点之。

9. 叩法

以指峰或与大小鱼际、掌根配合，于施术部位进行有节律的敲打。

10. 理法

以手指将患者肢体或指、趾夹持理之。

自我按摩的方式有哪些

自我按摩疗法有改善血液循环、促进新陈代谢、恢复脏腑功能的作用，对糖尿病疗效颇佳。

1. 分顺法

拇指从攒竹穴往左右分开，轻轻用劲往颞部方向推，推到太阳穴，再往下至耳前听宫穴即可。连续推 100 ~ 300 次。

2. 展翅法

拇指尖压在风池穴上，其余四指自由摆动，犹如仙鹤展翅，微微用力。重复上述操作 200 ~ 300 次。

3. 开天法

开天法又称推天法，用拇指或四指并拢，从印堂往后推过百会穴。每回推 100 ~ 300 次。

4. 拿顶法

用手指紧紧按着头的顶部，微微颤动。重复上述操作 300 ~ 500 次。

5. 点迎香

将拇指或中指指尖压在迎香穴上，双手微微颤动，徐徐用力。每回做300～500次。

6. 钻法

拇指或中指尖紧压某一穴位，微微用力，有如钻石钻。常用穴位为攒竹、太阳、睛明、迎香、风池等。每回做250～300次。

7. 下肢自我回推

双手从大腿内侧的根部往下推到脚腕部，然后再从足后跟部往上回推。每回推5～10分钟。

8. 胸部八字推法

双手平放在胸廓上，往两边八字形徐徐用力推开，往返按摩。每回按摩3～5分钟。

9. 按足三里

双手拇指的尖部按在足三里穴位上，徐徐用力。每回按1～3分钟。

10. 腹部环推法

双手平放在腹部，按胃肠顺时针方向做环形按摩。每回按摩5～10分钟。

上述按摩每天做1～2次，每次做15～30分钟。手法由轻到重，以轻松舒适为宜。

常按三阴交穴，降糖快

三阴交穴在小腿内侧，内踝尖上3寸，胫骨内侧缘后际，为足太阴脾经、足厥阴肝经与足少阴肾经的相会之处，类似交通枢纽，所以刺激一穴可同时调补人体三经，健脾益气、柔肝养血、益肾固本，三经气血调和，则先天之精旺盛，后天气血充足，最终达到改善瘀血体质、降糖降压的目的。对女性糖尿病患者而言，该穴意义更为重大，按摩三阴交穴不仅能快速降血糖，还能排除瘀血、产生新血，缓解失眠、神经衰弱、更年期综合征等症状，但女性经期、孕期禁按，有引发流产的危险。

那么，怎样才能准确找到三阴交这个穴位呢？在这里，我们教大家一个最简便的取穴方法，那就是：手四指并拢，小指下缘靠内踝尖上，食指上缘所在水平线与胫骨后缘交点处即是。

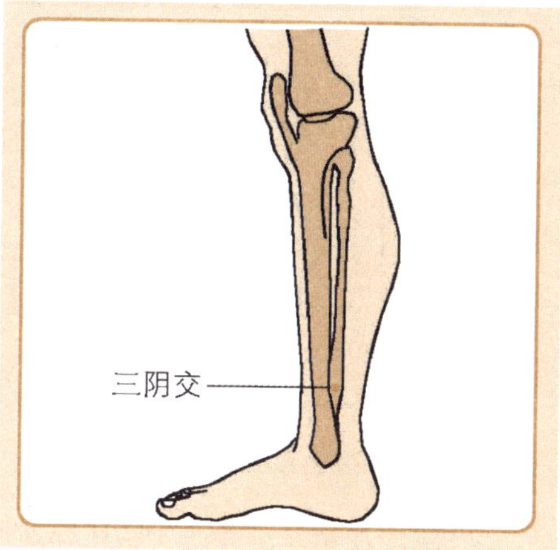

找到三阴交穴后，要经常用拇指指尖垂直按压三阴交穴，每次 1～3 分钟；中老年女性糖尿病患者最容易出现下肢气血不调、足部冰冷不温，此时采用灸法最好，可用艾条或艾炷，对准三阴交穴灸 5～10 分钟。能够调补肝、脾、肾三经气血，令血糖平稳下降。

经穴按摩如何进行

1. 按揉气海

两手相叠（男左女右在内）于脐下气海穴按揉 2～3 分钟，然后扩大按揉范围，缓慢揉至关元穴 2～3 分钟，然后两手分开在水道穴按揉 1～2 分钟，这样以气海为中心两手相叠以顺、逆方向各按摩 1～2 分钟（向下按摩时呼气，向上按摩时吸气）。

2. 搓揉肾俞

用两手第 2 掌指关节搓揉同侧肾俞 1～2 分钟，然后用两掌轻拍该穴 1～2 分钟。

3. 击打足三里和三阴交

用第 5 掌指关节头或健身棰击打双腿的足三里穴和三阴交穴各 1～2 分钟。

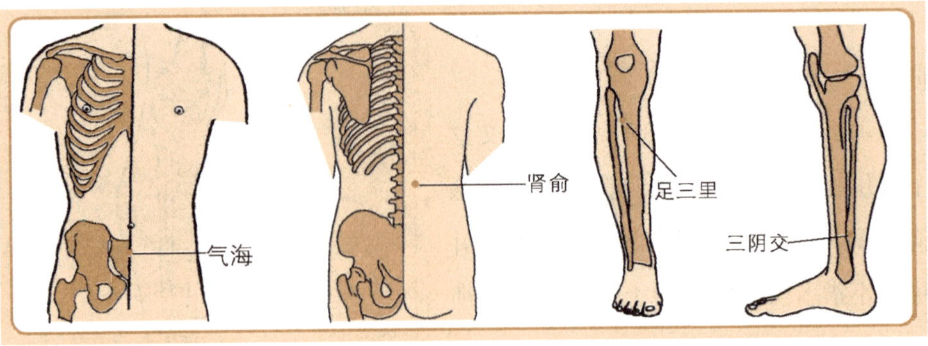

4. 腰左右扭动

两脚分开站立，取一根70厘米左右的硬棒架在两肘间，紧贴脾俞和胃俞穴，腰向左右扭动各10次。

按压足三里，降血糖很神奇

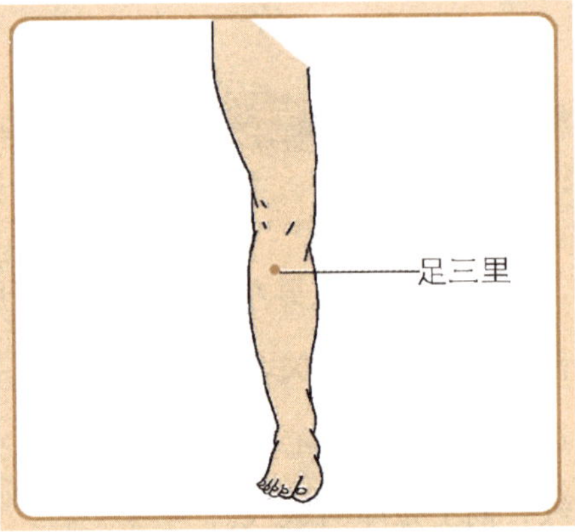

足三里穴在小腿前外侧，犊鼻穴下3寸，犊鼻穴与解溪穴连线上，它是长寿第一要穴，通治一切与肠胃有关的疾病，尤其对糖尿病胃肠功能紊乱、腹泻、便秘等症状的改善有益。

那么，足三里穴为什么有这么神奇的降糖效果呢？原来刺激足三里穴，不仅可使胃肠蠕动有力而规律，并能提高多种消化酶的活力，增进食欲，帮助消化；还可以改善心脏功能，调节心律，增加红细胞、白细胞、血红蛋白和血糖量；而且，在内分泌系统方面，对垂体——肾上腺皮质系统有双向良性调节作用，并能提高机体防御疾病的能力，所以要防治糖尿病，对足三里穴的关照不可或缺。

那么，怎样才能准确找到足三里这个穴位呢？方法很简单，就是站位弯腰，同侧手虎口围住髌骨上外缘，余四指向下，中指指尖处即是。

在按摩足三里穴时，每天用拇指或中指按压 5 ~ 10 分钟，每分钟按压 15 ~ 20 次；或进行艾灸，每日 1 次，每次 15 分钟。

足部按摩，防治糖尿病

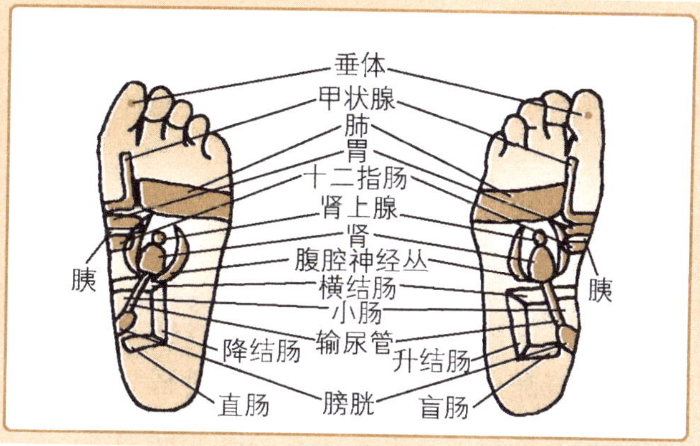

按摩刺激敏感位置的异常反应点。主要按摩肾、肾上腺、膀胱、输尿管、尿道、胃、十二指肠、胰腺、甲状旁腺、淋巴、心、肝、眼等反射区。按摩时应先左脚后右脚，先按基础反射区（肾上腺、肾、膀胱、输尿管、尿道），再按症状反射区（胃、十二指肠、甲状旁腺、胰腺、淋巴）和关联反射区（心、眼、肝），最后再按摩 1 遍基础反射区。按摩时应注意足部保暖，力量以反射区有轻微疼痛为宜。每个反射区可按摩数分钟，全过程约持续半小时。

按摩关元穴，血糖更平稳

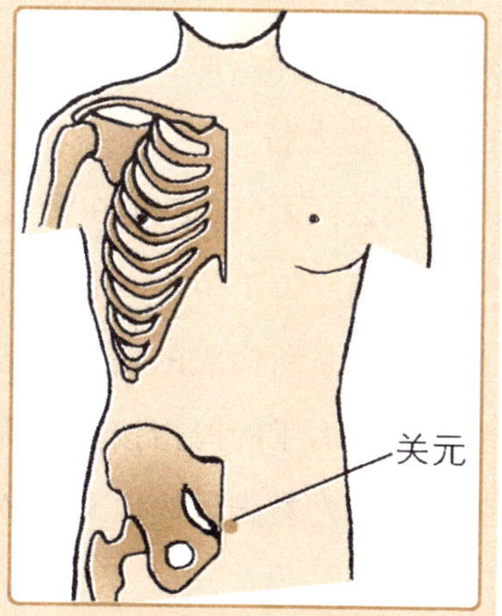

古人称精、气、神为三宝，视“丹田”为储藏精、气、神的地方，因此对丹田极为重视，有如“性命之根本”。“丹田”即关元穴，它既位于任脉和督脉所形成的圈上，又位于绕腰腹一周的联系身体大部分经络的带脉圈上，是两个圈的交汇点，又是小肠经的募穴，与身体的五脏均有联系。它的具体位置是在下腹部，脐中下3寸，前正中线上，肚脐中央向下4横指处。

按摩该穴不仅可助脾阳，培肾固本，调气回阳，而且有助于胰脏正常功能的恢复，是糖尿病患者调理体质、增强抗病能力的有效穴位。

在按摩疗程中，如在使用药物或胰岛素降糖的同时，应每天坚持用温热的手掌以顺时针和逆时针按揉腹部关元穴各50次，直到腹部微微发热；也可采用隔姜灸关元穴的方式，每次半小时左右，每天进行1次，连续灸1周，你会发现血糖比以前控制得更加平稳，身体也更加健朗起来。

"控糖大将"——太白穴

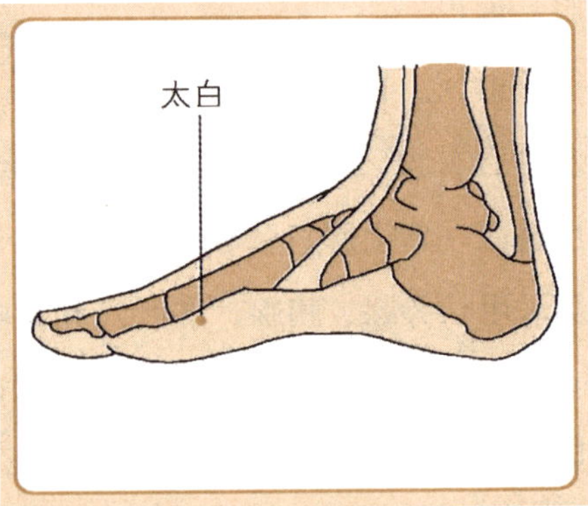

"太白"为古代星宿之名，传说此星有平定战乱、利国安邦之能。用星宿的名字给穴位命名，可见此穴必有非同一般的功效。那么它是如何控制血糖的呢？太白穴是脾经的原穴，能治疗各种原因引起的脾虚，如先天脾虚、肝旺脾虚、心脾两虚、脾肺气虚、病后脾虚等，是糖尿病患者调理脾胃不可多得的穴位；另外，原穴还有一个特点，就是既可泻实又可补虚，具有双向调节的作用，因此按揉太白穴可调理肝脾，辅助降糖，而且还可以预防各种糖尿病并发症。太白穴可谓名副其实的"控糖大将"。

那么，太白穴具体在哪儿呢？对它的按摩方法又是怎样的呢？

太白穴位于跖区，第1跖趾关节近端赤白肉际凹陷中，通俗地说就是足大趾与足掌所构成的关节，后下方掌背交界线凹陷处。在按摩太白穴时，要正坐，用右手的拇指按揉左脚上的太白穴，可适当加大力度，按摩3~5分钟，交换左右脚再按揉3~5分钟。每天坚持，效果会更加明显。

第三节 传统拔罐，促进身体功能恢复

什么是拔罐疗法

拔罐疗法是一种古老的治病方法，是中医学的重要组成部分，它是用各种罐器工具，利用燃烧、抽取等方法，排除罐内空气，造成罐内负压，使其吸附于人体一定部位以调节经络、治疗疾病的一种外治方法。

拔罐疗法以罐具吸拔病变部位或穴位，能通畅气血，疏导经络，拔除病气，调整人体阴阳平衡，增强人体抗病能力，最后达到扶正祛邪、辅助治疗糖尿病的目的。因此，中医认为，拔罐疗法具有行气活血、温经通络、消肿止痛、祛湿逐寒、祛热排毒等作用。

现代医学研究认为，拔罐疗法具有机械刺激和温热效应等作用。治疗糖尿病时，罐内形成负压使局部毛细血管充血、扩张甚至破裂。由于红细胞破裂，出现自体溶血现象，使表皮紫黑，随机产生一种类胶物质，随体液周流全身，刺激各个器官，增强其活力，提高机体的抵抗力。同时，机械刺激可通过皮肤感受器和血管感受器的反射到中枢神经系统，调节其兴奋与抑制过程，使之趋于平衡，加强对身体各部分的调节和控制力，使患者皮肤中相应的组织代谢旺盛，白细胞吞噬作用增强，促进机体恢复功能，使糖尿病逐渐缓解。

常用的拔罐方法有哪些

常用的拔罐方法主要有下面 5 种：

1. 火罐法

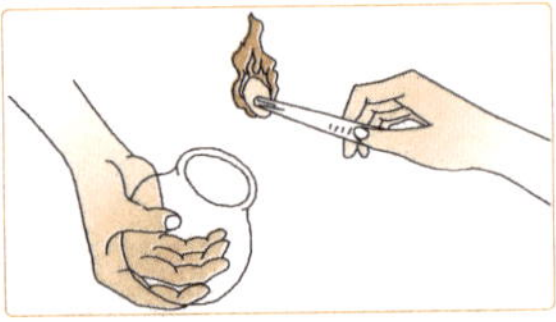

火罐法指利用燃烧时消耗罐中部分氧气，并借火焰的热力使罐内的气体膨胀，来排除罐内部分气体，使罐内呈负压状态，从而将罐具吸拔在人体上的一种拔罐方法，分为闪火法、投火法、贴棉法和滴酒法，是临床最常用的一种拔罐方法。抽气罐法：先将准备好的抽气罐紧扣在需拔罐的部位上，然后将抽气罐和抽气筒相连，用抽气筒将罐内的空气抽出，使罐内产生负压，从而将罐具吸附在皮肤上的一种方法。此法适用于全身各部位的拔罐。

2. 走罐法

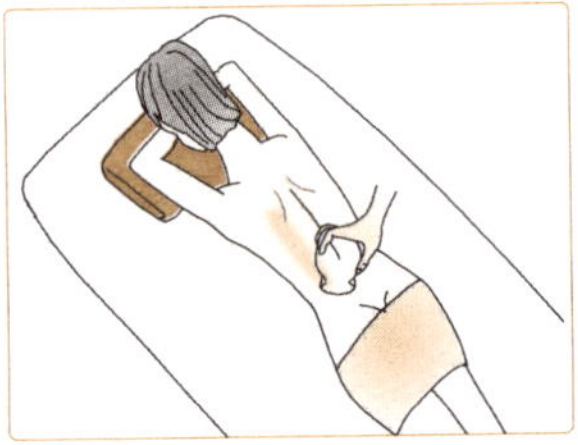

走罐法又称推罐法、行罐法或滑罐法等，指在罐具吸附住皮肤后，再反复推拉、移动罐具，扩大施术面积的一种拔罐方法。

3. 留罐法

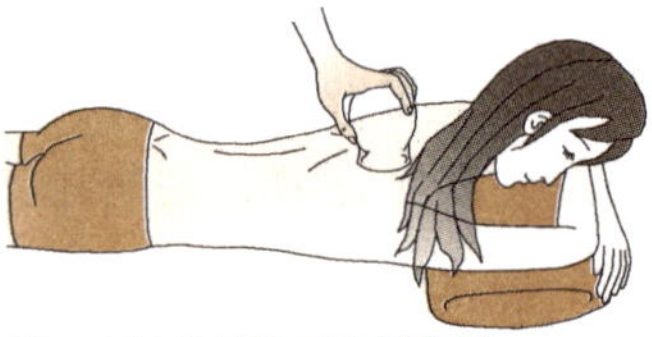

留罐法又称坐罐法，是拔罐疗法中最常用的方法，即将罐拔住后，在治疗部位上停留一定时间，直至皮肤潮红、充血或瘀血为度。一般留罐10～15分钟，吸力强的可以留罐时间短些，吸力弱的可以留罐时间长些。

4. 闪罐法

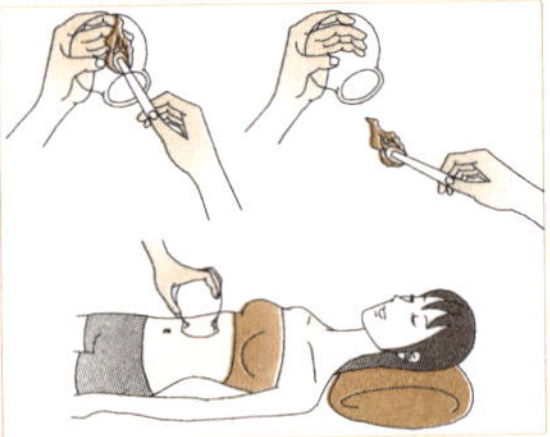

闪罐法指将罐具吸拔在应拔部位后随即取下，一拔一取的一种拔罐方法。闪罐法拔后在皮肤上不留瘀紫斑，故较适合面部拔罐。皮肤不平整、容易掉罐的部位也多用此法。

5. 刺络拔罐法

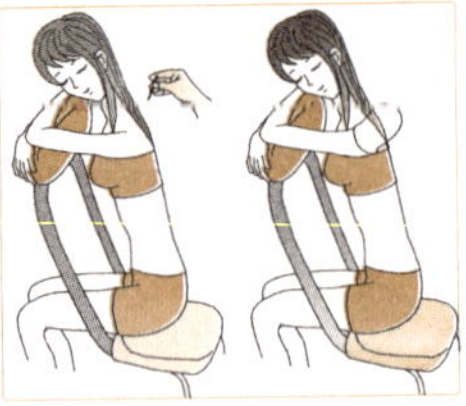

刺络拔罐法是指用三棱针或注射针头点刺穴位或病灶部表皮显露的小血管，使之出血或出脓，然后拔罐的方法。此方法要在医生的指导下使用。

常用拔罐器及其优缺点

（1）竹罐。竹罐的优点是轻便、廉价、不易跌碎；缺点是易燥裂漏气，吸附力不强，较难观察皮肤的变化。

（2）玻璃罐。玻璃罐由玻璃加工制成，一般分大、中、小 3 个型号。优点是罐口光滑，质地透明，使用时可观察到拔罐部位皮肤充血、瘀血程度，便于掌握时间和刺激量；缺点是易摔碎损坏。

（3）抽气罐。抽气罐由有机玻璃或透明工程塑料制成。其优点是不用点火、不会烫伤、使用安全，方法简单，罐口光滑，适宜走罐运用，可控制抽气量和吸拔力度，便于观察，不易摔碎等。另外，由于改用轻拉罐顶活塞自动放气起罐的方法，因此起罐时无疼痛。

症状不同，拔罐方式不同

糖尿病是内分泌系统的一种常见的新陈代谢障碍性疾病，病变的脏腑主要在肺、胃、肾，其病机主要是阴津亏损，燥热偏胜，以阴虚为本，燥热为标，两者互为因果。根据症状的不同可以采用不同的拔罐方式。

1. 多饮对症拔罐法

患者俯卧在床上，用火罐法，在脾俞穴上留罐 5～10 分钟，每周 2～3 次。

2. 多尿对症拔罐法

患者俯卧在床上，用火罐法，在肾俞穴上留罐 5～10 分钟，每周 2～3 次。

3. 气虚乏力对症拔罐法

患者平躺在床上，用火罐法，在气海穴、神阙穴和中脘穴上各留罐 5～10 分钟，每周 2～3 次。

4. 下肢麻木对症拔罐法

用闪火法，在三阴交穴、足三里穴上各留罐 5～10 分钟，每周 2～3 次。

拔罐疗法不适用于哪些情况

拔罐疗法是以罐为工具，利用燃烧、蒸汽、抽气等方式产生负压，再将罐吸附于施术部位，使局部发生充血或瘀血现象，从而达到治疗目的的一种自然疗法。拔罐疗法可以吸毒排脓，活血散瘀，疏通经络，调节糖尿病患者的内分泌系统，增强五脏六腑的功能，从而有效控制血糖。

拔罐对治疗早、中期患者及轻型糖尿病患者效果较好，对病程长而病情较重的患者应配合药物治疗。但是，凡出现下列情况者，应该慎用拔罐疗法：

（1）皮肤病范围较大，有溃烂部位或者皮肤有严重过敏者，不适宜拔罐治疗。

（2）患有恶性肿瘤者，不能施用拔罐疗法，以免促进肿瘤播散和转移。

（3）平时容易出血、患有出血性疾病如过敏性紫癜、血小板减少性紫癜、血友病、白血病、毛细血管试验阳性者，不适宜施用拔罐疗法，以免造成出血不止。

（4）对怀孕期妇女的腰骶部和下腹部、乳头均不能施用拔罐疗法，以免流产。

（5）体表大血管处，心尖冲动处，皮肤细嫩处，瘢痕处，鼻、眼、乳头、口唇、骨突出处，以及皮肤松弛有较大皱纹处，均不宜拔罐。

（6）患有心脏病出现严重心力衰竭者，患有肾脏疾病出现肾衰竭者，患有肝脏疾病出现肝硬化腹水、全身水肿者，不适合用拔罐疗法。

水罐疗法防治糖尿病

拔罐穴位 肾俞、天枢、阳池、三焦俞。

配备穴位 上消配肺俞、太渊、金津、玉液（后2穴均点刺出血）；中消配脾俞、胃俞、曲池；下消配关元、大肠俞、太溪。

治疗方法 采用水罐法，留罐15～20分钟，每日或隔日1次，10次为一疗程。

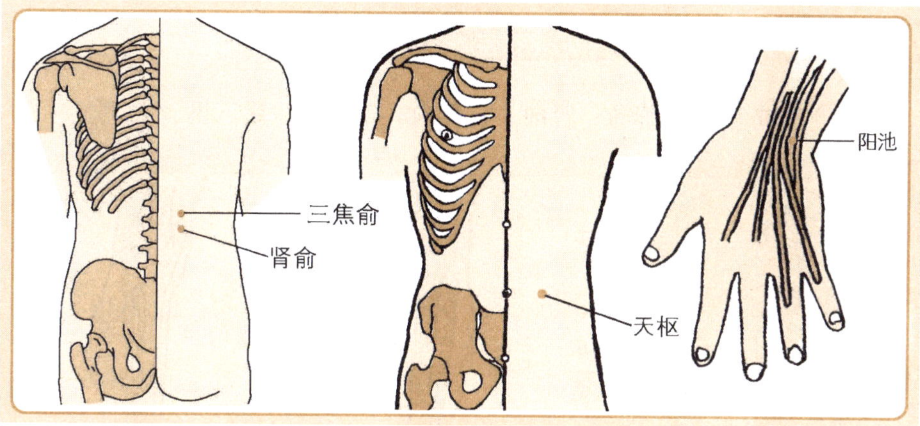

针刺拔罐疗法防治糖尿病

拔罐穴位 肺俞、膈俞、脾俞、足三里。

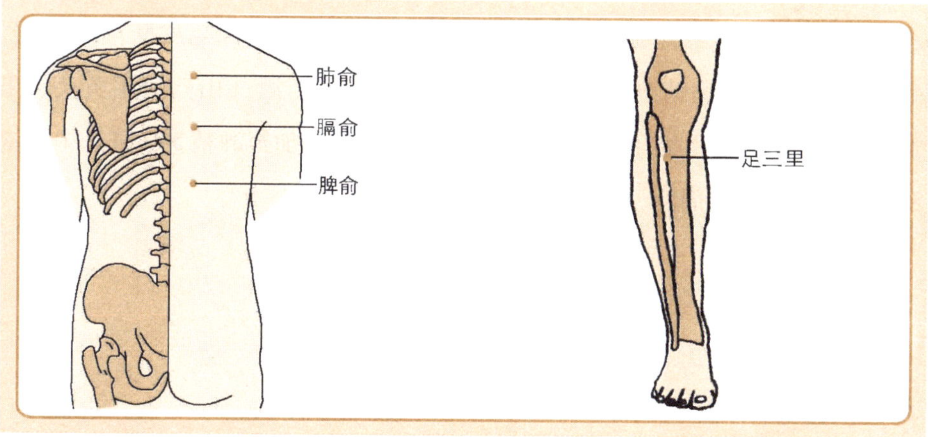

配备穴位 上消配肺俞、大椎；中消配胃俞、曲池；下消配肾俞、复溜、关元。

治疗方法 采用梅花针叩刺后拔罐法，针刺后拔罐。均留罐10～15分钟，隔日治疗1次，10次为一疗程。

拔罐、走罐疗法防治糖尿病

拔罐穴位 肺俞、脾俞、肾俞、三焦俞、三阴交、足三里、太溪。

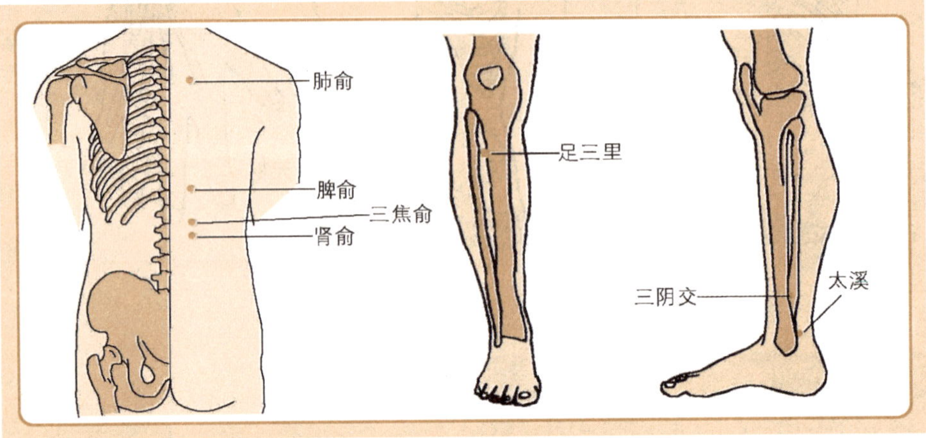

治疗方法 采用单纯拔罐法吸拔穴位，留罐 3～15 分钟。或配合背部俞穴走罐，先在肺俞至肾俞段涂抹润滑剂，然后拔罐，推拉至皮肤潮红为度。每日治疗 1 次，待病情改善后隔日治疗 1 次。可用药酒（山药、生黄芪、玉竹、生地黄、泽泻、麦门冬各 10 克，天花粉 15 克，加至酒精 500 毫升中浸泡 15 日去渣）作润滑剂。

第四节 刮痧治疗糖尿病，刮除阴霾现晴空

什么是刮痧疗法

刮痧疗法是中华民族优秀的民间疗法，在民间广泛流传，它是以铜钱、瓷匙、纽扣、银圆等钝缘物体，蘸酒、水、植物油，在人体皮肤表面反复刮动，使之出现紫红色瘀点。女性在梳理头发时，以木梳背刮拭颈部，可消除疲劳，醒脑明目。

刮痧疗法是根据中医经络、腧穴理论，以及人体相互联系的整体理论为基础，有活血化瘀、疏经通络、祛风散寒、疏通气血、促进人体代谢的功效。

刮痧疗法选用的工具

刮痧疗法所选用的工具有：

（1）刮痧板，由天然水牛角为材料制成，是刮痧保健治疗的主要工具。水牛角有发散行气、清热解毒、活血化瘀的作用，对人体肌肤没有毒性刺激和任何化学不良反应。

（2）润滑剂，又称刮痧疏经活血剂（也称刮痧油），主要是采用天然植物油加10余种天然中草药，经科学提炼加工制成，具有清热解毒、活血化瘀、疏通经络、排毒驱邪、消炎止痛、保护肌肤、预防感染等功效。它用于刮痧时涂抹皮肤和单独保健使用。

常见局部刮痧法有哪些

（1）刮拭上肢，用平补平泻法缓慢刮拭上肢曲池、合谷、阳池三穴，并且在曲池、合谷两穴处，用刮板棱角点按刮拭，至酸、胀、红、热，并轻微出痧。

（2）刮拭下肢，用补法刮拭足三里、三阴交两穴，刮拭至胀、热和微微出痧为度。

（3）刮拭腹部，用平补平泻法刮拭中脘、水分（腹正中线上，脐上1寸处）两穴，要拉长刮拭，至酸、胀、热，并轻微出痧为宜；用补法刮拭气海、关元两穴位，先轻缓刮拭，再稍用力刮拭，至酸、胀、热感出现，轻微出痧为宜。

（4）刮拭背部，先用补法刮拭大椎穴和肺俞、肝俞、脾俞、肾俞、三焦俞和命门等穴，再稍用力刮拭这些穴位，至红、热出痧为度。

刮痧时如何选穴

正确取穴是提高刮痧疗效的关键，因此学习与应用刮痧疗法必须掌握腧穴的定位及取穴方法，临床常用的定穴方法有以下几种：

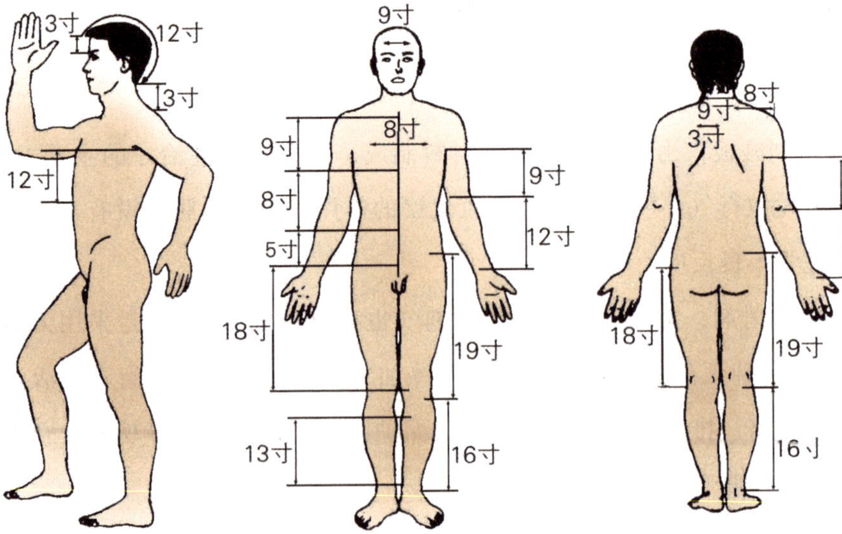

1. 骨度分寸折量取穴法

骨度分寸法也叫骨度法，是以骨关节为主标志，测量全身各部位的大小长短，并分别规定其折算长度作为腧穴的标准。

2. 中指同身寸法

是以患者的中指中节屈曲时内侧两端横纹头之间作为 1 寸，可用于四肢部取穴的直寸和背部取穴的横寸。

3. 拇指同身寸法

是以患者拇指指关节的横纹宽度作为 1 寸，亦适用于四肢部的直寸取穴。

4. 二横指同身寸法

是以患者的食指和中指的第 1、2 关节处为准的横纹宽度作为 1.5 寸。

5. 横指同身寸法

是以患者的食指、中指、无名指和小指并拢，以中指中节横纹处为准，四指测量为 3 寸。

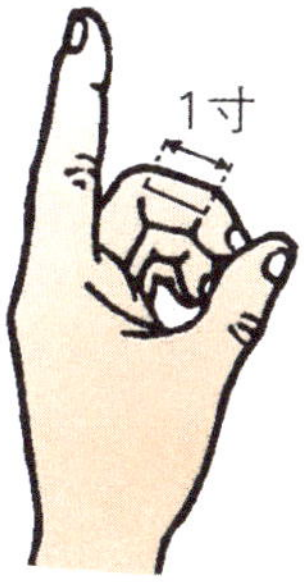

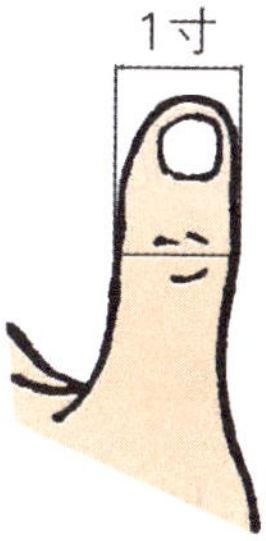

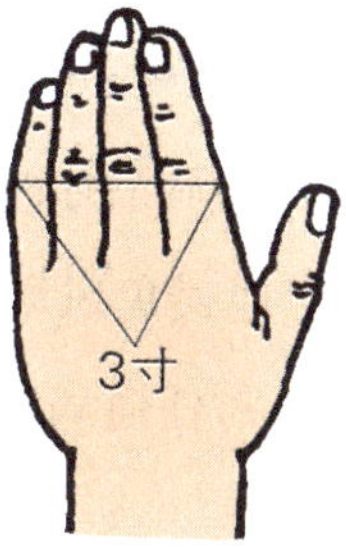

刮痧前后的禁忌

（1）患有重度心脏病出现心力衰竭者、肾脏病出现肾衰竭者、肝硬化腹水者、全身重度水肿者，禁忌刮痧。

（2）大血管显现处禁用重刮，可用棱角避开血管，用点按轻手法刮拭。对下肢静脉曲张、下肢水肿的患者，刮拭方向应从下向上刮拭，用轻手法。

（3）有出血倾向的疾病如白血病、血小板减少等需慎刮（即只能用轻手法刮拭，不要求出痧）。

（4）皮肤高度过敏，皮肤病如皮肤破损溃疡、有疮头，新的或未愈合的伤口，或外伤骨折处禁刮。

（5）久病年老、极度虚弱、消瘦者需慎刮（即只能用轻手法保健刮拭）。

（6）孕妇的腹部、腰骶部及妇女的乳头禁刮。

（7）眼睛、耳孔、鼻孔、舌、口唇、前后二阴、肚脐（神阙穴）处禁刮。

（8）醉酒、过饥、过饱、过渴、过度疲劳者禁刮，以免出现刮晕现象。

（9）小儿囟门未合时，头颈部禁用刮痧。

（10）对尿潴留患者的小腹部慎用重力刮痧，以轻力揉按为准。

（11）刮痧出痧后30分钟以内忌洗凉水澡。

刮痧时的注意事项

（1）刮痧治疗时应注意室内保暖，尤其是在冬季应避寒冷与风口。夏季刮痧时，应避免风扇直接吹刮拭部位。

（2）对任何病症，宜先刮拭颈项部。

（3）顺一个方向刮拭，不要来回刮，原则上由上而下，由内侧向外侧。

（4）用泻刮或平补平泻手法进行刮痧时，每个部位一般刮拭时间要在3～5分钟；用补刮手法刮拭每个部位的时间为5～10分钟。

（5）体弱年迈、儿童、特别紧张怕痛的患者宜用补法刮拭。

（6）病情重、病灶深但体质好或疼痛性疾病的患者，刮痧宜用泻法或平补平泻法刮拭。病情轻、病灶浅、体质较差的患者，宜用补法。

（7）前一次刮痧部位的痧斑未退之前，不宜在原处进行再次刮拭出痧，再次刮痧须间隔3～6天，以皮肤上痧退为标准。

（8）凡肌肉丰满处（如背部、臀部、胸部、腹部、四肢）宜用刮痧板的横面（薄面、厚面均可）刮拭；对一些关节处、手脚指部、头面部等肌肉较少、凹凸较多处宜用刮痧板棱角刮拭。

第五节 针灸和艾灸，控制糖尿病病情发展

控制糖尿病的针灸疗法

在2型糖尿病的治疗过程中，减轻体重是非常必要的。而针灸是减轻体重的辅助方法，虽然不会减到理想效果，但也能减少体重的20%～30%，改善症状的疗效是肯定有的。实践证明：针灸减肥有助于良好地控制糖尿病病情发展，对于预防糖尿病并发症，也是一个良好的手段。治疗方法如下：

1. 针刺主穴

①天枢、大横、滑肉门、水分、中脘、阴陵泉、建里、下脘。

②中脘、关元、气海、带脉、神厥。

③曲池、天枢、阴陵泉、丰隆、太冲。

每日1组，施泻法捻转兼提插各5次，留针30～60分钟，中间行针2次。疗程30～60天。取针后每穴再用神灯电灸30分钟。治疗期间观察血糖、尿糖的变化情况。

2. 配穴

上消口渴较甚者加金津、玉液、内关、鱼际、少府；中消纳食过多者加大都、脾俞；下消饮溲者加合谷、涌泉；痰多者配丰隆；肾虚者配太溪；舌红苔白者配太冲；肢体麻木、疼痛、肌无力和肌萎缩为主要症状者的糖尿病周围神经病变加针刺胰俞、足三里、环跳、阳陵泉穴。

3. 部位减肥配穴法

腹型肥胖（大肚皮）者配阴交、气海、关元；腹胀大肚者配足三里；臀部肥大者配环跳；大腿太粗者配居髎。

针灸疗法的原理是什么

针灸是通过有效调节身体功能的综合作用来治疗糖尿病的。

（1）针灸可调节机体内环境。经观察发现，针灸可调节人体免疫功能，纠正脂质代谢紊乱，提高血清超氧化物歧化酶的活性，降低丙二醛的含量，清除自由基，调整环磷酸鸟苷和环泉苷酸的含量及比值，改善新陈代谢。

（2）调整中枢神经系统对胰岛素的重新控制作用，提高室旁核神经元兴奋水平和降低下丘脑外侧区摄食中枢神经元兴奋性，并可调节下丘脑中枢，调整室旁核单胺类神经递质的含量。

（3）针灸可兴奋迷走神经，促进胰岛素的分泌。科学实验表明，针灸可以防止糖尿病大鼠的胰岛组织缩小及变性坏死，维持胰岛素的正常分泌功能。

（4）针灸对人体的外周组织产生强烈刺激，可直接或间接地促进葡萄糖的利用、摄取及肝糖原的生成，进而起到降糖作用。针灸可改善葡萄糖的负荷，还可提高胰岛 β 细胞膜上葡萄糖受体对葡萄糖的敏感性。

（5）针灸可以改善糖尿病的多种并发症，还能促进细胞解聚，改善血液循环及组织血液供应，间接调节糖代谢和脂代谢紊乱，降低血糖，降低血液黏滞度，从而改善糖尿病的多种并发症。

影响针灸疗效的因素有哪些

影响针灸疗效的因素有很多，我们主要归纳了以下 9 个方面的内容。

（1）病型。1 型糖尿病疗效较差，而 2 型糖尿病疗效较好。

（2）病情。轻、中度疗效较好，重度疗效较差。

（3）病程。早期疗效好，晚期疗效差。

（4）用药情况。未用过胰岛素者效果好。

（5）饮食。控制饮食较不控制饮食者疗效好。

（6）情志。对抑郁型、情绪波动较大者疗效较差。

（7）疗程。随着疗程的延长，疗效也随之增加。

（8）并发症。有酮症酸中毒者效果极差。

（9）非药物治疗法。气功、按摩、体育锻炼的配合治疗均有助于提高疗效。

针灸治疗糖尿病的注意事项

（1）针灸治疗糖尿病，对于早中期及轻型患者疗效较好，病程较长、病重者应配合药物治疗。

（2）糖尿病患者难以在短时间内迅速痊愈，针灸治疗疗程宜长，临床疗效才能提高。

（3）饮食治疗以及饮食控制是治疗糖尿病的关键措施之一。正如古人所云："治之愈否，属在病者，若能如方节慎，旬月可疗，不自爱惜，死不旋踵，其所慎有三：一饮酒，二房室，三卤食及面。"所以在进行针灸治疗时必须配合饮食治疗及饮食控制，针灸的同时，还要给患者制订出合适的食谱、食量。

（4）糖尿病患者往往肌肤焦枯干燥，一旦肌肤受损，易发痈疽。近代某些医书中记载糖尿病患者不宜采用针灸治疗。但大量临床实践证实，糖尿病并非不能针灸，只要取穴少而精，消毒严格，治疗过程中不要出现灸疮，则可避免因针灸而出现的痈疽。

（5）患者应保持身心健康，避免忧思久虑、五志过极，另外还应适当进行体育锻炼。

什么情况下不宜针灸

唐代孙思邈指出："凡消渴病经百日以上者，不得灸刺，灸割则于疮上漏脓水不歇，遂成痈疽。"告诫后人，针灸治疗糖尿病时应严格掌握适应证及禁忌证。一般在下列情况时不宜针灸：

（1）饥饿、疲劳、精神紧张时不宜针灸。

（2）糖尿病并发皮肤感染、溃疡者不宜针灸。

（3）糖尿病急性代谢紊乱时，如糖尿病酮症酸中毒或糖尿病高渗昏迷时不宜针灸。

（4）晕针者不宜针灸。

（5）糖尿病孕妇不宜针灸。

一些糖尿病患者并发有周围神经病变，皮肤的感觉较为迟钝。在这种情况下，如果用针灸法进行治疗，很容易引起烧、烫伤。

糖尿病患者最好不要用针灸进行治疗。如果一定要采取这种疗法，则要到正规医院的针灸科，找有经验的医生进行治疗。针刺前要认真检查针具是否严格消毒，消毒工作包括针具的消毒、穴位的消毒和医者手指的消毒。

根据所取部位，让患者尽量采取舒适的体位，针刺应避开血管。针刺的方向、角度、深度，都要适当掌握，以免发生意外事故。根据患者的情况，综合考虑安全的治疗方案，因人、因地、因时、因证，采用适当针法，以及药物结合的方法，共同提高治疗效果。

此外，在接受针灸前已服用降糖药或注射胰岛素者，针灸治疗期间仍应按原量服用。病情改善以后，再逐渐减量，以至停用药物。同时还应控制饮食，配以食疗。并每天坚持体育锻炼以增强体质。

晕针情况下的紧急处理

患者在针灸治疗过程中，突然出现精神疲倦、心慌气短、头晕目眩、面色苍白、恶心呕吐、脉象微弱、出冷汗，甚至血压下降、四肢厥冷、不省人事、二便失禁等，这就是所谓的晕针。晕针常是由于患者精神紧张、体质虚弱、饥饿疲劳、体位不正及施针者手法过重，使脑部暂时缺血所致。

出现晕针后应立即将针全部取出，让患者平卧，头部稍低，轻者饮用热茶水或糖水；重者用指掐或针灸人中、内关、足三里等穴，或灸百会、关元等穴，必要时应用其他急救措施。

滞针情况下的紧急处理

进针后提插、捻转不易，甚至不能提插、捻转，称之为滞针。滞针是由于患者精神紧张，针灸局部肌肉收缩引起的，或是行针时捻转角度过大，连续单向捻转，以致肌纤维缠绕针身。

发生滞针后，应消除患者的紧张状态，使局部肌肉放松。如果是单向捻转而致者，应反向捻转。若是肌肉一时紧张，可按揉局部，或在附近部位加刺 1 针，以解除痉挛。

弯针情况下的急救措施

弯针是指针身在体内弯曲，针柄在进针时改变了刺入的方向和角度，提插、捻转和出针都很困难。弯针常是由于施针者进针手法不熟练，用力过猛，或下针时碰到坚硬组织；留针中患者体位不适应或受到某种意外刺激而改变体位；针柄受到外力压迫和碰撞及滞针没有得到及时处理所致。

处理方法：若是轻微弯曲，不可再行提插、捻转，应顺着弯曲方向，慢慢将针退出；若是因患者改变体位所致，患者应恢复原来的体位使局部肌肉放松，再行退针，千万不可强行拔出。

断针情况下的急救措施

针身折断，残端留在体内者，称为断针。断针是因针的质量欠佳，针身或针根剥蚀损坏，或行针时大力提插、捻转，肌肉强烈收缩，或者体位改变，滞针或弯针现象没有及时正确地处理而导致。

处理方法：叮嘱患者不要紧张，不要乱动，以防断端向肌肉深层陷入。若断端还在体外，可用手指或镊子取出；如断端与皮肤相平，可指压针孔两旁皮肤，使断端暴露于体外，再用镊子取出；若是针身完全陷入肌肉，应在X线下定位，及时采用外科手术取出。

什么是艾灸疗法

艾灸疗法是指用艾绒或艾炷在体表的某些穴位上烧灼、温熨，使得艾火的热力及药物的作用通过经络的传导在人体产生温经散寒、活血通络、消瘀散结的功效。此种疗法能明显提高人体红细胞、白细胞数量，对血糖、血钙有调节作用，对人体心血管、消化、呼吸、神经、内分泌等系统有良好的调整作用。对人体有防病保健、增强体质及延年益寿的作用。艾灸疗法可用来治疗糖尿病。近年来，动物实验也证明，艾灸可降低血糖，是治疗糖尿病切实可行且有效的自然疗法。

艾灸疗法的一些常用穴位主要有：

1. 主穴

足三里、中脘、气海、关元、肺俞、肾俞、膈俞、大椎、肝俞、肾俞、命门、脾俞、身柱、华盖、梁门、行间、中极、腹哀。

2. 配穴

上消突出者加灸内关、鱼际、少府穴；中消突出者加灸脾俞、大都穴；下消突出者加灸涌泉、然谷穴。

艾灸疗法在这些穴位上的具体操作方法是：选取直径为1.3～1.5厘米、

高 1.8～2.5 厘米、重约 0.6 克的艾柱，和直径 2 厘米、厚 3～4 毫米的鲜姜片，以上述八组主穴轮流进行隔姜灸。每次应用一组主穴，配穴随症加减。每穴灸 10～15 炷，隔日灸 1 次，15 次为 1 个疗程，一般连用 2 个疗程。

艾灸公孙穴见奇效

公孙的含义为“脾居中土，灌溉四旁”，有中央黄帝、莅临四方的意义，被称为“第一温阳大穴”，它与冲脉联系紧密，掌管人体各脏腑。

公孙穴是在跖区，当第 1 跖骨底的前下缘赤白肉际处，在足大趾与足掌所构成的关节内侧，弓形骨后端下缘凹陷处即是。

公孙穴既可以调动脾脏、脾经的运血能力，把水谷精微输送到全身去，是一个疏散点、一个枢纽；又可以帮助调节身体上由于气血瘀滞造成的各种症状。糖尿病患者尤其适合使用此穴来控制血糖。

可以艾灸公孙穴，用点燃的艾条做回旋灸，直到艾条燃烧至 3/4 时即可停止。如果效果不明显，还可以增加位于手腕根部向上 3 横指、两根筋之间的凹陷处的内关穴，不仅可以增强降血糖的功效，还可预防糖尿病并发心血管系统疾病和自主神经系统疾病。

第七章

药物疗法，最快捷的降糖方法

很多人在患上糖尿病以后，都要依靠药物来降低血糖，控制病情的发展。当然，药物疗法是糖尿病治疗的关键，是降糖治疗里面最快捷的一种方法。但是对药物疗法中用药时间、服用方法、禁忌事项等细节问题都必须了解清楚，否则就可能会对血糖控制产生截然不同的作用。所以，为了更科学地用药，使药物合理地发挥其科学治疗的作用，就必须了解更多用药方面的细节问题。只有这样，糖尿病的治疗才能取得更大的进展。

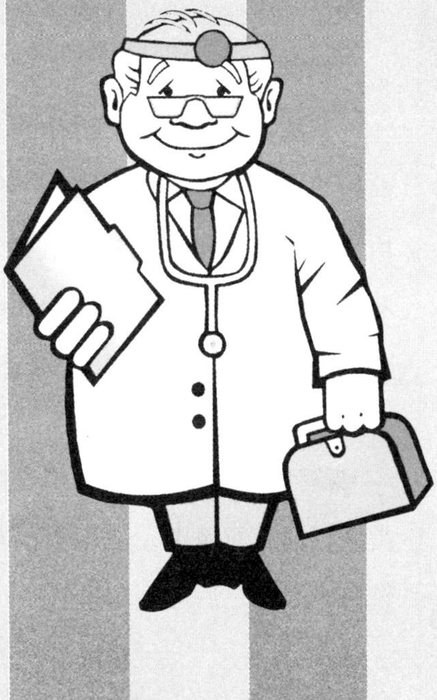

第一节 降糖用药，按“原则”办事效果最好

了解降糖药的种类

治疗糖尿病最快速的方法就是使用降糖药，目前，降糖药有很多种，但是这些药物并不能解决糖尿病患者出现的全部问题。患者对降糖药要有所了解，清楚它的分类和作用。市面上的口服降糖药大致可以分为下面5种：

1. 磺脲类降糖药

磺脲类降糖药的主要作用是刺激胰岛素释放，帮助降低血糖。所以这类药物适用于血糖较高且有一定的胰岛素释放能力、体重也不是太高的患者。

2. 双胍类降糖药

双胍类降糖药的主要作用是抑制患者的食欲和身体对葡萄糖的吸收，提高组织细胞对胰岛素的敏感性。因为双胍类降糖药对胰岛素分泌没有要求，所以适合1型和2型糖尿病患者。尤其是双胍类降糖药能降低患者的食欲，对减肥有帮助，所以食欲较强或是肥胖的患者可以服用双胍类降糖药。但是有些双胍类降糖药引起的不良反应比较大，不建议多用。

3. 格列奈类降糖药

格列奈类降糖药也是刺激胰岛素分泌的药物，其结构和作用部位与磺脲类降糖药有所区别，适用范围与磺脲类降糖药相似。但是格列奈类药物起效较快，服药之后可立即进餐。

4. 葡萄糖苷酶抑制剂类降糖药

葡萄糖苷酶抑制剂类降糖药和葡萄糖类似，能和葡萄糖抢夺受体，就会使进入人体的葡萄糖不能很快被消化和吸收。也就是说，葡萄糖苷酶抑制剂类降糖药有延缓人体吸收糖分的作用，所以主要用于降低餐后血糖。餐后血糖较高的患者可以选择葡萄糖苷酶抑制剂类降糖药。

5. 格列酮类降糖药

格列酮类降糖药能从多种角度增强胰岛素的敏感性，但会引起一些不良反应，虽然效果很好，但要慎重使用。

中西医结合疗效好

治疗糖尿病到底是中药好还是西药好？应当说，中医和西医在治疗糖尿病方面各有特色，但不管是西医还是中医，当前都还没有根治糖尿病的方法。西药的特点是起效快、作用明确，尤其在降糖方面；中药难望其项背，具有显著降糖作用的纯中药制剂几乎没有，但中医重视辨证施治和整体调理，在缓解患者自觉症状、辅助降糖、防治慢性并发症等方面优势显著。

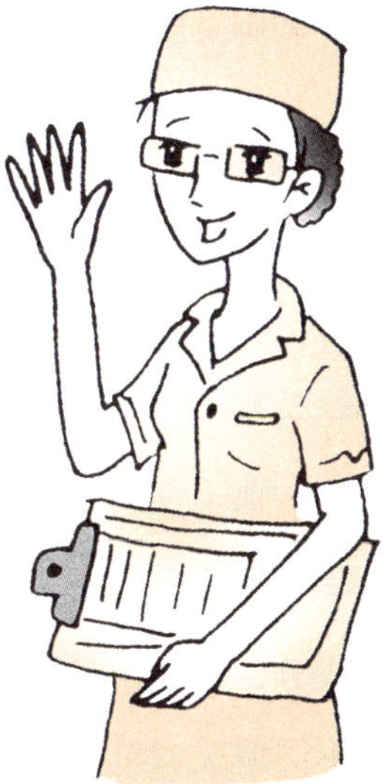

实际上，不能将中医治疗与西医治疗对立起来、以偏概全，否则不但起不到好的疗效，反而会加重病情，最好的方法就是将中医与西医有效结合起来，在结合的过程中要注意以下原则：

（1）加用中药同时，不要擅自停用西药。一些糖尿病患者在服用中药后，甚至某些中医师在为糖尿病患者开具中药处方后，武断地要求患者停服一切降糖西药，单纯服用中药。殊不知糖尿病有不同类型，病情有轻重之分，单纯用中药治疗有时难以奏效。比方说，1 型糖尿病患者的自身胰岛功能完全丧失，必须依靠外源性胰岛素维持机体正常代谢，一旦停用胰岛素治疗，会出现酮症酸中毒，甚至威胁生命。

（2）中西医应当兼容互补，而不是相互排斥。有些西医大夫对中医的理论体系和思维方法缺乏理解，认为中医毫无作用；在有些中医大夫眼里，西药治标不治本且毒副作用大。这些将中西医相互对立、彼此排斥的态度都是错误、不可取的，中西医结合才是治疗之路。

中、西药结合有诀窍

很多糖尿病患者特别是一些中老年患者认为降糖中成药副作用小，具有调理作用，可以起到辅助降糖的效果。因此，他们都喜欢在口服降糖药的同时再加用一些降糖中成药。的确，有不少糖尿病患者的口渴、多尿、多食、易饥、体倦乏力等症状会因此而明显改善，但也有一些糖尿病患者在加用降糖中成药后出现了低血糖等不良反应，这就说明中成药与口服降糖药的联用不够科学。

那么，口服降糖药应该与什么样的中成药联用呢？它们之间有什么诀窍吗？

一般来说，作用机制相同的口服降糖药和降糖中成药不宜联合使用。例如，磺脲类降糖药 D860 和含有磺脲类降糖药的消渴丸就不宜同时服用。但是，作用机制不同的降糖药和降糖中成药则可以联合使用，这种联用不仅可以增加疗效，还具有降低副作用的功效。例如，一个偏胖的中年糖尿病患者，在服用了双胍类降糖药二甲双胍后，血糖控制不理想，此时就可以联合使用降糖中成药消渴丸，因为消渴丸含有的格列本脲，与二甲双胍的降糖作用机制完全不同，联合应用可以更好地控制血糖。

降糖中成药因为成分比较复杂，患者在应用之前，应当先弄清降糖中成药的药物组成。然而，目前市面上许多降糖中成药并没有写明所含降糖西药的成分，因此，服西药降糖的糖尿病患者如果希望联用降糖中成药，最好根据不同情况，包括血糖水平、有无糖尿病并发症等，在医生的指导下合理选择降糖中成药的种类和剂量。

口服降糖药的剂量可随时调整吗

口服降糖药的剂量是可以自己调整的。每个糖尿病患者对口服降糖药的效果不完全一样，有的需要小剂量，有的需要大剂量。即使同一个患者，开始用小剂量药物就有效，但在数月或数年后需要量不断增加，这种药最终会发生继发性失效。因此，应根据血糖控制水平来调整剂量或增加品种。也有的患者开始要用较大口服降糖药剂量才能控制病情，而随着饮食和运动治疗的规范和奏效，口服降糖药剂量可以减少，个别甚至可停用。

所以，每个患者应根据血糖水平及时合理地调整用药，以达到控制标准要求，并尽量防止发生低血糖现象。

切忌掉入“用药陷阱”

很多情况下，患者在选择和使用药物时常常掉进一些‘用药陷阱’，比如盲目依赖药物治疗，过分信赖药物的疗效，轻率地使用他人的治疗方案等。因为不科学的用药理念，导致了很多糖尿病患者掉进这些陷阱。而为了避免掉进这些“用药陷阱”，糖尿病患者需要注意哪些方面呢？

1. 价格昂贵的药并非就是好药

面对众多治疗糖尿病的药物，患者应该谨慎选择，要保证使用药物的安全性，使用国家药物管理部门规定的药物。糖尿病患者最好咨询一下专科医生，选择适合自己病情的药物，要对症下药。

2. 不要盲目跟风用药

所谓对症下药，不同的糖尿病患者的患病情况不同，所需要使用的药物和治疗方案也各不相同。对于用药治疗方案的选择，患者应根据自己的病情，根据主治医生的意见，制订一套最佳的治疗方案，而不是看别的患者的治疗效果好就随意使用别人的治疗方案，这种做法的最终结果只能是延误病情甚至产生更严重的后果。

3. 不宜多次更换治疗方案

糖尿病是一种需要长时间控制治疗的疾病，它不会在很短的时间内被“治好”，也不可能痊愈，所以患者不要一看到治疗效果不尽如人意就随意更换治疗方案，这样频繁更换治疗方案对血糖控制会产生负面影响，而且从经济的角度看，这样会花费更多的金钱。

4. 不要过分依赖药物治疗

药物治疗只是一方面，养成良好的生活习惯才是糖尿病治疗的根本，才能进一步促进药物治疗。

5. 不宜靠节食来控制病情

为了避免药物的副作用和对药物的依赖性，有些患者就采用尽可能少吃药或不吃药的做法，通过过度节食来控制病情。其实，控制饮食也需要保证一定的能量和营养元素的摄入，否则同样会危害健康。过度节食会使人饥饿，这种方法不仅不能合理控制血糖，而且对糖尿病患者的健康不利。

怎样才能正确选择降糖药

有人认为只要是降糖药，就有降糖效果，就对病情有利。其实这是种错误的认识，治病要对症下药，而想要病情好转，就要选择正确的药物；否则，不仅会延误病情，还会起到相反的作用。

那么对于糖尿病患者而言，怎样才能正确选择降糖药呢？

1. 依据病情、病史选择药物

有的患者有酮症酸中毒，或者有缺氧症状，在选择药物时就不能选用双胍类降糖药，以防病情加重；有的患者年龄大，或者心、肺等脏器功能不好，也不适合选用双胍类降糖药；妊娠期女性不宜选用口服降糖药，否则可能会对腹中胎儿造成损害，危害母子安全。

2. 依据症状选择药物

考虑到患者的年龄、体重等，如果患者体重较高且血糖也较高，可以选用磺脲类降糖药；如果患者体重正常或者消瘦的话，可以使用格列奈类降糖药。

如果患者一开始就出现血糖很高的情况，说明患者体内胰岛素分泌不足，需要使用刺激胰岛素分泌的降糖药，或者是注射胰岛素。如果患者空腹血糖很高，说明患者空腹和餐后胰岛素分泌不足，需要使用胰岛素治疗。

是否出现并发症也是患者选择药物的重要参考依据。当患者出现急性并发症或者要进行较大的手术时，需要使用胰岛素治疗。

3. 依据药效选择药物

药效是患者选择降糖药的主要依据。降糖药物的种类虽多，但都有各自不同的治疗效果。医生会根据患者的病情对号入座，帮助患者正确地选择降糖药，更好地避免出现错误。

4. 根据年龄选择药物

对于年轻患者可以选用长效制剂；但对于老年患者，最好使用短效药物。对血糖较高或对低血糖的反应较敏感的患者（如青年人），可以选择降糖效果较强的药物，对轻中度血糖升高或对低血糖不敏感的人（如老年人），宜选择平和的降糖药物。

口服降糖药有没有“依赖性”

根据患者病情的不同，降糖药的剂量和服用时间都有所不同，所以，口服降糖药要因人而异。糖尿病患者口服降糖药前需要医生的指导，否则会产生不良的后果。例如，一些糖尿病患者只需服用少量的降糖药，过量了就可能会出现低血糖，严重时可能导致昏迷，甚至威胁生命。另外，有些患者需要服用大剂量的降糖药，有的甚至需要同时服用两种药物，如果服用剂量不够，就起不到降糖的作用，病情将继续恶化。

口服降糖药的剂量要因人而异，可是有很多患者都担心降糖药服用时间长了会产生依赖性，从而在服药时不敢使用大剂量，或者尽量不吃降糖药。

事实上，随着口服降糖药时间的延长，一些糖尿病患者需要服用的药物剂量的确有逐渐增加的趋势，但这并不是因为患者对降糖药产生了依赖性，而是病情发展的需要。此时，如果患者停止服用降糖药，或减少服药的剂量，都可能会打乱控制治疗的计划，对血糖产生影响，很有可能引发一些并发症。

因此，患者应该在医生的指导下调整服药计划，避免因药物使用不当引起并发症。

糖尿病的控制需要多方面的共同配合，其中饮食控制和运动疗法是基础，能够促使药物充分发挥药效，在此基础上，患者才可能酌情减少口服药的剂量。

所以，口服降糖药是不会产生依赖性的，如果糖尿病患者做好各方面的控制治疗，可以逐步减少服用剂量。

用药时断时续可取吗

有些糖尿病患者不是根据血糖监测结果，而是完全凭自觉症状来决定是否用药，一旦自觉症状消失，就擅自停药。这种做法是错误的。不少 2 型糖尿病患者（尤其是老年人）尽管血糖较高，但口渴、多饮等自觉症状不十分明显，所以，单凭症状来估计病情十分不可靠。药物间断使用，不仅不利于血糖的控制效果，还可能导致血糖波动（忽高忽低），这对患者的健康是相当不利的。

使用中医药时的二“不”原则

临床和实验研究证实，部分中药确实存在一定的降糖作用，但降糖的强度和西药是无法相比的。所以不能在使用中药后擅自停用或减用西药。正确的方法是，在服用西药的基础上加用中药 2～4 周后，根据血糖的监测情况考虑是否减少西药的用量。有一些糖尿病患者在看中医并服用中药后，自行停用西药，导致血糖升高，影响了病情的控制。临床上确实可以看到在使用中药后，逐渐减少并最终停用西药的病例，但以老年糖尿病患者居多，其本身血糖也不太高，而且是在长年坚持饮食控制和运动疗法的基础上，并不是单独使用中药治疗的结果。

1. 不要擅自使用偏方和验方

中医药治疗糖尿病历史悠久，积累了丰富的临床经验，有许多行之有效的方药至今还在临床广泛使用，同时在民间还流传着大量用于治疗糖尿病的偏方和验方。有一些方药确实有一定效果，但效果绝对没有传说中那么神奇，且有一些药方根本就没有经过临床大量使用，只是自行标榜为“验方”，疗效不肯定。还有一些药方有毒性，使用起来非常危险。

2. 不应盲目崇拜或者排斥中医药

中医在糖尿病治疗上有很丰富的治疗经验和方法，但是中医药只是治疗疾病的一种方法，也有自身的局限性，因此不要过于盲目迷信中医中药，更不能在绝望的时候把中医药当成“最后的一根救命稻草”，心存不切实际的幻想。

另外，中医由于其独特的医疗理论和思维方法，常常不被人理解和接受，有时会被人污蔑为“伪科学”，这也是不正确的。

哪些药物能削弱降糖作用

糖尿病患者可能并存多种疾病，所以，除了降糖药以外，还须服用其他治疗药物。当合并用药时，降糖药的疗效常常会受到其他药物的干扰或影响，即发生“药物交叉反应”。

药物交叉反应既可以是“协同作用”，使降糖作用增强；也可以是“拮抗作用”，使降糖作用削弱。在这里，我们要讲的是削弱降糖作用的药物。

1. 甲状腺激素

甲状腺激素能够使血糖上升。所以在应用时应注意监测血糖。

2. 肾上腺皮质激素

如泼尼松、地塞米松等，可通过影响糖代谢，致使血糖升高。

3. 肾上腺素、去甲肾上腺素和儿茶酚胺

这三种药物都能使血糖升高而削弱降糖药的功效。

4. 利尿剂噻嗪类

如氢氯噻嗪、呋塞米等，能抑制胰岛β细胞分泌胰岛素，致使血糖升高。噻嗪类利尿剂导致的血糖升高多数出现在用药2～3个月后，停药后可自行恢复。

5. 胃肠解痉药

如颠茄、阿托品、溴丙胺太林等。这些药物同属抗胆碱药物，具备减弱胰岛β细胞分泌胰岛素的功效。

哪些药物能增强降糖作用

口服降糖药在进入血液循环后，部分药物会与血液里的蛋白质结合，不会马上发挥降糖作用。而阿司匹林会与降糖药“争夺”血液里的蛋白质，结果降糖药被“置换”到血液中，这样，血液中的降糖药的浓度迅速升高，很容易导致低血糖现象的发生。

（1）抗凝血药。如双香豆素等，可抑制甲苯磺丁脲片（D860）的代谢，使口服降糖药的代谢与排泄减慢，因此可能诱发低血糖。

（2）氯霉素。可抑制肝内酶活性，降低降糖药物代谢，引发低血糖。

（3）β受体阻滞剂。如普萘洛尔（心得安）等，不但可以降血压，还可使血糖下降。另外，它还能掩盖心慌、出汗等低血糖症状。普萘洛尔与口服降糖药同时服用，容易引发低血糖，严重情况下会导致昏迷。因此，糖尿病患者服用普萘洛尔时要非常小心。

（4）复方磺胺甲恶唑。可以增强口服降糖药的作用，应用时要注意适时调整降糖药的剂量。

妊娠糖尿病患者能否服用降糖药

糖尿病患者如果怀孕了，应该立即去看医生，医生会考虑口服药物的安全性。如果计划怀孕，一定要将这一情况告诉医生，医生会告诉你怀孕期内采用胰岛素治疗的重要性。在孕期用注射胰岛素来完全控制血糖，以减少婴儿出现体重过重而增加生育难度的情况，或出现高血糖或低血糖的情况。

一旦婴儿在停止喂奶之后，就可以停止胰岛素疗法，而继续采用口服降糖药物。如果原来就采用胰岛素治疗，则在孕期内应改变胰岛素用量来控制血糖。胰岛素不会进入母亲乳汁内，不会影响婴儿的喂养，但是在喂奶期内的胰岛素用量可能需要低于怀孕之前的用量。

老年糖尿病患者的药物治疗

糖尿病是终身性疾病，多数糖尿病患者需口服药物治疗。老年人因代谢率低、神经反应比较迟缓等，容易发生低血糖，而且老年人由于易同时患多种疾病，因而需同时服用多种药物，这些药物或多或少会影响降糖药的疗效。故老年人在选择口服降糖药时，避免首选作用强且作用持续时间长的降糖药，如格列苯脲、格列苯脲等，以避免低血糖的发生。病程长的老年糖尿病患者已出现对口服降糖药疗效减低或已有明显并发症时，宜尽早改用胰岛素。

第二节 胰岛素知识，了解得越详细越好

什么是胰岛素

胰岛素是胰岛分泌的一种激素，由51种氨基酸组成，是人体内最主要的降血糖激素。胰岛素与其靶细胞上的受体相结合，就能促使细胞外的葡萄糖进入这些细胞，变为糖原储存起来，同时胰岛素还能抑制糖原重新分解为葡萄糖，从而使血糖降低。此外，胰岛素还能促进蛋白质和脂肪的合成，防止蛋白质和脂肪向糖类转化。所以，人们常称胰岛素是一种“合成性”或者“建设性”激素。胰岛素分泌不足，不管是绝对缺乏还是相对不足，都会引起血糖升高，甚至诱发糖尿病。

胰岛素是怎样被发现的

胰岛素是治疗糖尿病的常用药物之一，人类发现它已有90多年历史了。最初胰岛素是怎样被发现的呢？

在20世纪的前20年中，糖尿病患者不得不面对短暂而痛苦的下半生，那些积极治疗的患者，必须接受饥饿饮食疗法以降低血糖水平，以改善糖尿病症状，但这些患者往往同时伴有营养不良，生命仅能延长几个月。

1921年，加拿大生理学教授带领其学生，共同组成研究小组，从狗的胰腺中提取了胰岛素，并进行提纯。1922年首次给一个14岁的孩子注射了这种提取物。让人惊喜的是，男孩的血糖下降到了正常水平，尿糖及尿酮体消失

了。这一简单的治疗试验开创了使用胰岛素治疗糖尿病的先河。

20 世纪 30 年代中期应用的胰岛素都是短效和酸性的，患者需要每日多次注射才能达到满意的效果。不久，研究者们将碱性的鱼精蛋白与酸性的胰岛素混合，生产出鱼精蛋白胰岛素，延长了胰岛素的作用。当时胰岛素的应用仍存在许多问题，如纯度较差，导致注射部位发生脓肿。面对全世界对胰岛素的需要，医学专家发现使用动物胰岛素能产生胰岛素抗体，影响治疗效果。1974 年，针对上述情况，科学家们实现了胰岛素完全的化学合成，目前临床上应用的诺和胰岛素和优泌林就属于这一类化学合成的胰岛素。

胰岛素的种类和特点

胰岛素的种类繁多，按照其作用时间的不同，可以分为短效型、中效型、长效型和预混型四种。为了更方便地理解，我们列出表格（表 1）。

种　类	特　点
短效型	注射后 30～60 分钟内起效，个别药物在 10～20 分钟内就可起效，药物作用在 1～3 小时达到最高峰，但作用持续时间较短，一般在 5～8 小时，个别药物为 3～5 小时。
中效型	注射后 1～3 小时起效，4～12 小时内达到最高峰，作用时间为 18～24 小时。
长效型	注射后 4 小时左右才会起效，有的时间会更长，但作用时间比较长，为 18～24 小时。
预混型	注射后 30～60 分钟起效，因是混合型胰岛素，有两个作用最高峰，作用时间为 18～24 小时。

胰岛素按照来源分类，又可分为牛胰岛素、猪胰岛素和人胰岛素三种。同样，我们也列出表格供大家理解记忆（表2）。

种　类	特　点
牛胰岛素	自牛胰腺提取而来，分子结构有三个氨基酸与人胰岛素不同，疗效稍差，容易发生过敏或胰岛素抵抗。动物胰岛素唯一的优点就是价格便宜。患者可以轻松负担。
猪胰岛素	自猪胰腺提取而来，分子中仅有一个氨基酸与人胰岛素不同，因此疗效比牛胰岛素好，副作用也比牛胰岛素少。目前国产胰岛素多属猪胰岛素。
人胰岛素	人胰岛素并非从人的胰腺提取而来，而是通过基因工程生产，纯度更高，副作用更小，但价格较贵。进口的胰岛素均为人胰岛素。目前国内有些机构已渐渐开始具有生产人胰岛素的能力了。

胰岛素缺乏或消失的原因是什么

1. 遗传因素

不少患者有阳性家族史，占8.7%；国外报道占25%～50%。遗传因素对1型或2型糖尿病均有影响。据近代对双胞胎的研究，1型糖尿病共显性率为50%，其余为环境因素；2型糖尿病共显性率在90%以上。从人类染色体研究中已知1型糖尿病患者第6对染色体短臂上白细胞配伍定型（HLA）等位点上出现频率增减，提示遗传属易感性倾向而非疾病本身，且随人种与民族而异。在我国，大量HLA研究结果认为，HLA及DR抗原与1型糖尿病的关联最为密切，尤其是Dω3－DR3和Dω4－DR4易患1型糖尿病。

近来又发现DQβ链变异体，与1型糖尿病的关系较DR4更密切。DQβ57－非天门冬氨酸和DQα52－精氨酸可明显增加1型糖尿病的易感性，但其影响远不如白种人显著。2型糖尿病患者则HLA无特殊标志。

2. 自身免疫

与 1 型糖尿病患者关系密切。胰岛的自身免疫反应可能通过分子模拟（mimicry）过程所致。如某抗原的化学和构成型与胰岛 β 细胞酷似，则该抗原产生的抗体也将针对胰岛 β 细胞发动免疫攻击。抗原可以是病毒，也可以是病毒以外的物质。至于病毒感染后，胰岛 β 细胞严重破坏而发生糖尿病的学说，由于在流行病学和病毒血清学研究中尚存在不一致的结果，以及从发现胰岛 β 细胞损害至出现症状之间有一个漫长的潜在的过程，故须做进一步的重新评估。

3. 胰岛素拮抗激素

有人强调指出，糖尿病中高血糖发病机制不仅需要有胰岛素相对或绝对不足，还必须有胰高血糖素的相对或绝对过多。正常人血糖过高时胰高血糖素受抑制，但糖尿病患者则不受抑制，尤其在酮症酸中毒时，经胰岛素治疗后方可恢复；在未妥善控制的糖尿病患者中也往往升高。因此，高胰高血糖素血症也是引起血糖过高的一个组成部分，即在糖尿病的发病机制中不仅有胰岛素的相对或绝对不足，还伴有胰高血糖素的相对或绝对过高，但确切原因未明。

4. 胰岛 D 细胞分泌的生长抑素

对胰岛 β 细胞分泌胰岛素与 A 细胞分泌胰高血糖素均有抑制作用，且以抑制胰高血糖素占优势，故可防治 1 型糖尿病中撤除胰岛素后引起的糖尿病酮症酸中毒。有学者推测认为，在正常人中此三种细胞分泌三种激素呈旁分泌作用而相互调节，使血糖维持于正常范围内。胰岛 β 或 D 细胞功能低下而分泌不足均可促使胰高血糖素过多而导致高血糖状态或糖尿病（即三元论学说）。但 Felig 等认为，在糖尿病发病机制中仍以胰岛素相对或绝对不足为主要病理生理基础。

胰岛素的作用有哪些

一般情况下，正常人一天可分泌24～48单位的胰岛素，在24小时中时时刻刻都有胰岛素的分泌。而胰岛素和血糖之间有着很重要的关系，血糖越高，胰岛素分泌就越多。血糖和胰岛素之间的相互调节是完全自动和十分灵敏的，维持了血糖浓度的相对稳定。血糖的恒定是由于机体中有多种激素共同来调节血糖水平，胰岛素就是调节血糖浓度相对稳定的一种非常重要的激素，它的主要作用有3个方面。

（1）胰岛素能把血中的葡萄糖放进细胞中去，使其在细胞中被利用。没有胰岛素，血糖就很难进入其靶细胞中去。

（2）胰岛素能将葡萄糖在肝脏中变为肝糖原以及在肌肉中变为肌糖原和在脂肪组织中变成脂肪。这样把葡萄糖储存起来，当血糖下降时，再变成葡萄糖供人体使用。

（3）胰岛素能抑制肝糖原分解和阻止糖异生（抑制蛋白质分解及脂肪分解变为葡萄糖），使肝脏中葡萄糖生成减少。

胰岛素的副作用有哪些

糖尿病患者在使用胰岛素后会产生一些副作用，最常见的副作用除了低血糖反应之外，就是体重增加了。糖尿病患者采取胰岛素治疗之后，要控制饮食，以免造成肥胖。而肥胖的人为维持正常的血糖水平则会需要更多的胰岛素，必然要增加胰岛素的用量，这样就会形成一个恶性循环。

血糖水平较高的糖尿病患者在胰岛素使用初期会出现屈光不正的不良反应，但只是暂时性的，随着胰岛素使用时间的延长，待患者血糖稳定后，这种不良反应就会逐渐消失。

胰岛素有造成体内轻微水钠潴留的不良反应，因此一部分患者在注射胰岛素后，会出现轻度颜面和肢体的水肿。

使用动物胰岛素的糖尿病患者，可能会出现过敏反应，有的仅在注射部位及周围出现斑丘疹瘙痒，有的则会引起荨麻疹这类全身过敏，严重时还会出现过敏性休克。长期在某一相同的部位注射动物胰岛素，注射部位可能会出现皮下脂肪萎缩。使用动物胰岛素的患者还可能会出现胰岛素抗药性。当使用者出现这种情况的时候，可以将动物胰岛素换成人胰岛素。

体内胰岛素分泌受哪些因素影响

胰岛素是一种蛋白质类激素，体内胰岛素是由胰岛 β 细胞分泌的。

糖尿病患者一般会受病毒感染、自身免疫、遗传基因等各种发病因素影响，其发病机制主要是由于胰岛素活性相对或绝对不足以及胰升糖素活性相对或绝对过多所致，亦即 β 细胞和 A 细胞双边激素功能障碍所致。1 型糖尿病患者的胰岛素分泌细胞严重损害或完全缺乏，内源性胰岛素分泌极低，需用外源性胰岛素治疗。2 型糖尿病患者的胰岛素分泌障碍较轻，基础胰岛素浓度正常或增高，而糖刺激后胰岛素分泌则较一般水平低，即胰岛素相对不足。

体内的胰岛素的分泌主要受以下因素影响：

（1）糖浓度是影响胰岛素分泌的最重要因素。口服或静脉注射葡萄糖后，胰岛素释放呈两相反应：早期快速相，门静脉血浆中胰岛素在 2 分钟内即达到最高值，随即迅速下降；延迟缓慢相，10 分钟后血浆胰岛素水平又逐渐上升，一直持续 1 小时以上。早期快速相显示，葡萄糖促使储存的胰岛素释放；延迟缓慢相显示胰岛素的合成与胰岛素原的转变。

（2）进餐后胃肠道蠕动增加，可促进胰岛素分泌，而胃泌素、胰泌素、胃抑肽、肠血管活性肽等也都刺激胰岛素分泌。

（3）进食含蛋白质较多的食物后，血液中氨基酸浓度升高，胰岛素分泌也增加。精氨酸、赖氨酸、亮氨酸和苯丙氨酸均有较强的刺激胰岛素分泌的作用。

（4）自主神经功能状态可影响胰岛素分泌。迷走神经兴奋时促进胰岛素分泌，交感神经兴奋时则抑制胰岛素分泌。

胰岛素治疗糖尿病有哪些意义

1. 1 型糖尿病患者

其体内胰岛 β 细胞基本被破坏，不能产生胰岛素供给人体需要，必须依赖外源性胰岛素进行替代治疗，纠正人体糖、蛋白质和脂肪代谢的紊乱。

2. 2 型糖尿病患者

体内的胰岛 β 细胞还有一定的分泌功能，但此型患者多伴有肥胖，这种体形的患者体内的外周细胞往往对胰岛素不敏感，导致胰岛素量的相对不足。故使用胰岛素的目的与 1 型糖尿病不同，不是为了补充胰岛素量的不足，而是为了降低过高的血糖浓度以控制症状。

由于外源性胰岛素的进入，提高了体内胰岛素的浓度，故使用不当，有引起高胰岛素血症的危险。胰岛素浓度过高，可促进脂肪合成而引起肥胖，甚至加重胰岛素抵抗。如果长期应用，还可增加糖尿病性心脏病的发生率。

3. 妊娠期糖尿病患者

使用胰岛素治疗可以较好地调节体内各种物质的平衡，有利于胎儿的生长发育和孕妇顺利分娩，避免孕妇出现各种并发症，防止胎儿发育畸形，减少孕妇分娩时的危险和出现难产及死胎。

4. 并发严重感染、创伤而处于应激状态的患者

其交感神经兴奋，肾上腺素、胰高血糖素等物质分泌增加，而胰岛素分泌减少，从而使血糖升高。升高的血糖一方面可保证患者大脑等重要器官的血液供应，同时也增加了胰岛 β 细胞的负担，特别是糖尿病患者，胰岛 β 细胞功能衰竭，将引起血糖急剧升高，并持续不降，导致一系列严重的并发症。此时，必须使用胰岛素，以帮助患者保持体内的水、盐和糖、脂肪、蛋白质代谢的平衡，避免病情恶化。

血糖高就要多注射胰岛素吗

有人认为“血糖高，就要多打一点胰岛素”，其实这种认识是错误的。因为血糖升高的原因很多，胰岛素剂量不足只是导致血糖升高的其中一个方面。如果患者在检测血糖过程中发现血糖升高而一味地增加胰岛素剂量，会产生很多不良后果。因此，在发现血糖水平升高后应仔细分析原因。

（1）回顾上一餐的进食是否恰当，进食的种类是否科学等。如果是饮食原因的话，那么应该在次日调整饮食后继续监测血糖，必要时可进行分餐，以免造成餐后血糖急剧升高。

（2）进餐前是否有明显的饥饿、心慌、出汗等低血糖表现致使反应性高血糖发生，而此时则应适当地减少胰岛素的注射剂量。

（3）如果空腹血糖升高，应注意前一天晚餐的进食情况及睡前是否加餐；夜间睡眠是否良好；夜间睡眠过程中是否出现低血糖而造成空腹血糖明显升高，若有此情况，应当减少而不是增加晚餐前或睡前胰岛素的剂量。与之相反的是“黎明现象”，即夜间没有明显低血糖的发生，而在黎明时血糖逐步上升致使空腹血糖升高，此时则应增加胰岛素的剂量。

（4）仔细检查胰岛素的注射部位、吸收情况、注射胰岛素与进食的时间间隔是否合适、注射预混胰岛素前是否充分摇匀以及胰岛素的保质期等。

（5）伴发感染、情绪波动、服用其他药物等均可使血糖暂时性升高。

（6）连续几次检测血糖升高时，再考虑是因胰岛素剂量不足导致的高血糖。这时应及时与专业医生联系，在医生的指导下调整胰岛素剂量。若无此条件，可自己尝试小剂量增加胰岛素，但每次增加的剂量应不超过 2 个单位，调整后应及时监测血糖。

胰岛素的正确注射方法

胰岛素的注射方法可以分为皮下注射和静脉注射两种。

皮下注射是糖尿病胰岛素常规治疗的注射方法，患者自己就可以进行。胰岛素皮下注射主要在三餐之前，注射部位为上臂、腹部、臀部和大腿等部位。

胰岛素注射的位置不同，吸收效果也不同，吸收最快的部位是腹部，吸收最慢的是臀部，所以使用短效胰岛素时可在腹部注射，使用中效胰岛素时可在臀部注射。

患者首次进行皮下注射的时候要到医院进行专业培训，掌握好注射剂量和如何控制血糖水平。

如果需要注射两种以上类型的胰岛素，还要了解先抽取短效胰岛素，再抽取中效或者长效胰岛素，这样能够避免长效胰岛素影响短效胰岛素的药效。

还要注意的是，进行皮下注射的时候要先将注射针头消毒，两次注射的部位如果相同的话，针眼间的距离要大于 2 厘米。

静脉注射胰岛素主要用于患者出现危急情况时，而且要使用短效可溶性胰岛素，其作用比较快，所以要注意检测注射后的血糖水平。此疗法患者不易掌握，应在医院进行。

胰岛素的抽取

在抽取胰岛素时，要先采用酒精棉球对胰岛素瓶的瓶塞进行消毒，然后用注射器抽取与所要注射的胰岛素液等体积的空气注入胰岛素瓶内，以避免抽取时形成负压使药液不易抽出。左手将胰岛素药瓶倒转，右手持注射器抽取比所需剂量多 2 个单位的胰岛素。检查注射器中有无气泡，如果没有，将针芯上推至所需剂量即可。如果注射器中存在气泡，应将针管直立（针头朝上），用食指轻弹注射器上端使气泡升至最顶部，并上推针芯至所需刻度的位置，将气泡和多余的胰岛素一起排出。

胰岛素剂量的选择

糖尿病患者要根据病情轻重选择胰岛素，调整使用胰岛素的剂量。

1. 根据血糖变化调整

如果是早晨血糖值偏高，就应该增加早餐前胰岛素的使用量；如果是午后血糖值偏高，就应该增加午餐前胰岛素的剂量；如果是晚餐和夜间血糖值偏高，就应该增加晚餐前胰岛素的使用量，通常增加 2 个单位。

如果患者在早餐之后出现血糖升高，但是上午血糖又会逐渐降下来，就要在早餐前 50 分钟左右注射胰岛素，如果没有下降，应逐渐加大剂量。

如果确定晚餐后没有低血糖反应，为了防止出现夜间血糖升高的现象，可以在睡前加用 4 个单位的胰岛素，但是要注意睡前吃一些食物；或者为了防止出现“黎明现象”，在睡前加用 4 ~6 个单位的长效胰岛素。

2. 依病情轻重调整胰岛素剂量

病情较轻的患者胰岛分泌功能尚能基本满足生理需要，但是因为进食导致血糖升高，在这种情况下，患者就需要在进餐前注射短效胰岛素，防止餐后血糖升高。

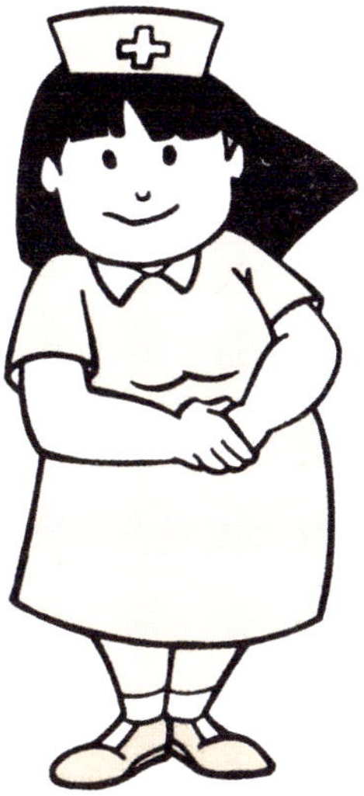

病情较重的患者胰岛分泌功能有限，需要在餐前注射短效胰岛素，也可以在早餐前混合使用短效和长效胰岛素，这样可以减少注射次数，但是两者的比例要把握好。

如果患者胰岛分泌功能丧失，在夜间使用长效胰岛素的时候注意不要超过 6 个单位，以免引起夜间低血糖反应；早餐前注射胰岛素要考虑到全天血糖水平和晨起血糖可能会升高，所以注射量较大，而午餐时注射量就要相对少一些。

怎样处理胰岛素引起的全身不良反应

1. 低血糖

最常见，多由于胰岛素剂量过大、进食过少或不按时吃饭，或由于运动、体力活动过多所致。应注意有效预防，及时治疗。

2. 过敏反应

如出现荨麻疹、紫癜、皮肤黏膜水肿、支气管哮喘、胃肠道反应等，极个别甚至发生急性肺水肿或过敏性休克。此种反应较少见。主要是由于胰岛素制剂质量不纯所致。轻者服用抗组织胺药物治疗，重者给予口服氢化可的松、肾上腺素等。必须使用胰岛素者，可调换高纯度的胰岛素制剂或者采取胰岛素脱敏疗法。

3. 胰岛素性水肿

多见于面部、四肢，往往自行消退，不需另行处理，少数情况严重的可短期使用利尿剂。

4. 体重增加

也较常见。主要是由于患者害怕出现低血糖，或出现低血糖后，增加了糖分的摄入及消耗减少所引起的。应严格控制饮食，增加体力活动量，调整好进食、运动及胰岛素的关系。可加用食物纤维产品或双胍类降糖药，如糖脂双消胶囊，以降低饮食量，增加饱腹感，减少胰岛素的用量，提高其敏感性。

5. 产生胰岛素抵抗

不少患者在胰岛素治疗过程中产生抗体，使得所需剂量逐渐增大，形成胰岛素抵抗。使用高纯度胰岛素制剂可大大减轻抵抗。

6. 视物模糊

多见于初治者，可随血糖浓度恢复正常而迅速消失，不致发生永久性改变，故不必配镜矫正。

7. 其他

少数早期糖尿病患者可出现感觉异常、下肢疼痛、蛋白尿增多等，糖尿病持续控制后可好转。

怎样处理胰岛素引起的局部过敏反应

胰岛素常见的不良反应是低血糖、胰岛素性水肿和体重增加。而引起过敏反应者并不多见，特别是使用人胰岛素治疗的患者。

随着使用胰岛素患者的增多，胰岛素的不良反应也开始显现，而过敏反应只是不良反应中很少见的一种。其过敏的原因是胰岛素注入人体后，机体的免疫系统会对其发生免疫反应，这种反应与个体差异和免疫功能强弱有关，绝大部分患者对胰岛素无不良反应，极少数患者注射胰岛素后会出现发热、皮痒、水肿、哮喘等，我们把这种现象称为过敏反应。

那么，糖尿病患者在出现过敏反应后应该怎样处理呢？

1. 注射部位异常

使用长效胰岛素时常见皮肤红肿、发热、发痒、皮下有硬结，甚至起水疱等，多在20～30天减轻。主要是由于胰岛素制剂不纯引起的，也可由于使用从冰箱拿出的酒精等消毒剂或冷冻胰岛素所致。调换高纯度的胰岛素制剂或经常改变注射部位可以收到预防效果。如出现局部广泛和严重的皮肤病变，则参考上述出现过敏反应时的方法处理。

2. 皮下脂肪纤维化增生

反复多次注射胰岛素的部位也常发生皮下脂肪增生。值得注意的是，很多患者在这种组织内注射胰岛素则导致痛觉降低，经常采用同一部位注射以致更易发生或加重。采用高纯度胰岛素或经常更换注射部位可防止皮下脂肪的增生。

3. 皮下脂肪萎缩

皮下注射胰岛素7天及以上，局部或其他部位可出现皮下脂肪硬化萎缩，形成大坑。可将高纯度的胰岛素注射入萎缩的脂肪边缘。改用高纯度的胰岛素或经常更换注射部位可预防其发生。

胰岛素保存注意事项

胰岛素和其他一般性药物保存方法不同，稍微保存不当，就会失去药效。所以，胰岛素的保存需要注意以下几个方面。

（1）胰岛素制剂要注意冷藏，因为在高温情况下很容易失效。胰岛素在25℃的室温下能保存1个月，温度过高时可以用冰箱冷藏或低温袋保存。

（2）在使用经过冷藏的胰岛素的时候，要先将其放在室温下回暖，以免注射时引起一些不适反应。

（3）如果使用胰岛素笔，不可将胰岛素笔一起放入冰箱冷藏，因为低温容易破坏胰岛素笔。

怎样减轻注射时的疼痛

很多糖尿病患者因为害怕注射胰岛素时产生的疼痛感而不愿接受胰岛素治疗，导致了病情的严重化，给患者带来经济上和心理上的双重不利影响。那么，注射胰岛素时有没有什么有效的方法能降低这种疼痛呢？答案是肯定的，在这里，我们就给大家简单介绍一下。

1. 晾一会儿再注射

因为温度过低，注射时的疼痛感就会更明显一些；反之，疼痛感则轻一些。而胰岛素必须在低温下保存才可以用于注射，患者一般都会储藏在冰箱，所以当患者刚取出胰岛素时，应该在室内晾一会儿，再进行注射。

2. 酒精挥发后再注射

消毒皮肤的酒精没干就注射，会使酒精从针眼渗入皮下，引起疼痛。

3. 用手捏起注射部位

皮肤注射时用一只手轻轻捏起约 3 厘米宽的皮肤，并引起轻微疼痛后再注射，这样既便于注射，又能分散进针引起的疼痛感。

4. 注射时进针要快

进针时要果断，进针越慢，痛感越强。

5. 适时更换注射部位

下一次注射部位与上一次注射部位的距离应大于 2 厘米，注意避开皮肤感染处及皮下硬结。

6. 按时更换针头

胰岛素笔的针头相当纤细，如果过多重复使用后，可能导致针头变钝或出现倒钩，将会引起注射时疼痛。所以，应当勤换针头。

7. 避免紧张情绪

情绪紧张会导致肌肉紧致，疼痛感稍强。相反，注射部位肌肉松弛，疼痛感就会减轻。

注射针头能重复使用吗

糖尿病患者注射胰岛素用的针头如果长期重复使用可能会有毛刺、倒钩，增加注射时的疼痛，因此最好不要重复使用。如果经济条件差也可重复使用，但必须注意以下几点：

（1）注射器在闲置时一定要盖上针帽，以防针头被污染。

（2）为避免交叉感染，必须本人重复使用。

（3）针头弯了或钝了后不能再用，否则会影响注射时的疼痛感和注射效果。

（4）除了干净的皮肤及胰岛素瓶塞外，不要让针头接触任何物品，否则必须更换。

（5）不要用酒精擦拭针头，因用酒精擦拭后会擦掉针头上的硅膜层，注射时会加剧疼痛。

（6）尽量减少重复使用次数，反复使用不要超过 10 次或 5 ~ 7 天，否则会加大感染的概率。

是否需要终身注射胰岛素

是否终身都要使用胰岛素要根据病情而定。对于一部分患者（主要是 1 型糖尿病患者）来说必须终身使用胰岛素。对于 2 型糖尿病患者来说，一部分患者终身不需要使用胰岛素；一部分患者是在某一阶段需要用胰岛素；还有一部分患者需要胰岛素和口服降糖药联合运用，如每天注射 1 次甘精胰岛素和少量口服降糖药就可以了；另有一部分患者则完全需要用胰岛素替代治疗。总体来说，如果要把 2 型糖尿病患者都控制得非常满意的话，有 40% ~50% 的 2 型糖尿病患者应该短期使用胰岛素，或联合应用胰岛素，或完全替代胰岛素治疗。

从某种意义上来说，胰岛素是许多患者的“保护神”。胰岛素使用率的高低，实际上反映的是一个国家对糖尿病的认识水平。如果患者使用胰岛素的比例小，说明有更多患者的血糖没有得到良好的控制，就会出现很多并发症问题。

第三节 糖尿病患者常用药

治疗糖尿病的口服西药有哪些

盐酸二甲双胍（格华止、迪化唐锭）

【用法】饭中或饭后吞服，每日 3 次，每次 500 毫克（或每日 2 次，每次 850 毫克），每天的剂量不得超过 2 克。

【药理】通过多种机制调节血糖。

格列吡嗪控释片（瑞易宁）

【用法】每日 1 次，每次 5 毫克。根据血糖控制来调整剂量。

【药理】通过刺激胰岛释放胰岛素，产生快速降低血糖作用。增加胰岛素敏感性，并降低肝糖原生成。

阿卡波糖（拜糖苹）

【用法】用餐前吞服或与餐一起嚼服，每日 3 次，每次 50～100 毫克。

【药理】抑制酶的活性，造成葡萄糖吸收缓慢，从而降低餐后血糖。

盐酸吡格列酮（艾汀）

【用法】每日1次，每次15～30毫克。

【药理】通过提高外周和肝脏的胰岛素敏感性而控制血糖水平。

瑞格列奈（诺和龙）

【用法】用餐时服用，每日1次，每次1～40毫克。

【药理】通过刺激胰岛释放胰岛素，使血糖水平快速降低。

常用降血糖中草药有哪些

1. 枸杞子

枸杞子能补肾养肝，治肝肾阴虚、消渴等。枸杞子提取物可促进实验糖尿病动物血糖持久下降，对糖尿病性血脂升高、视力不佳有改善作用。每日用枸杞子、五味子、黄精、元参各25克，煎汁代茶饮，可改善消渴症状。

2. 黄芪

黄芪可通过增加糖原合成酶活性、胰岛素受体底物活性、蛋白激酶B和蛋白激酶C活性，起到增加胰岛素的敏感性和降低血糖的作用。

3. 人参

人参可促进实验动物血糖降低，并可降低血脂，改善乏力症状。临床报道人参浸膏对早期轻症糖尿病有治疗效果，使尿糖减少、血糖降低，停药后疗效仍可持续2周以上。人参日用量为3～9克。

4. 丹参

丹参有活血、行血、凉血、养血的作用，可以化瘀通络。丹参煎剂可明显降低实验动物的血糖，作用可持续5小时之久，且可降低血脂及血液黏稠度。用丹参、花粉、葛根各15克，黄芪20克，五味子7克，忍冬藤、玄参各10克，水煎服，治疗糖尿病并发高脂血症有效。

5. 玉米须

玉米须发酵剂对实验动物糖尿病有明显的降血糖作用，且对糖尿病并发高血压、肾病有改善作用。

6. 葛根

葛根可发表解肌、升阳透疹、解热生津，具有一定的降血糖作用。此外，有降血糖作用的中药还有黄连、山药、玉竹、麦芽、茯苓、菟丝子、石膏、乌梅、苍术、白术、玄参、仙鹤草、地骨皮、苍耳子、泽泻、桔梗、黄精、冬桑叶、仙灵脾等，需在中医师的指导下辨证使用。

7. 赤芍

赤芍是清热、凉血、散瘀的佳品。现代药理学证明，它具有改善胰岛素抵抗和降低血糖、血脂等多方面的作用。

8. 生地黄

生地黄有滋阴清热的作用。按每千克体重 2 克计算，喂服实验动物，可使其血糖明显下降，也可抑制和预防肾上腺素所致的血糖上升，且可改善血脂、血压。临床应用于糖尿病时，多以生地配天冬、枸杞子等。

9. 知母

知母水提取物能降低实验动物血糖，对药物引起的血糖升高作用更明显。用知母、天花粉、麦冬各 12 克及黄连 5 克组方煎服，可改善糖尿病患者口渴、多饮等症状。

口服降糖中成药有哪些

玉泉丸

【组成】葛根、生地黄、麦门冬、天花粉、五味子、生甘草等。

【用法】口服，每日 4 次，每次 9 克。

【功效】清热除烦，生津止渴，养阴滋肾，益气和中。适用于各种证型。

参芪降糖胶囊

【组成】人参、皂苷、五味子、山药、生地黄、麦门冬等。

【用法】每日3次，每次3粒。

【功效】益气养阴，滋脾补肾。主治消渴症。有实热证者禁用，待实热退后应用。

消渴丸

【组成】葛根、天花粉、黄芪、生地黄、玉米须、南五味子、山药、格列本脲等。

【用法】饭前半小时口服，每日2~3次，每次5~10丸。

【功效】滋肾养阴，益气生津。适用于各证型（注：每10个消渴丸含2.5毫克格列本脲，即相当于1片格列本脲）。忌与格列本脲制品同服。

金芪降糖片

【组成】金银花、黄芪、黄连等。

【用法】饭前半小时口服，每日3次，每次7~10片。连服2个月或遵医嘱。

【功效】清热益气。适用于轻、中度2型糖尿病患者。

糖尿乐胶囊

【组成】天花粉、红参、山药、黄芪、地黄、枸杞子、知母、山茱萸、葛根、五味子、天冬、茯苓、鸡内金等。

【用法】口服，每日3次，每次3~4粒。

【功效】滋阴补肾，益气润肺，和胃生津。用于消渴症引起的多饮、多食、多尿、四肢无力，降低血糖、尿糖。

复方丹参滴丸

【组成】丹参、三七、冰片等。

【用法】口服，每日3次，每次10粒。

【功效】益气活血，改善微循环，辅助降脂，护心肾。用治气虚血瘀症。

降糖舒

【组成】人参、黄芪、枸杞子、生地黄、熟地黄、山药、五味子、麦冬等。

【用法】口服，每日3次，每次4~6粒。

【功效】滋阴补肾，降糖消渴。用治糖尿病及糖尿病引起的全身综合征。

中汇川黄液

【组成】丹参、川芎、当归、何首乌、党参、枸杞子、杜仲、黄芪等。

【用法】口服，每日2次，每次10毫升。

【功效】益气养血，活血化瘀，滋补肝肾。主治气血两虚、肝肾不足、脉络不通所致病症。常用于糖尿病并发周围神经炎和降低血脂以及免疫功能低下，化、放疗后的白细胞减少。

麦味地黄丸

【组成】麦冬、五味子、熟地黄、酒萸肉、牡丹皮、山药、茯苓、泽泻等。

【用法】口服，每日3次，每次8丸。

【功效】滋阴补肾。适用于肾阴亏虚所致的口渴喜饮、多尿等症。

仙灵骨葆

【组成】淫羊藿、续断、丹参、知母等。

【用法】每日2次，每次3粒，4～6周为一个疗程。

【功效】滋补肝肾，活血通络，强筋壮骨。用于肝肾不足、血瘀阻络所致的骨质疏松症。对老年糖尿病患者因骨质疏松引起的腰腿酸痛有较好的疗效。

治疗糖尿病的常见中药方

加味七味白术散

【方剂】党参、葛根、怀山药各7.5克，白术、乌梅各6.5克，藿香、薏苡仁各5.5克，谷芽、麦芽各7克，茯苓6克，甘草4.5克。

【用法】每日1剂，水煎服。

【功效】益气健脾，消食祛湿。本方适用于湿滞脾胃、气阴亏虚型糖尿病。

生地黄柏汤

【方剂】黄柏、牡丹皮、五味子各10克，知母、泽泻、茯苓、玄参、麦门冬、天花粉各12克，生地黄20克，山药、黄芪各30克。

【用法】每日1剂，水煎服。

【功效】益气养阴滋肾。本方适用于肾阴不足、气津两亏型糖尿病。

左归丸

【方剂】熟地黄、山药、菟丝子、川牛膝、龟板胶各15克，山茱萸、鹿角胶各10克，枸杞子30克。

【用法】每日1剂，水煎服。

【功效】阴阳双补，填补肾精。本方适用于肾阴亏虚型糖尿病。

地黄麦冬饮

【方剂】生地黄、麦门冬、干葛根、天花粉各 6 克，北五味子 1.5 克，甘草 2 克，粳米 15 克。

【用法】每日 1 剂，水煎服。

【功效】滋阴清热，生津止渴。本方适用于阴虚津伤型糖尿病。

半夏苍术汤

【方剂】清半夏 20 克，白芥子、枳实、川芎各 15 克，大黄 6 克，苍术 10 克。

【用法】每日 1 剂，水煎服。

【功效】祛湿化痰活血。本方适用于脾虚湿困、痰瘀互结型糖尿病。

消渴饮

【方剂】怀山药、云茯苓各 15 克，天花粉 25 克，瞿麦 12 克，附子（先煎）6 克，熟地黄 24 克。

【用法】每日 1 剂，水煎，早晚分服。

【功效】滋阴生津，温补肾阳。本方适用于阴阳俱虚型糖尿病。

治疗糖尿病并发高血压病的常见中药方

祛湿化浊降压汤

【方剂】法半夏、橘红、白术、建曲各 15 克，茯苓、天麻、苍术、石菖蒲、远志各 10 克，薏苡仁 30 克。

【用法】每日 1 剂，水煎服。

【功效】化痰降浊。本方适用于糖尿病并发高血压病。

萸地首乌汤

【方剂】何首乌、怀山药各30克，枸杞子、生地黄、天花粉、杜仲、海藻、槐实、白芍药各15克，山茱萸、益智仁、泽泻、陈皮、白术、柏子仁各10克。

【用法】每日1剂，水煎服。

【功效】滋补肝肾。本方适用于糖尿病并发高血压病。

益气养阴活血降压汤

【方剂】生黄芪、太子参各30克，生地黄、北沙参、石斛、刘寄奴、赤芍药、桃仁、红花各10克，丹参、益母草、代赭石（打碎先煎）、川牛膝各15克。

【用法】每日1剂，水煎服。

【功效】益气养阴活血。本方适用于糖尿病并发高血压病。

杜仲桑珍汤

【方剂】黄芪、怀山药、玄参、葛根、丹参、珍珠母（打碎先煎）各30克，生地黄、熟地黄、泽泻、杜仲各20克，桑寄生、桑螵蛸各15克。

【用法】每日1剂，水煎服。

【功效】益气养阴，活血潜阳。本方适用于糖尿病并发高血压病。

治疗糖尿病并发高脂血症的常见中药方

大柴胡汤

【方剂】柴胡12克，黄芩、半夏、芍药、枳实、大黄各9克，生姜15克，大枣20克。

【用法】每日1剂，水煎服。

【功效】和解少阳，荡涤降浊。本方适用于糖尿病并发高脂血症。

海蛤糖脂宁

【方剂】海蛤壳粉3克，黄精、何首乌各30克，地骨皮15克，淡海藻、葛根各10克。

【用法】将海蛤壳粉经现代提纯制粉，其他药浓煎，每日1剂，分3次服。3个月为1个疗程。

【功效】益气养阴，清热解毒，化痰祛瘀。本方适用于糖尿病并发高脂血症。

化痰消脂汤

【方剂】白术、苍术各10克，陈皮、半夏各9克，茯苓17克，泽泻12克。

【用法】每日1剂，水煎服。1个月为1个疗程。

【功效】燥湿化痰降浊。本方适用于糖尿病并发高脂血症。

滋肾蓉精丸

【方剂】黄精、肉苁蓉、何首乌、金樱子、赤芍药各15克，怀山药、山楂各30克，五味子6克，佛手10克。

【用法】将上药共为粉末，水泛为丸，每次服6克，每日3次，1个月为1个疗程。

【功效】补肾活血降浊。本方适用于糖尿病并发高脂血症。

治疗糖尿病肾病的常见中药方

加味参芪地黄汤

【方剂】太子参、生黄芪、生地黄、白茅根、丹参各30克，山药、益母草各15克，山茱萸、茯苓各12克，泽泻、红花、牡丹皮各10克。

【用法】每日1剂，水煎服，1～2个月为1个疗程。

【功效】益气养阴，补肾活血。本方适用于气阴两虚、瘀血内阻型糖尿病。

益气滋肾化瘀汤

【方剂】生黄芪、太子参、黄精、丹参、益母草、白茅根各30克，熟地黄、山茱萸、泽泻、茯苓、五味子各15克，山药、川芎、泽兰各10克。

【用法】每日1剂，水煎服。

【功效】益气养阴，滋肾化瘀。本方适用于气阴两虚、血行不畅型糖尿病。

保元春泽汤

【方剂】人参、黄芪各9克，白术、桂枝、猪苓、泽泻、茯苓、地龙、六月雪各10克，川芎12克，生牡蛎30克，肉桂2克，甘草3克。

【用法】每日1剂，水煎服。

【功效】益气温阳，健脾补肾，利水消肿。本方适用于脾肾阳虚型糖尿病。

糖肾益汤

【方剂】生黄芪30克，桃仁、泽泻各12克，生大黄、山药、桑螵蛸各10克，生地黄、女贞子、淫羊藿、丹参各15克。

【用法】每日1剂，水煎服。

【功效】益气活血，补肾降浊。本方适用于肾虚血瘀型糖尿病。

芡实枸杞山药汤

【方剂】山药30克，山萸肉、芡实各15克，生地、枸杞子各12克，天冬、金樱子、桑螵蛸、沙苑子各10克。

【用法】每日1剂，水煎服。

【功效】益气活血，补肾降浊。本方适用于肾阴亏虚型糖尿病。

治疗糖尿病并发冠心病的常见中药方

黄连洋参汤

【方剂】黄连15克，西洋参、陈皮、当归各10克，甘草6克，珍珠1克。

【用法】每日1剂，水煎服。

【功效】益气养血，清心安神。本方适用于糖尿病并发冠心病心律失常。

苍玄山黄汤

【方剂】苍术、玄参各10克，山药20克，黄芪30克，丹参15克，葛根9克。

【用法】每日1剂，水煎服。

【功效】益气养阴，活血化瘀。本方适用于糖尿病并发冠心病。

补气肃肺利水汤

【方剂】生黄芪、太子参各30克，五味子6克，丹参、桑白皮各15克，葶苈子、麦门冬、泽泻各 10 克。

【用法】每日 1 剂，水煎服。

【功效】益气养阴，肃肺利水。本方适用于糖尿病并发冠心病。

益气通脉汤

【方剂】黄芪、丹参各 30 克，麦门冬 15 克，五味子、西洋参（另炖）、降香（后入）各 6 克，郁金 12 克。

【用法】每日 1 剂，水煎服。

【功效】益气养阴，理气活血。本方适用于糖尿病并发冠心病。

第八章

未雨绸缪，积极主动预防糖尿病

一旦患上糖尿病，就要与它终身相伴，无法治愈是糖尿病最大的特点，但这并不是说患者会随时面临危险。糖尿病的真正可怕之处是后期的并发症，它们才是致患者死亡的主要原因。所以，预防糖尿病、尽早控制病情才是最重要的。而预防糖尿病并不是一件很困难的事情，只要注意纠正生活中的不良生活习惯，配合健康的饮食、起居、运动就可以了。

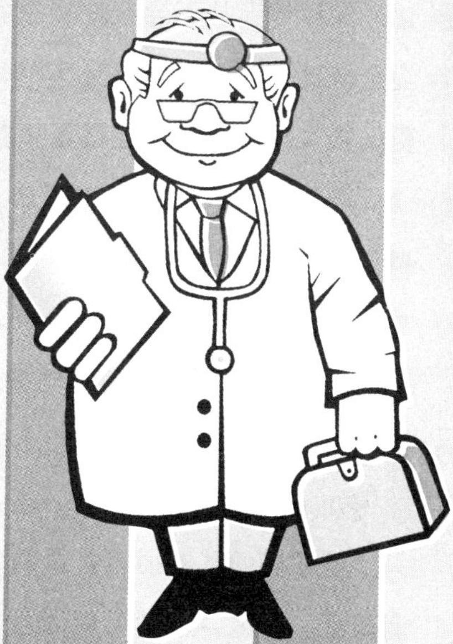

第一节 上下齐心，共同筑起“防糖堤”

一 预防糖尿病很重要

糖尿病是一种妇孺皆知的“终身病”。随着人们生活水平的提高和人口老龄化，患糖尿病的人也逐渐增多，其发病率已比十年前翻了一番，因不能及时有效治疗而发生各种并发症的死亡率及致残率十分惊人，糖尿病已成为威胁人们健康的第三号杀手。

据专家估计，我国每年将新增糖尿病患者 100 万之多。令人忧虑的是，相当多的患者因病情隐匿，或症状不明显，或虽有症状却不能识别，加上误诊、漏诊等，从而导致许多患者发展到了并发症期才予以正确的治疗。据不完全统计，我国大约只有 52.6％的糖尿病患者得到确诊，而有 47.4％的患者仍未被发现和诊断。这就意味着许多人患了糖尿病，却被自己忽视了！

糖尿病的典型症状为多食、多饮、多尿，体重下降。可是，真正表现出典型症状而被确诊为糖尿病者，为数并不多。2 型糖尿病患者占据糖尿病病例总数的绝大多数，其进展缓慢，无症状期可长达数年至数十年，但最终几乎都会发生微血管病变，因此导致糖尿病性心脏病、白内障、脑动脉硬化等，出现一系列的并发症。有的人由于症状隐匿，直到发生了心肌梗死、卒中等，才得知是糖尿病在作祟。

糖尿病的基本损害是微血管病变，同时还累及神经、组织，并且造成代谢紊乱。所以，患者可以表现出很多症状，如胸闷、心悸、头晕、四肢酸痛或麻木、腰痛、阳痿、性欲减退、月经紊乱、便秘、不明原因的视力迅速减退，莫名其妙的腹泻，反复发作的下肢感染或尿路感染，迁延难愈的肺结核，常并发胆石症、胆囊炎，或者尿液中出现葡萄糖。女性外阴瘙痒也是罹患糖尿病的信号之一。

另外，年过四旬且具备一种以上高危因素者，要每年进行 1 次空腹血糖检查。确诊为糖尿病后，一定要早期治疗，通过适当的体育锻炼、节食、控制体重或口服降糖药来控制血糖，必要时改用胰岛素治疗。

预防糖尿病，把好三道关

糖尿病已经成为继心脑血管疾病、癌症之后的另一个严重危害人民健康的慢性非传染性疾病。其实糖尿病是可以预防的，关键要把好三道关：

（1）树立正确的进食观，采取合理的生活方式。糖尿病虽存在一定的遗传因素，但关键还是环境因素，热量摄入过多、营养过剩、肥胖、缺乏运动是发病的重要原因。热量摄入适当，低盐、低糖、低脂、高纤维、维生素充足是最佳的饮食配伍。

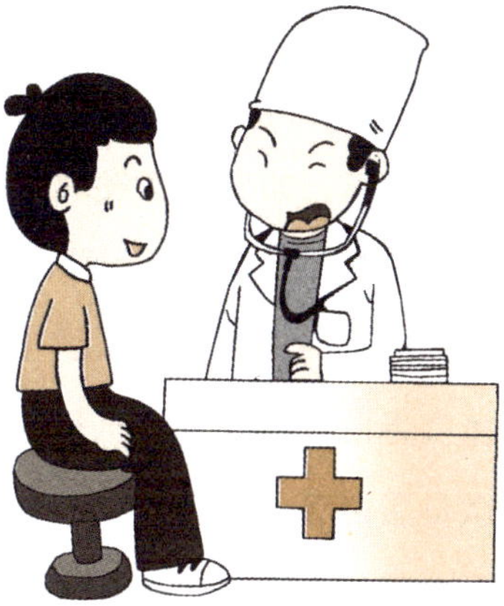

（2）定期测量血糖，以尽早发现无症状性糖尿病。应该将血糖测定列入中老年常规的体检项目，即使一次正常者，仍要定期测定。凡有多饮、多尿、皮肤感觉异常、性功能减退、外阴瘙痒、视力减退、体重减轻等症状时，要及时就诊，尽早诊断，尽快治疗。

（3）糖尿病很容易引发并发症，多因此而危及患者生命。因此，要对糖尿病慢性并发症加强监测，做到早期发现，早期预防，而到了晚期，疗效往往不佳。早期诊断和早期治疗，可以预防并发症的发生，让患者像正常人一样生活。

防治糖尿病的三个层次

目前还没有根治糖尿病的方法，但糖尿病肯定是可以预防的。糖尿病的预防可分为以下三个方面：

1. 无“糖”则需防

无“糖”则需防是指以防为主，让除受遗传因素影响的人不患糖尿病。如今，随着生活水平的提高和生活节奏的加快，越来越多的人受到很多外部不利因素的影响，如饮食平衡失调、生活规律紊乱、缺少定期运动等。在这种情况下，越来越多的人患上了糖尿病。为了预防糖尿病，我们应该关爱自己的身体，多参加体育锻炼，尽量减少不必要的熬夜和应酬，控制体重，定期进行血糖测试。

2. 有“糖”则需控

有“糖”则需控是指患了糖尿病，要能及早发现，并积极正确地治疗，使患者血糖保持稳定，以免患上糖尿病并发症。糖尿病是一种需要长期治疗的慢性疾病，如果患者发现自己患有糖尿病，千万不要过分担心会引发并发症。因为在控制好的情况下，并发症的产生需要10～20年甚至更长的时间。所以，糖尿病患者在平时的生活中，应该充分重视定期检查，注意血糖和糖化血红蛋白、血脂、血压和体重指数是否在正常范围内。同时还要留意视力、尿微量蛋白等是否有异常，以便及时发现并发症。

3. 有“糖＋并”则需缓

有“糖＋并”则需缓是指要好好治疗糖尿病及其并发症，延缓并发症的进展。糖尿病患者常会发生大血管、微血管和周围神经病变等严重的并发症，而这些并发症会使患者致残、致死，严重影响着患者的生活质量甚至生命。如果患者正处于糖尿病并发症初期阶段，应积极予以治疗；如果已处于并发症中后期，则应延缓并发症的进展，使糖尿病并发症造成的残废和过早死亡的比例降到最低水平。

怎样做好糖尿病的预防工作

糖尿病患病率近年来呈上升趋势，所以我们每个人都应该做好糖尿病的预防工作，平时要注意养成良好的生活习惯，才不至于事后后悔莫及。那么生活中我们到底应该怎么做呢?

（1）合理安排饮食。最好选择非精制、富含可溶性维生素的糖类食物，而且要按照各种营养物质占每日所需热量比重来分配食物，脂肪和蛋白质等都要摄入，保证营养均衡，还要多吃蔬菜水果。

（2）防止肥胖。肥胖是引发糖尿病的一个重要原因，所以患者出现肥胖的时候应该及时做好调整，远离高脂肪食物。

（3）平时要注意参加体育锻炼，增强体质，增强防御疾病的能力。

（4）中老年人一定要定期检查身体。中老年人的体质逐渐下降，很容易患上一些疾病。经常检查身体能够了解身体状况，有问题的时候能够及时解决，对预防糖尿病有很大的帮助。

（5）如果并发高血压病、高脂血症等疾病，要注意及时治疗，不要耽误。

（6）生病的时候要减少服用会对糖代谢产生不利影响的药物。

（7）戒烟戒酒。烟酒对身体健康没有好处，而且还能增加糖尿病的患病率。

做好预防糖尿病的两件事

中国有句古语，叫“防患于未然”，这句话在防治糖尿病中相当重要。

我国糖尿病患病率急剧增高的基本原因，就是遗传的易感性、生活水平的提高、生活模式的缺陷、平均寿命的延长和检测手段的提高。目前我们还没有办法改变遗传基因的特点，生活水平提高、平均寿命延长以及医疗条件的改善对我们来说是好事，也恰恰是我们所追求的目标。因此，预防糖尿病主要应做好以下两件事：

（1）进行健康教育。即大力进行糖尿病的宣传教育，尽量使糖尿病知识及其预防手段家喻户晓，使全民动员起来，和糖尿病做持久的斗争。

（2）进行健康促进。仅仅停留在宣传糖尿病知识上是远远不够的，还必须为人们做点实事，使他们尽快改变不健康的生活方式，养成正确的、科学的饮食习惯，持之以恒地坚持体育锻炼，避免肥胖，少饮酒、不吸烟，保持心理上的健康，使糖尿病和其他慢性疾病的发生率降低到最低水平。同时，利用各种手段对整个人群，特别是糖尿病的高危人群进行糖尿病和糖耐量损害的筛查，以期尽早地发现和有效地治疗糖尿病。

何时是预防糖尿病的最佳时机

预防糖尿病应从哪个阶段开始？从绿灯、黄灯还是到了红灯时再开始也不晚？毋庸置疑，从健康状态还处于绿灯时就开始是比较明智的，也是必要的。如从黄灯亮起时再开始预防，虽说有些晚了，总比不预防要好得多。预防做得好可终生不承受糖尿病的痛苦。值得提醒的是，当黄灯亮起之时，这块心病始终困扰着你，一不注意预防，或者不再坚持预防糖尿病的方法，随时可能患上糖尿病。当然，如果血糖过高，那就“为时已晚”，此时已不能预防糖尿病，而是应该治疗糖尿病了。

不做“小胖墩”，远离糖尿病

糖尿病有较长的“孕育与生长”周期，而且临床实践已证实，青少年糖尿病患者的增多，其根源在于前期的肥胖。热量摄入过多、体力活动太少是引起儿童肥胖的主要原因。

针对这种情况，应该如何预防儿童肥胖问题进而预防糖尿病？俗话说“缺什么就补什么”，针对潜在的糖尿病患儿，世界卫生组织开出了有效进行体重管理的“处方”：饮食、运动和睡眠疗法。糖尿病有较为隐蔽的潜伏期，因此前期要多检查身体，以便弄清血糖的升降情况，特别要提醒那些有糖尿病家族史的儿童，身体检查的时间间隔不能超过半年。

好习惯让孩子受益一生，因此纠正不良生活习惯是让孩子远离糖尿病的首选，这主要涉及孩子的饮食、运动和睡眠几个方面。

首先，在饮食方面让孩子养成细嚼慢咽的进食习惯，一方面控制食物的摄入量；另一方面剔除高热量、高血糖指数的食物，选择吸收较慢的多糖食物，如玉米、萝卜、海带、冬瓜、苹果、草莓等。

其次，在运动方面培养孩子积极锻炼的习惯，除了在学校积极参加体育运动之外，还要鼓励孩子积极投身到户外运动中去，如跑步、跳绳、游泳等。

最后，让孩子养成良好的睡眠习惯。良好的睡眠可以缓解孩子的精神长期处于高度紧张的状态，但很多家长都容易忽视这一点。但不能为图省心让孩子睡眠时间过长，要客观地认识到，掌握孩子睡眠的规律，营造良好氛围，是可以通过积极引导让孩子养成良好睡眠习惯的。

糖尿病的预防措施有哪些

糖尿病的预防措施应从以下几个方面来开展：

1. 加强体育锻炼和减轻体重

肥胖是糖尿病的重要危险因素之一。体力活动过少有可能引起身体发胖，两者互为因果，都可诱发糖尿病。因此适当地增加体力活动，控制总热量摄入，限制肥胖，将这三者结合，可使糖尿病的发病率降低。

2. 改变饮食习惯

让人们充分认识到，任何人在任何时间、任何地点都有可能患糖尿病，不健康的饮食习惯可以促使糖尿病的发生。现在绝不能依赖某些药物，完全可以通过改变饮食习惯，调整总热量和脂肪的摄入来预防糖尿病的发生。

3. 大力宣传戒烟

国内外学者都已公认，吸烟是引发糖尿病的三大主要危险因素之一。因此必须要加强戒烟的宣传。

4. 从妊娠期开始预防

要加强对广大群众进行妊娠期糖尿病知识的教育，并增强监测筛选的意识。大力提倡对于25岁以上的所有初孕妇女和25岁以下有糖尿病家族史、肥胖、高血压病、高脂血症的初孕妇女或有分娩巨大胎儿史、畸胎史、流产史的孕妇，在妊娠24～28周期间定期检测血糖，以便早期发现妊娠糖尿病，及时采取干预措施（必要时做50克葡萄糖耐量试验筛选），并定期对孕妇和胎儿进行监测，确保胎儿正常发育和母体的健康。

5. 从婴儿哺乳期开始预防

已有大量研究证实，婴儿哺乳期过早喂牛奶，是1型糖尿病的独立肯定的危险因素，提倡母乳喂养是关键。糖尿病的预防工作要从妊娠期和婴儿哺乳期开始做起，要努力培养出没有危险因素的下一代。

怎样预防低血糖

如果血糖<5.5毫摩尔/升（100毫克/分升），则应先吃1～2份主食再运动；如果血糖在5.5～16.7毫摩尔/升（100～300毫克/分升），则可不吃东西便运动，然后配合运动的种类和时间来补充食物。

注射胰岛素的糖尿病患者，应避免将胰岛素注射在将要运动的部位，例如要做腿部运动时，就要将胰岛素注射在腹部或手臂。

1型糖尿病患者若是在晚上运动，最好事先减少注射胰岛素剂量或增加睡前点心，以避免半夜发生低血糖反应，因为运动后3～21小时会出现迟发性低血糖反应。

如果长时间大运动量地活动（如郊游、爬山等），虽然口服降糖药和/或胰岛素的降糖作用持久，但在运动后1～2小时还有发生低血糖反应的可能，因此在运动结束后需要适当加大饭量。

有条件者可以在运动前后用血糖仪各测一次血糖，以及时发现低血糖反应，了解哪种运动形式、多少运动量可以降低血糖反应及起到降糖疗效。

预防糖尿病的注意事项

做好糖尿病的预防工作是降低糖尿病危害的主要方法，那么我们应该怎样做好预防呢？

1. 饮食搭配很重要

在日常生活中，一定要注意营养搭配，不能偏食，更不能暴饮暴食；在外面吃饭的时候不要吃对身体有害的垃圾食品，要选择新鲜的食物和干净卫生的餐厅。

2. 保持体重

肥胖是导致糖尿病的一个重要因素，所以平时要注意检测自己的体重，控制饮食，加强锻炼，保持标准体重。

3. 选择有机食物，少吃加工类食品

在食物选择上要尽量选择一些有机食品，同时要经常更换蔬菜品种，多吃谷类食物。市场上有很多加工类食品，这些食品大多含有添加剂，对身体健康不利，我们要少吃或不吃。

4. 定期到医院体检

体检是早期发现糖尿病的重要手段。如果发现有代谢异常的情况，可以尽早进行干预，防止糖尿病的发生和进一步发展。

5. 进行适当的运动

日常生活中，我们要进行适当的运动。因为运动能改善体质，有预防疾病的作用。

预防糖尿病从瘦腰开始

医学上把人体蛋白质、脂肪、糖等物质发生代谢紊乱的病理状态称之为代谢综合征。研究发现，代谢综合征可以使人患冠心病的概率增加3倍，患脑卒中的危险增加4倍。肥胖（主要是腹型肥胖）是代谢综合征的核心。腰围可作为腹型肥胖的指标，瘦腰的目的就是要预防糖尿病和心脑血管疾病的发生。当男性腰围超过85厘米、女性腰围超过80厘米时，即可诊断为向心性肥胖（腹部脂肪增多）。这时就应该注意：

1. 规律饮食

适当控制总热量，每天摄入盐应在6克以内，戒烟限酒，减少脂肪摄入，多吃新鲜蔬菜、水果。

2. 适量运动

设定切实可行的减肥目标，减5～10千克或减轻体重的10%。每天至少活动1次，每次活动30分钟，每周至少活动5天。

此外，应定期去医院检查血压、血糖、血脂，如果有异常应及时治疗。

预防低血糖的方法

（1）按时进餐，灵活掌握，因人因时而异，需要患者自己摸索，一般应在可能发生低血糖的半小时前，进食主食12.55～50克。

（2）胰岛素用量大者，一定要按时进餐，保持胰岛素与饮食、运动、工作相平衡。根据实际情况，及时调整胰岛素的使用剂量。每天的体力活动要有规律，这不仅能避免低血糖的发生，而且对糖尿病的恢复也有益处。

（3）如出现低血糖反应，冲服一小勺红糖水即可。

药物预防糖尿病不可取

有人会问，能否用药物来预防糖尿病？就医师的观点来看，建议最好还是采取多学习、合理选择饮食、多进行体育锻炼、放松心情等非医疗方法来预防糖尿病，而不要单纯依赖药物。主张用非药物预防糖尿病的原因有以下几个方面：

（1）用药无法掌握时机。您无法预测自己何时患糖尿病，要是用药物预防，应该从何时开始吃，到何时结束呢？这是无法测定的。

（2）用药花费较高。用药物预防糖尿病每天所花的钱可能不太多，但要日积月累，长年下来，那花费就不是个小数目了，所以不鼓励采用药物来预防糖尿病。

（3）用药会产生副作用。任何药物都有其不可避免的副作用，治疗重点应放在改变不良的饮食及生活方式。

糖尿病足的定义和预防措施

糖尿病足有广义和狭义两种概念。

广义的糖尿病足，是由于糖尿病血管、神经病变引起下肢异常改变的总称。糖尿病肢端坏疽是糖尿病足（广义）发展的一个严重阶段。糖尿病末梢血管病变也包括在广义糖尿病足概念之内。

狭义的糖尿病足仅仅是指由糖尿病引起的足部的异常变化，是糖尿病末梢血管病变的发展。糖尿病肢端坏疽是和狭义糖尿病足并立，且比糖尿病足病情更为严重的病理变化，也是在糖尿病末梢血管病变的基础上产生的。

糖尿病患者要预防糖尿病足的发生，可以从以下几方面去做。

（1）勤检查：每日检查双足一次。

（2）促清洁：保持足部清洁卫生。

（3）善保养：避免足部受压、损伤、继发感染。

（4）治外伤：及时到医院处理足部疾患。

（5）促循环：运动、保暖、按摩、戒烟酒。

第二节 不同人士，预防要点和方式也不同

一般人应如何预防糖尿病

既然现在糖尿病发病率这么高，对人类威胁这么大，我们一般人到底能做点什么，才能使自己患糖尿病的概率降到最低呢？简而言之，糖尿病防治的基本思路概括为“三个五”，即“预防糖尿病的五个要点，治疗糖尿病的五驾马车，监控糖尿病的五项达标”。而我们至少要做到“五个要点”，那就是“要多学点，要少吃点，要勤动点，要放松点，药要服点”，这也是国际上公认的预防糖尿病措施的概括。

1. 要多学点

就是要多学、多看有关糖尿病的书籍、报刊、电视，多听有关糖尿病的讲座和广播，增加自己对糖尿病的基本知识和防治方法的了解。

2. 要少吃点

就是要减少每日的热量摄取，特别是要避免大吃大喝、吃肥甘厚味、吸烟、喝酒等。

3. 要勤动点

就是要增加体力活动和运动量，控制体重，减轻负担，避免肥胖发生。

4. 要放松点

就是要力求做到开朗、豁达、乐观，注意劳逸结合，避免过度紧张。

5. 药要服点

糖尿病是代谢综合征，应在医生的指导下进行调节治疗，服药可以改善

这些代谢紊乱，对预防糖尿病大有裨益。

如果一个人能够长期做到这“五个要点”，糖尿病发病率至少能降低50％。

儿童如何预防糖尿病

近年来，某些城市在对中、小学生体检时发现，尿检中葡萄糖、蛋白质两项阳性率是国外（发达国家）同龄学生指标的3倍。

大家知道，胰脏是人体内仅次于肝脏的第二大消化腺，位于第1、2腰椎之前，成人时的重量为70～80克。胰脏内主要构成单位是胰腺以及胰岛，其主要分泌物胰岛素是糖类正常代谢过程中必不可少的物质。糖尿病就是由于体内胰岛素分泌相对或绝对不足而引起的以糖代谢障碍为主的伴有脂肪和蛋白质代谢紊乱的疾病。

糖尿病分为1型和2型。1型又分为1A型和1B型，儿童时期所患的糖尿病1A型占90％以上，是1型的代表，它是由于遗传基因、免疫因素和环境因素共同作用引起的。这种糖尿病发病急，任何年龄都可能发病，典型病例多见于儿童及青少年，必须依赖胰岛素治疗。多与遗传有一定关系，即患者的父母大多患糖尿病。环境因素研究结果证实，1A型糖尿病的发病与各种病毒感染有关，如风疹病毒、腮腺炎病毒、柯萨奇病毒等，化学毒物及营养中某些成分缺乏等都可使胰岛β细胞受损而发病。

由于生活条件的改善，儿童进食过多、摄入热量过剩的情况增多，因此肥胖儿童越来越多，这种条件下易发生2型糖尿病。如果儿童发生2型糖尿病，则可能引发严重的并发症。因此，对儿童2型糖尿病也要提高警惕，主要是避免儿童肥胖。

治疗儿童糖尿病应强调早发现、早治疗，所以学生体检时应查尿糖。发现尿糖阳性者，或学生的父母患有糖尿病者，应作为重点观察对象。确诊后，要在医生指导下控制血糖，同时控制饮食，控制营养素和热量的摄入。教育孩子要规律生活，讲卫生，防治各种感染。对患糖尿病的儿童，主食安排不要过细，并要粗细粮搭配，菜的种类要多，让患儿尽量广泛地摄取各种营养素；不要给孩子吃含色素、防腐剂的食物和饮料。

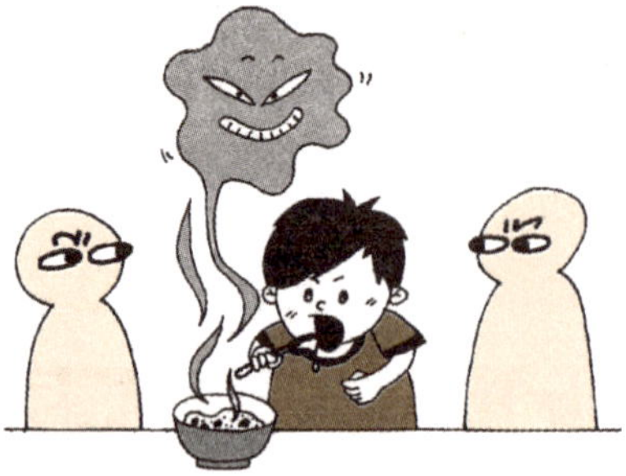

不能多吃肉类和垃圾食品，要少喝含糖饮料，避免患肥胖症。提倡让儿童积极参加体育活动，不要背着沉重的功课包袱。

中年人如何预防糖尿病

糖尿病在中年人群中是一种常见的疾病，尤其是体胖者或有糖尿病家族史者较易患此病，它是慢性高血糖状态所致的一组综合征，病因复杂多样，目前尚未完全清楚。不过，糖尿病与肥胖、体力活动减少、饮食习惯、遗传因素以及环境因素等有密切关系。

糖尿病的临床表现一般是多饮、多尿、多食及体重减轻等，俗称“三多一少”。在易发人群中，即使无这些症状，在40岁以上也应定期检测血糖，以便早期发现血糖改变。

目前对于糖尿病尚无根治方法，但可以通过饮食控制、药物治疗及体力活动相结合的治疗措施，使患者身体达到“条件健康”的标准。

糖尿病本来是一种老年病，但由于我国中年肥胖者的增多，中年人糖尿病发病率在不断上升，使糖尿病呈现年轻化趋势。

中年人工作忙，应酬多，更应注意严格控制饮食，勿使热量摄入过剩。一般吃到七八分饱即可，尤其要少吃动物性脂肪，少吃红肉（猪、牛、羊肉），可以吃些海鲜、鱼虾，要多吃蔬菜和水果。如何判断摄入热量是否过剩？主要是看体重及腰围，要保持体重指数（BMI）不超标。BMI = 体重（千克）/（身高 × 身高）（平方米）男性 < 25，女性 < 24；男性腰围 < 93 厘米，女

性腰围<86 厘米。

中年人由于工作紧张，往往很少运动。必须认识到久坐不动可能会在多年后引发糖尿病或心血管病。因此要下决心，每周保持一定的活动量，如外出步行、骑自行车、慢跑、做操、打太极拳、游泳或进行其他体育活动。如果能坚持每天定时进行 20～40 分钟的持续运动则更好。

中年人眼光要放远，要看到健康是事业成功的根本条件。我国有不少中年人在事业兴旺发达时英年早逝，这些例子应作为警示。从目前来看，三四十岁的中年人应该在每年体检时检查血糖，发现血糖升高要及早处理，以免发展成糖尿病。

防治糖尿病并发症的方法

糖尿病并发症影响糖尿病患者的生活质量，严重时可引起心脑血管病、失明、截肢、尿毒症甚至死亡。那么，怎样才能避免发生并发症呢?

（1）严格控制血糖，通过饮食控制、加强运动和药物治疗，努力使空腹和餐后血糖均能达到或接近正常水平。

（2）定期检查眼底、尿蛋白排泄率、肾功能和心电图等，以便及早发现和及早治疗并发症，必要时给予胰岛素治疗。

（3）治疗高血压、血脂异常。

（4）戒烟。

（5）注意个人卫生和足部保健。

防治并发症，治疗糖尿病本身是关键。因此，在治疗上，越来越多的医生和患者希望用对糖尿病确有疗效又能防治并发症的药物，中医药的优势已逐渐引起人们的重视，其微观机制也渐趋阐明。卫生部已制订防治糖尿病的规划：一级预防主要是指对糖尿病易感人群及已有糖尿病潜在表现的人群，有针对性地通过改变和减少不利的环境因素和行为因素对人体的影响，最大限度地减少糖尿病的发生；二级预防是筛查发现无症状的糖尿病及糖耐量异常者，早期干预，以降低糖尿病的发病率；三级预防是对已诊断为糖尿病的人群，综合采取科学的治疗方法严格控制血糖。

空腹血糖控制在4.4～6.1毫摩尔/升，餐后2小时血糖控制在4.4～8.0毫摩尔/升，也就是平时常说的“治必达标”，或控制在空腹血糖6.1～7.1毫摩尔/升，餐后2小时为8.0～10.0毫摩尔/升的良好水平。采取饮食、运动、药物治疗、血糖自我监测和糖尿病健康教育等“五驾马车”综合治疗措施。特别强调的是，要严格控制好血糖、血压和血脂水平。

年轻人预防糖尿病很重要

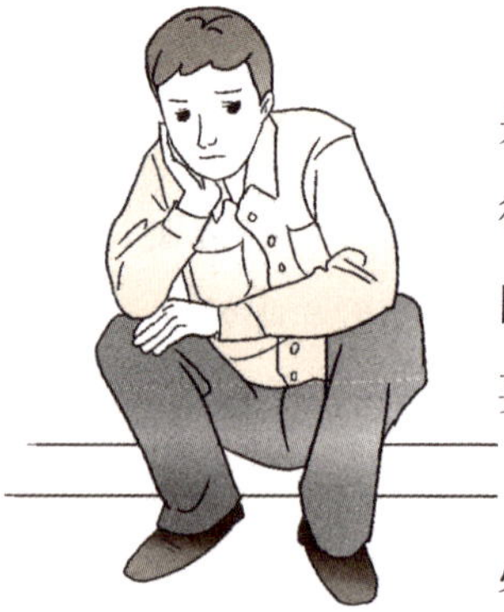

以前人们都认为糖尿病是老年人的“专利”，但是近年来，糖尿病有向中青年发展的迹象，甚至在很多儿童身上也发现了糖尿病的踪迹。所以说，预防糖尿病已经不仅是针对老年人了，年轻人同样需要了解其重要性。

现在的年轻人生活、工作压力都非常大，缺少必要的体育运动；有些人白天工作了一整天，到了晚上喜欢约上三五好友，进行一些娱乐活动，往往免不了要熬夜；有些人不注意忌口，遇到自己喜欢的食物就大吃大喝，往往会导致营养不均衡，容易出现肥胖、营养不良、体质下降等问题，高血压、高血糖等问题可能就会随之而来。

以前的年轻人患糖尿病主要是因为自身免疫障碍而无法制造胰岛素，而罹患1型糖尿病。但是近年来由于饮食和生活方式的改变，年轻人患2型糖尿病的人数在不断增加。所以，要从年轻时就做好预防糖尿病的工作，让身体保持健康，远离糖尿病。

要避免“甜蜜夫妻”

对于一对夫妻来说，一方患上了糖尿病，没多久，另一方也患上了糖尿病。于是两个人很纳闷，糖尿病又不是传染病，怎么会夫妻同患呢？莫非这就是人们常说的“患难夫妻”。其实，事实并非如此。

糖尿病确实不是传染病，但也应警惕出现“甜蜜夫妻”“甜蜜家庭”。调查显示：拥有共同的不良生活习惯是出现“甜蜜夫妻”的主要原因，每天生活在相同的生活环境下，饮食、活动、休息等日常生活方式几乎相同。

例如，都没有规律的作息，都不喜欢运动，都喜欢进食高油脂、高热量食物等。

近年来，随着生活节奏的加快，不少年轻夫妻为图方便省时，常吃油炸快餐或方便点心。又因工作忙碌而疏于运动，再加上熬夜和工作的压力，于是出现了年轻一代的“甜蜜夫妻”。

那么怎样预防夫妻糖尿病和家庭糖尿病呢？糖尿病患者的配偶或家庭成员应该注意以下几点。

1. 不要暴饮暴食

不要暴饮暴食是预防糖尿病的关键，这是针对中国人“食不厌精”的特点而言的。不论是中国内地还是中国港澳地区，大吃大喝者大有人在。他们认为“想吃什么就吃什么”是幸福的象征，殊不知“病从口入”，对很多人而言，糖尿病是吃出来的病。少吃东西就是减少每天的热量摄取，特别要避免大吃大喝、少吃肥甘厚味、避免喝烈性酒、戒烟等。

2. 增加体育运动

“生命在于运动”，运动可以减去多余的脂肪，防治肥胖；可以增强心肺功能，提高吸氧总量；可以改善心脏功能，防治冠心病的发生；可以增加血液流动，增强输氧能力；可以增加骨骼密度，防治骨质疏松；可以改善心理状态，保持心情舒畅，所以运动对人体健康极为重要。

勤运动的重要目的之一是不使体重增加过快，并且使增高的体重减下来。

有些方法可以用来衡量自己是否超重，是否肥胖。如一个人的标准体重应该是（身高－105）±10%，其中身高用厘米，体重用千克。一个人的理想体重应该在标准体重的90%～110%。

3. 多进行糖尿病知识教育

要多看看有关糖尿病的书籍、报刊、电视，多听有关糖尿病的讲座和广播，增加自己对糖尿病的基本知识和防治方法的了解，这是预防糖尿病的前提。试想，如果一个人对糖尿病一无所知，根本就不知道糖尿病和其并发症的危害，也根本不知道预防糖尿病的必要性和应该采取的措施，那还怎么预防糖尿病？

4. 放松心情，保持乐观态度

保持乐观态度就是力求做到开朗、豁达、乐观、劳逸结合，避免过度紧张劳累。人是有思想的，有喜、怒、哀、乐等各种情感，而日常生活中的各种感情变化，不只影响了他们的心理状态，而且也影响到他们的生理状态，甚至影响他们的健康。不想得糖尿病，就必须保持平常心来对待一切。

患者子女预防糖尿病的措施

糖尿病不同于别的遗传病，它遗传的是易感性，也就是说，被遗传者不注意预防才可能得糖尿病。

因此，即使父母患有糖尿病，如果子女注意预防，那么患糖尿病的概率也会大大降低，糖尿病患者的子女也不必过于担心。同样，即使父母没有糖尿病，但如果不注意预防，子女照样会患糖尿病。

那么，糖尿病患者的子女应如何正确预防该病的发生呢？

1. 加强体育锻炼

运动可以强身健体、防治疾病，所以要加强体育锻炼，以利于消耗热量、调整血脂紊乱，增加胰岛素的敏感性，从而防治糖尿病。

2. 饮食宜合理清淡

饮食要营养均衡、搭配合理，减少总热量的摄入，多吃蔬菜、豆制品，少吃甜食。总之，患者应以清淡多样化饮食为主。

3. 保持良好的心态

虽然糖尿病有一定的遗传性，但因心理因素发病的糖尿病患者占60%以上。暴怒、焦虑、恐惧、悲伤等情绪变化均可导致精神紧张和剧烈的心理冲突，其中尤以暴怒对糖尿病患者的影响最大。因此，保持良好的心态对预防糖尿病至关重要。

4. 定期检测

定期体检，测血糖，以做到早期发现、早期治疗，以提高治愈率。

1型和2型糖尿病的预防措施

1. 1型糖尿病的预防措施

1型糖尿病的发病原因与遗传和环境因素有关，是一种自身免疫相关性疾病，其预防措施有：

（1）新生儿及婴儿早期不喝牛奶。最近研究发现，新生儿喂食牛奶者1型糖尿病的发病率较高，可能与牛奶蛋白刺激儿童产生抗血清抗体有关。

（2）避免接触对胰岛β细胞有损失的化学物质，如四氧嘧啶、链脲佐菌素等。

（3）筛选易感者，并及时采取干预措施。1型糖尿病发病前，静脉葡萄糖耐量试验早期第一时相胰岛素释放减少。这些检查可用来筛选1型糖尿病前期患者。

（4）积极预防并治疗病毒感染。有人在新发现的1型糖尿病患者血中检测出柯萨奇病毒、腮腺炎病毒、巨细胞病毒及风疹病毒的抗体，提示某些病毒感染可触发1型糖尿病。

2. 2 型糖尿病的预防措施有：

（1）举办糖尿病社区知识讲座及糖尿病患者联谊活动，建立社区糖尿病防治体系。

（2）成立糖尿病康复协会等糖尿病患者的群众性团体。

（3）出版发行关于糖尿病方面的知识手册及其他形式的出版物，提高对糖尿病防治的理论认识水平。

（4）可通过公共媒体，如报纸、广播、电视等宣传糖尿病的易患因素，普及糖尿病防治常识。

糖尿病乳酸性酸中毒应该怎样预防

在所报道的特发性乳酸性酸中毒病例中，约有50％为糖尿病患者。本症在60～80岁年龄组糖尿病患者中占55％，在40岁以上的糖尿病患者中占90％左右。此症主要见于老年2型糖尿病患者，常伴有较严重的心血管、肺、肾脏病变，在心排血量降低、血压下降及缺氧状态下极易发生乳酸性酸中毒。苯乙双胍（降糖灵）与乳酸性酸中毒的关系已得到核实，在美国等西方国家已禁止使用此药治疗糖尿病，我国近年也已逐渐用二甲双胍替代苯乙双胍治疗糖尿病，以降低乳酸性酸中毒的发生率。

糖尿病乳酸性酸中毒发病较急，常被原发疾病所掩盖，缺乏典型的特异性，易漏诊或误诊。本症分为A、B两型，A型常伴有发绀、休克等症状；B型除原发病外，以代谢性酸中毒为主，有原因不明的深大呼吸、神志模糊不清、嗜睡、木僵、昏迷等症状，有时有恶心、呕吐、腹痛、腹泻、体温下降等，但无发绀等休克表现。据统计，10％～15％的糖尿病酮症酸中毒患者及50％的高渗性非酮症性糖尿病昏迷者同时伴有糖尿病乳酸性酸中毒，应引起高度重视。

糖尿病乳酸性酸中毒被发现已有40年左右，迄今仍无令人满意的治疗方法与效果，病死率在50％以上，尤其是血乳酸浓度超过25毫摩尔/升时，罕有幸存者。A 型乳酸性酸中毒病死率可达 80%，较 B 型患者更为严重；老年患者比中青年患者病死率高。因此，预防此症的发生、进展极为重要。预防措施如下：

（1）凡有肝、肾功能不良者，慎用或不用双胍类降血糖药物。

（2）糖尿病患者出现休克、缺氧，肝、肾功能衰竭者，或有酸中毒时应高度警惕本症发生的可能性，应积极纠正缺血、缺氧，维持微循环，纠正休克等。

（3）尽量避免用果糖、山梨醇，而应采用葡萄糖。

（4）尽量不使用甲醇、乙醇、乙二醇、木糖醇、水杨酸盐、异烟肼（雷米封）等药物，慎用普萘洛尔（心得安），以免诱发本症。

孕妇预防糖尿病，进补要适度

孕期过度进补易导致糖尿病，患有糖尿病的孕妇易生出体重超过 4 千克的“巨大儿”。糖尿病会使孕妇的妊娠和分娩增加难度和风险，甚至危及生命。

所以，孕妇要科学膳食、合理补充营养，可以根据营养食谱进食。孕妇要比正常人摄取更多热量及钙、铁、锌、碘等微量元素，肉、蛋、奶、蔬菜、水果等要科学搭配，怀孕前就比较胖的女性尽量不要吃油炸食品，也不要吃过多的甜食。

孕妇在吃水果时要注意选择含糖量较低的水果，并且最好选择在两餐之间食用，吃后要注意漱口。对水果情有独钟的孕妇，最好在怀孕第 24 ~ 28 周时，定期测定血糖，预防妊娠糖尿病。

预防儿童糖尿病的方法

儿童对疾病的意识差，生活的自理能力也较差，即使有患病的危险也不知道该怎么处理和应对，所以家长在预防儿童糖尿病的工作中起到很重要的作用。

1. 预防要从生活着手

预防儿童糖尿病很重要，因为这关系到儿童的成长。孩子平时在家进餐要注意营养搭配，如果是外出就餐的话，要选择一些新鲜的食物，少吃油腻食物；用水来代替甜味饮料，避免让孩子接触酒精类饮品；远离二手烟。

远离加工类食品，每天为孩子准备至少 5 种不同的蔬菜和水果，保证孩子对各种营养的需求和营养平衡。

在制作食物的时候可以让孩子参与进来，这样能够帮助孩子养成良好的进食习惯，也能通过增进亲子关系，鼓励孩子吃一些健康、对身体有益的食物，防止孩子出现挑食、偏食的现象。

保护孩子的口腔健康，用无化学制剂和无氟的天然口腔护理产品。

保证孩子的睡眠，帮助改善其身体的协调能力。

2. 平时要注意锻炼身体

运动对控制 1 型糖尿病和预防 2 型糖尿病有很重要的作用，能改善身体对胰岛素的敏感性，还能降低人体中的脂肪含量，降低患高血压的风险，能够防止孩子因为生活条件的改善而出现肥胖的现象。

家长平时要经常测量孩子的体重，注意是否超标。儿童的标准体重计算方法为：标准体重（千克）＝年龄 ×2 ＋8。超过 20％就为肥胖，如果孩子超重的话，就要引起家长的注意。鼓励孩子进行锻炼减肥，并告诉他们不注意健康会带来的后果。

如果有高危因素存在，如肥胖、家族史等，父母就要注意定期带孩子做相应检查。发现代谢异常时，早期干预，防止儿童糖尿病的发生和发展。

肥胖症患者如何预防糖尿病

肥胖者预防糖尿病的主要方法就是减肥，即控制热量和加强体育锻炼。但有些人经过几次减肥失败，就认为自己的肥胖是天生的，从而放弃减肥。

其实，这种观念是不正确的。体重增加（水肿除外）的唯一原因就是热量的摄入量超过了消耗量。只要每天的消耗量高于摄入量，体重自然就会减少。

还有的人过于依赖减肥食品或者减肥药物，误认为只要使用减肥食品或药品，即使不加强锻炼和控制饮食，也能起到减肥的作用。这种认识是错误的。减肥食物和药物虽有不同程度的效果，但最有效的、最天然的、最好的减肥方法还是控制热量摄入和加强体育锻炼，减肥食品和药品只能作为辅助减肥手段。事实上，对很多人而言体育锻炼在减肥过程中的意义更大，效果更好。如果每天吃得已经很少，总热量控制已十分严格，那唯一的方法就是加强体育锻炼。

中老年人如何预防糖尿病

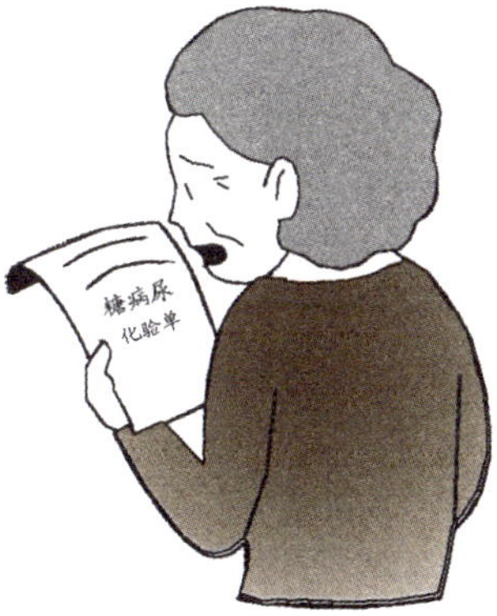

糖尿病在中年、老年人群中是一种常见的疾病，特别是肥胖者，或有糖尿病家族史者，它是由慢性高血糖状态导致的一组综合征，病因复杂多样，现阶段还不能阐明具体原因。

饮食控制是糖尿病的基本疗法。糖尿病患者须控制饮食，特别是一些轻度糖尿病患者，如饮食控制理想，病情可明显减轻，有的可基本治愈。即使一些老年重度糖尿病患者，控制饮食也可减轻症状，并可以增强降糖药物的疗效，从而减少药物用量。

患者最好结合自己的年龄、性别、身高、标准体重，计算出自己每天所需热量，而且根据活动情况适当调整摄入的总热量。

凡易引起糖尿病患者血糖急剧升高的各种食品，应列入禁忌范围。通常情况下应禁食纯糖及各种水果糖、糕类等多糖食物。主食也要严格限量，且宜少吃精米白面，多吃粗粮及各种蔬菜等高纤维食物。

老年糖尿病患者的抵抗力和免疫力都会降低，因此要适当进行体育锻炼，积极参加室外活动，控制体重，避免肥胖。定期检查血糖、尿糖及血脂，及时预防与治疗。

合理的体育活动及体力劳动也可以降低血糖，患者可合理选择适当的运动量。另外，糖尿病患者应忌过度劳累、紧张、激动、焦虑等，否则会加重病情。

“421”家庭如何预防糖尿病

“四个老人，一对年轻夫妻，一个小孩”，“421 家庭”令孩子成为众星捧月的主角。但是，这种过分宠爱可能潜藏着患糖尿病的风险。有的家长在生活上非常迁就孩子，“要吃什么就给什么，要给就给足”，对其饮食习惯的教育也放弃了，导致孩子偏饮偏食，总热量超过自身需求，形成肥胖，脂肪的积聚导致与胰岛素亲和力降低，容易诱发血糖和血脂的代谢障碍。

预防 1 型糖尿病，可以通过怀孕期间的基因筛查；预防 2 型糖尿病，必须控制饮食结构，同时要防止过度疲劳，防止因睡眠不足引起胰岛素分泌过低而引起的糖尿病。

出租车司机如何防治糖尿病

据有关资料表明，出租车司机更易患糖尿病。有关调查机构给百名司机进行健康体检，检查结果令人大吃一惊，仅有 1 人身体情况正常，其余 99 人的身体均有这样或那样的异常情况。这百名司机当中，空腹血糖异常的竟高达 75 人，其余还有很多人患其他疾病，如高脂血症、高血压病等，各项检查指标全部正常的仅 1 人，占 1%。

出现这样令人担忧的体检结果与出租车司机的工作性质有关。出租车司机起居饮食没有规律，精神长时间高度紧张以及生活压力大等均可影响其内分泌状况，导致代谢功能紊乱。这是出租车司机身体出现多种异常，特别是 75%的人空腹血糖高的主要原因。

患糖尿病的出租车司机开车前最好测一下血糖，血糖过高会引起视物模糊，影响驾驶安全。但在驾驶途中更多的情况是出现低血糖，尤其是服用长效的磺脲类降糖药（如格列本脲等）以及使用胰岛素的患者，更容易发生低血糖。因此，建议车上常备零食。如果在驾车途中出现低血糖反应，一般的应急措施是食用含有糖类的食物或饮料，休息片刻。如果长途驾驶，应该在驾驶室的小储藏柜中存放足够整个路程食用的含糖食物，便于及时取用；长途驾车时，每隔 3 ~4 小时停车加餐一次。